MANUEL

DU

MICROSCOPE

MANUEL

DU

MICROSCOPE

DANS SES APPLICATIONS

AU DIAGNOSTIC ET A LA CLINIQUE

PAR MM. LES DOCTEURS

MATHIAS DUVAL	**LÉON LEREBOULLET**
Ancien prosecteur	Médecin-major
de la Faculté de médecine de Strasbourg	ancien répétiteur de l'École du service
Professeur agrégé de la Faculté	de santé militaire, chevalier
de médecine de Paris	de la Légion d'honneur

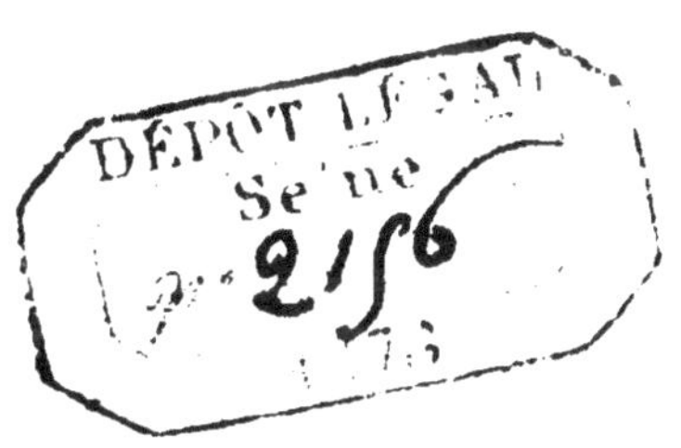

PARIS

G. MASSON, ÉDITEUR

LIBRAIRE DE L'ACADÉMIE DE MÉDECINE

PLACE DE L'ÉCOLE-DE-MÉDECINE

—

1873

A LA MÉMOIRE

DE

D.-A. LEREBOULLET

DOYEN DE LA FACULTÉ DES SCIENCES DE STRASBOURG

Il inaugura en France et, durant plus de trente années, s'efforça de vulgariser
l'enseignement de l'Histologie

SON FILS ET SON ÉLÈVE LUI DEVAIENT CET HOMMAGE

PRÉFACE

Le titre de ce petit volume indique suffisamment son but essentiellement pratique. Ce ne sont
ni les traités classiques d'histologie normale ou
pathologique, ni même les manuels élémentaires
qui font défaut, mais les travaux auxquels correspondent ces ouvrages sont surtout des travaux
de laboratoire : appelé aujourd'hui à compléter
toutes les autopsies, le microscope est encore
trop souvent banni des salles de malades ; les ressources qu'il présente pour le diagnostic restent
trop souvent étrangères à la pratique médicale, à
moins qu'on ait recours à des hommes spécialement adonnés à ce genre de recherches.

Nous avons donc pensé qu'il ne serait pas inutile d'ajouter aux nombreux et savants traités d'histologie un manuel plus modeste dans ses visées comme dans son format, ne s'occupant que des recherches microscopiques pouvant être faites *immédiatement* au lit du malade, sans réactifs compliqués, sans dissections délicates.

La plus grande partie de notre tâche, l'étude des *humeurs*, était presque faite. Nous n'avons eu bien souvent, après avoir constaté la rigoureuse exactitude des résultats annoncés par le savant professeur de l'École de Paris, qu'à résumer le *Traité des humeurs*, de Ch. Robin. Dans l'étude des maladies du cuir chevelu, dans celle des affections vermineuses, les descriptions si précises de Bazin et de Davaine nous ont servi de modèle, et nous avons dû nous borner aussi à les reproduire fidèlement. Enfin nous avons consulté et résumé la plupart des travaux publiés, dans ces dernières années, sur le microscope et ses applications, en ayant toujours soin de citer l'auteur aux recherches duquel nous avions fait un emprunt.

Un coup d'œil jeté sur la table des matières de ce manuel donnera une idée du plan que nous avons suivi dans l'exposé des recherches faites sur les humeurs ou sur les divers produits que l'on rencontre à la surface des tissus.

Chaque chapitre a été précédé d'un résumé anatomique et physiologique des données les plus indispensables à posséder pour commencer avec quelque fruit l'étude des produits d'une région quelconque du corps. Ces résumés d'histologie et de physiologie normale nous ont paru nécessaires autant pour raviver les souvenirs de ceux qui ont suivi un cours d'histologie que pour donner des renseignements plus précis aux médecins qui n'auraient pu se livrer à des études microscopiques approfondies. Ils s'adressent aussi aux médecins militaires, auxquels il est difficile de consulter les traités classiques. L'instabilité de leur position les oblige à rechercher les ouvrages qui, dans le plus petit format, résument les matériaux les plus utiles. Nous espérons être arrivé à présenter, dans ces notions élémentaires et succinctes d'histologie, un abrégé des connaissances les plus essentielles à tout médecin praticien.

Nous avons cru devoir, pour éviter de nombreuses redites, adopter un plan uniforme, et énumérer, dans un ordre à peu près toujours le même (épithéliums, produits de sécrétion, corps étrangers, animaux et végétaux parasites, etc.), les divers éléments que le microscope permet de déceler soit à l'état normal, soit à l'état pathologique. Souvent nous aurions voulu pouvoir compléter certains résultats et montrer qu'au point de vue du diagnostic des maladies, l'usage du microscope n'est jamais sans profit.

Nous ne saurions trop répéter que, si l'on pouvait analyser, au point de vue microscopique, les vomissements, les fécès, les crachats, etc., comme on a étudié l'urine normale et pathologique, on arriverait, sans nul doute, à des résultats très-importants au point de vue du diagnostic. Mais les données actuelles n'étant point assez précises, nous avons évité d'établir un lien trop étroit entre les altérations que nous avons signalées et les maladies qui leur ont donné naissance. C'est ainsi que, à propos de l'étude du sang, pour ne citer qu'un seul exemple, nous avons insisté sur la nécessité de rechercher la présence des vibrioniens, tout en recommandant de ne pas établir, *a priori*, un rapport entre leur degré de développement et la nature des affections dans le cours desquelles ils apparaissent le plus fréquemment.

C'est pour le même motif que nous n'avons point consacré un chapitre spécial à l'étude des produits qui proviennent des organes des sens. Les recherches faites sur la composition des diverses humeurs de l'œil ou de l'oreille interne sont encore trop peu avancées; d'ailleurs, le plus souvent, pour le cristallin par exemple, il nous eût fallu entrer dans des détails et indiquer des procédés d'investigation trop compliqués pour que nous ayons pu nous en occuper ici. Nous nous sommes donc bornés à indiquer, en parlant de la peau, la composition et les altérations du cérumen; en parlant du mucus en général, les caractères que présente le mucus conjonctival.

En résumé, notre but a été de recommander au médecin toute une série de procédés d'investigation. Ces procédés, s'ils ne peuvent suffire que dans des cas exceptionnels à établir un diagnostic, serviront toujours à le préciser; c'est ainsi que le médecin praticien doit aujourd'hui profiter de toutes les ressources que lui offrent les récentes découvertes de la science.

MANUEL

DU MICROSCOPE

DANS SES APPLICATIONS

AU DIAGNOSTIC ET A LA CLINIQUE

INTRODUCTION PRATIQUE

INSTRUMENTATION — RÉACTIFS

Les recherches d'histologie proprement dite demandent un apprentissage long et délicat. L'art de durcir les tissus, de faire des coupes, et de conserver les préparations, ne s'acquiert que grâce à une grande patience et une sérieuse application : il exige l'emploi d'un grand nombre de réactifs et de petits moyens, parfois insignifiants en apparence, mais dont la pratique fait ressortir la nécessité.

Il n'en est plus de même lorsqu'il n'est question que des *applications du microscope à la clinique* : il s'agit ici moins de *recherches scientifiques* que de *constatations pratiques*. Le plus souvent, dès lors, il suffit de dissocier les éléments soumis à l'examen, de les comprimer légèrement et de les éclaircir par quelques

1

réactifs, pour arriver au but qu'on se propose. Tout le monde n'est pas appelé à dessiner et à peindre en artiste, mais chacun doit pouvoir compléter l'expression de sa pensée par un dessin clair et rapide, par une esquisse simple, mais précise. De même tout médecin ne peut se consacrer à des recherches fines et compliquées sur la structure des tissus, mais, dans l'état actuel de la science, tout praticien doit pouvoir discerner, avec le microscope, la nature d'un produit de sécrétion, d'une végétation, d'un parasite, et les altérations que subissent, dans les différentes maladies, les éléments figurés dont la présence caractérise tel ou tel liquide de l'économie.

Nous allons passer en revue les instruments et les réactifs indispensables pour arriver à ce but.

Microscopes. — Nous ne parlerons que très-succinctement du choix d'un microscope, et nous n'insisterons que sur quelques appareils particuliers.

Le microscope dit *petit modèle de Nachet* (fig. 1) est très-suffisant pour toutes les recherches cliniques, pourvu qu'il soit muni des oculaires 1, 2, 3 et des objectifs 1, 3, 5. On obtient ainsi des grossissements qui varient entre 50 et 600 diamètres. Aujourd'hui que l'attention est fixée sur les infiniment petits (vibrions, bactéries), l'emploi de forts grossissements peut devenir indispensable. Dans les recherches scientifiques de ce genre, les puissants objectifs à immersion sont nécessaires; mais pour une simple constatation pratique, les objectifs précédemment indiqués demeurent suffisants. — Il serait certainement intéressant d'apprécier la valeur réelle des grossissements obtenus par la combinaison de ces oculaires et de ces objectifs, mais Ch. Robin a montré que la plupart des

moyens employés pour évaluer ces grossissements sont
entachés d'erreur, et la méthode qui peut conduire à
une évaluation exacte est trop délicate pour que nous

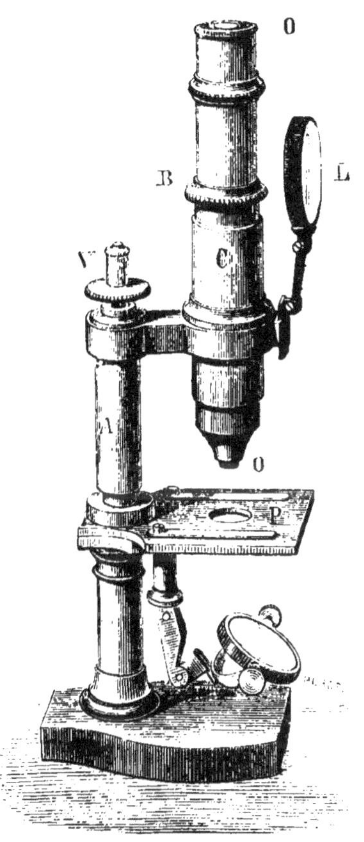

Fig. 1. — Microscope petit modèle de Nachet.

en fassions ici l'étude. Ajoutons que cette question est
plus théorique que pratique. Autre chose est de cal-
culer le grossissement donné par le microscope, et le
grossissement du dessin d'un objet microscopique, ob-

· tenu par la chambre claire ; sur ce dernier point, très-important et essentiellement pratique, nous donnerons bientôt les indications essentielles. Contentons-nous, pour le moment, de rappeler que, si l'on se sert du microscope petit modèle de Nachet, on obtient avec l'objectif 1, combiné successivement aux oculaires 1, 2, 3, des grossissements de 50, 80, 120 diamètres ;

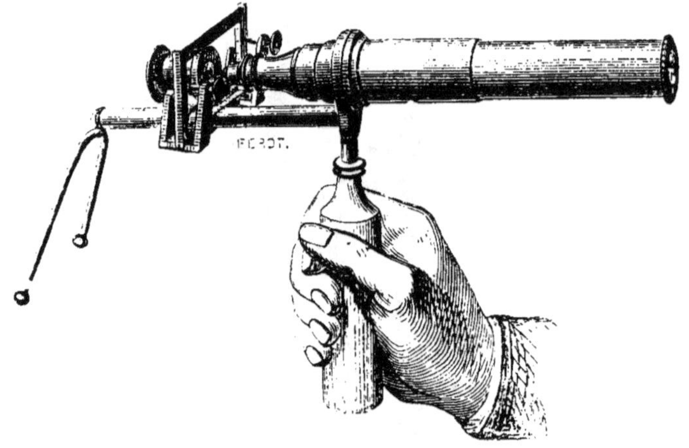

Fig. 2. — Microscope à démonstration portatif (Nachet).

avec l'objectif 3, combiné successivement aux oculaires 1, 2, 3, des grossissements de 250, 400, 500 ; avec l'objectif 5, combiné successivement aux oculaires 1, 2, 3, des grossissements de 300, 500, 600 diamètres.

Parmi les formes de microscope adaptées à un but plus spécial et qu'il est bon de connaître pour fixer son choix à un moment donné, nous signalerons seulement le *microscope à démonstration portatif* de Nachet : la figure 2 suffit pour faire comprendre les

avantages de cet instrument, que l'on peut passer de
main en main dans un auditoire nombreux, et dont on
s'est servi avec succès pour des démonstrations publiques

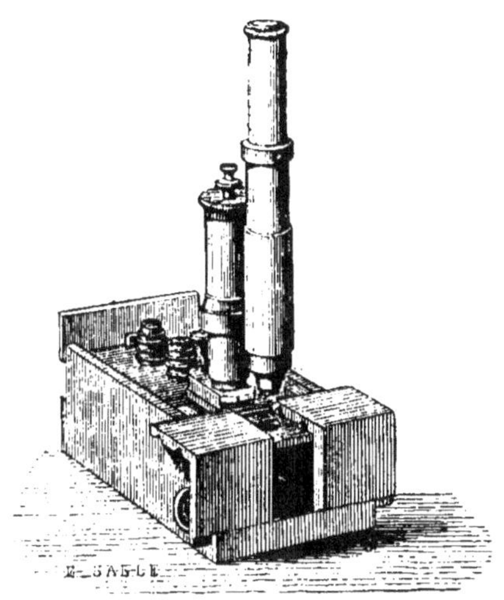

Fig. 3. — Microscope de poche (modèle Nachet).

dans des leçons cliniques. — Plus intéressant encore
est le microscope de poche (fig. 3 et 4), qui peut devenir
indispensable dans certaines circonstances spéciales,

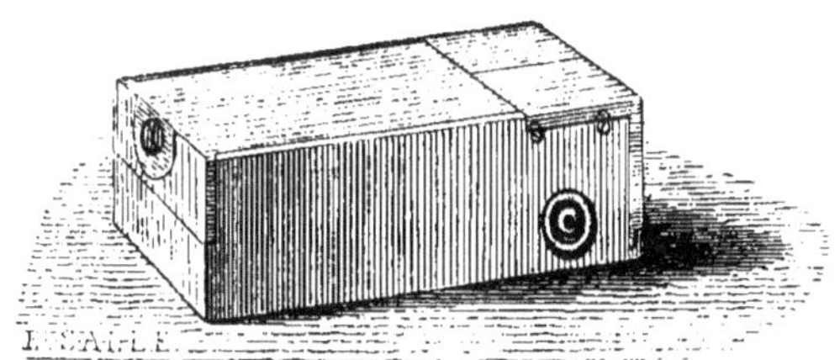

Fig. 4. — Microscope de poche (replié dans sa boîte).

mais rares : le temps est venu où tout médecin a senti
la nécessité de se munir pour ses visites d'un petit

thermomètre de poche; mais on ne peut encore penser à lui imposer l'obligation de se charger d'un microscope, quelque petit qu'en soit le volume, quelque simple qu'en soit la disposition.

Usage du microscope. — L'habitude seule peut rendre facile et précis l'usage du microscope, et sur ce point les petits insuccès que l'on éprouve d'abord en se livrant à cette étude sont plus instructifs, si l'on cherche avec patience à surmonter les premières difficultés, que toutes les instructions pratiques que nous pourrions donner ici. Il faut donc s'exercer à examiner un grand nombre de produits normaux et de substances que l'on trouve facilement : par exemple, les grains de fécule, les corpuscules qui nagent dans le liquide salivaire, une goutte du sang humain ou du sang des divers animaux qui nous entourent. On parvient ainsi rapidement à prendre l'habitude de mettre la préparation au point, à ne plus confondre des poussières atmosphériques ou des bulles d'air avec les éléments que l'on veut rechercher, et enfin à éviter ces mouvements brusques qui, par des chocs violents entre l'objectif et la préparation, détruisent cette dernière et mettent bientôt l'instrument hors de service.

Quant à l'éclairage, les micrographes de profession ont dès longtemps indiqué les conditions qui doivent présider à la disposition et à l'orientation d'une table et d'un cabinet de travail : il ne peut être ici question de ces installations parfaites. Le plus souvent on est réduit, faute de lumière naturelle, à employer celle d'une lampe. Contentons-nous de rassurer ceux qui n'auraient pas confiance dans la fidélité et l'intensité de cette lumière : avec une lampe ordinaire, on peut parfaitement se livrer à toutes les études du genre de celles qui nous occupent ; il suffit même d'une simple bougie, placée à 0^m,60 en avant du microscope et à 0^m,25 au-dessus du niveau de la table, pour obtenir un éclairage suffisant, pourvu que l'on parvienne, par le jeu du miroir réflecteur, à projeter parfaitement l'image de la flamme sur la préparation qu'elle éclaire d'une lumière transmise, parfois même trop vive. — Il faut cependant se souvenir que cette lumière artificielle est *jaune* : par suite, les objets colorés que l'on examine dans ces conditions ne présentent pas toujours exactement la nuance classique qui leur est attribuée ; il en est ainsi pour les globules du sang, pour les cristaux d'hématine et d'hématoïdine ; mais, en général, la différence est peu sensible, et il est facile de tenir compte des conditions spéciales dans lesquelles se fait l'examen.

CHAMBRE CLAIRE. — De tous les appareils accessoires qui doivent accompagner un microscope, le plus important est la *chambre claire*, indispensable pour prendre un croquis exact des objets microscopiques, indispensable dans l'un des procédés de mensuration que nous donnerons. La figure 5 montre la disposition de cet appareil et la manière dont on le dispose sur l'oculaire du microscope. Quant

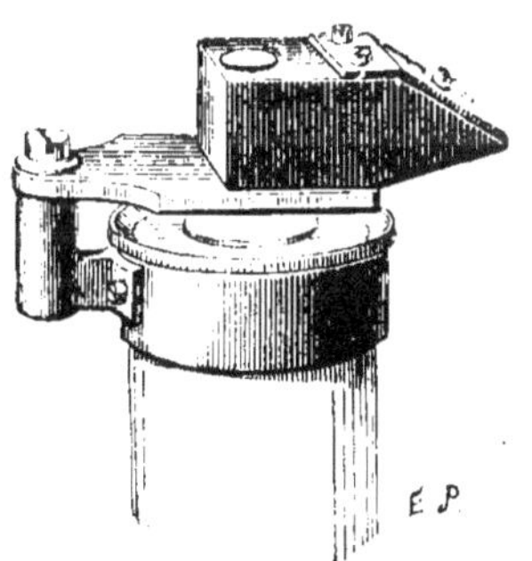

Fig. 5. — Chambre claire de Nachet.

à sa théorie, on la trouvera expliquée dans tous les ouvrages de physique. (Voy. Gréhant, p. 579.) Il nous suffira donc d'indiquer ici que cet instrument se compose d'un prisme à peu près rhomboïdal, disposé de telle façon que l'œil de l'observateur, regardant dans le microscope, aperçoit en même temps et l'objet mis précédemment au point et ce qui se trouve placé sur la table à côté du microscope, par exemple une feuille de papier et la pointe d'un crayon que l'on promène sur ce papier. Ces deux images, provenant de sources différentes, se confondent dans l'œil de l'observateur, de sorte que l'objet vu au microscope se projette sur le papier en question, et qu'avec un crayon on en peut suivre et fixer les contours. C'est ainsi que l'on prend le dessin d'un objet microscopique ; c'est ainsi que nous procéderons également pour mesurer indirectement cet objet. Dans tous ces cas, on a l'habitude de placer la feuille de papier non sur la table, à côté du pied du microscope, mais sur un plan plus élevé. On dispose, par exemple, deux ou trois livres de diverses épaisseurs au-dessous d'elle, de telle sorte qu'elle se trouve précisément faire suite au plan de la platine du microscope et, par suite, être au même niveau que la préparation examinée. Dans tous les cas où nous indiquerons l'usage de la *chambre claire*, nous supposerons une fois pour toutes cette disposition réalisée.

MENSURATION DES OBJETS MICROSCOPIQUES. — Rien n'est plus important que de mesurer les objets soumis à l'examen microscopique ; car leurs dimensions peuvent souvent servir de caractères spécifiques, et les modifications de taille que les éléments normaux éprouvent dans certains états pathologiques doivent être rigoureusement constatées : il nous suffira, pour en donner un exemple, de citer la *microcythémie* ou diminution de volume des globules rouges du sang, diminution que nous aurons à étudier dans certaines maladies générales.

L'appareil essentiel de toute mensuration microscopique est un *micromètre objectif* : on nomme ainsi une plaque de verre sur laquelle se trouve gravé un millimètre divisé en 100 parties égales ; ce petit dessin est à peine visible à l'œil nu, mais en l'examinant au microscope avec divers grossissements, on aperçoit facilement chacune des divisions, chacun des centièmes de millimètre qui le forment ; ce millimètre étant alors l'objet examiné, on lui a donné le nom de *micromètre objectif*. La plus simple manière de mesurer un objet avec cet instrument consisterait à placer cet objet (par exemple des globules de sang) sur le micromètre objectif, à faire, en un mot, la préparation avec ce micromètre comme porte-objet : en examinant le tout au microscope, on verrait, par exemple, qu'un globule du sang de grenouille, placé selon son plus long diamètre, occupe à peu près une division et demie du millimètre divisé en 100 parties : on en conclurait donc que ce grand diamètre $= \frac{1}{100} +$ la moitié de $\frac{1}{100}$ de millimètre, c'est-à-dire $= 15$ à 16 millièmes de millimètre. C'est, en effet, le *millième de millimètre* que l'on a l'habitude de prendre pour unité dans les mesures micrométriques, et l'on tend généralement à le désigner par la lettre μ ; nous dirions donc que le grand diamètre des globules du sang de grenouille est de 15 à 16 μ.

Mais il est facile de comprendre les inconvénients de cette manière de procéder ; en faisant ainsi des préparations directement sur le micromètre objectif, on ne tarderait pas à le salir, à en effacer les fines divisions et à le mettre hors d'usage : de plus, pour mesurer comparativement des éléments différents, il serait bon d'avoir plusieurs micromètres objectifs ; enfin, si l'objet microscopique n'est pas bien placé pour correspondre aux divisions micrométriques, il est difficile, il est même impossible, par exemple pour un globule du sang, d'aller directement rectifier sa position. On a donc imaginé des méthodes indirectes de mensuration, méthodes basées sur l'usage du micromètre objectif, qui n'exposent pas à mettre cet instrument hors d'usage. De plus, ces méthodes sont telles qu'après une première série d'expériences destinées à donner une fois pour toutes l'image des divisions du micromètre objectif, on peut désormais laisser celui-ci de côté. On peut, en un mot, emprunter pour quelques heures un micromètre objectif, s'en servir comme étalon et ne plus y recourir désormais. Cette considération n'est pas tout à fait sans intérêt, vu le prix élevé du micromètre objectif. L'exposé rapide de deux méthodes de ce genre fera facilement comprendre notre pensée, et mettra au courant de la manière de procéder :

1° La première méthode est basée sur l'usage de la *chambre claire* : on met le micromètre objectif au point, on coiffe l'oculaire avec la chambre claire, et sur un papier disposé comme nous l'avons dit précédemment, on dessine les divisions du micromètre : si maintenant on remplace le micromètre objectif par une préparation de sang de grenouille par exemple, on voit des globules sanguins superposer leur image à celle des traits précédemment dessinés du micromètre, et puisque la préparation occupe exactement la place qu'occupait le micromètre, on peut mesurer les dimensions des globules par le nombre de divisions que leur image occupe sur le dessin métrique où il se trouve projeté. On a, de plus, l'avantage de pouvoir déplacer ce dessin dans le plan horizontal, de manière à faire

bien correspondre une des divisions avec l'une des extrémités du globule sanguin que l'on veut mesurer.

Il sera facile de se construire ainsi une fois pour
toutes un tableau ou une série de tableaux représentant les divisions du micromètre avec les différentes
combinaisons de grossissements que peut donner le
microscope : il suffira alors, étant donné une préparation d'éléments anatomiques dont on veut déterminer
les dimensions, de coiffer le microscope de la chambre
claire et de faire tomber l'image des éléments sur le
dessin micrométrique correspondant aux grossissements employés.

Prenons un exemple simple : j'examine le micromètre objectif avec l'oculaire 1 et l'objectif 5 ; j'ap-
plique la chambre claire, etc., et j'obtiens le dessin
n° 1 (fig. A) ; par une opération semblable, avec l'oculaire 1 et l'objectif 5, j'obtiens le dessin n° 2 (fig. A) ;
on devra faire des dessins semblables pour chaque
combinaison d'objectif et d'oculaire, mais ces deux
exemples nous suffisent. — Supposons que nous ayons
une préparation de sang de grenouille examinée avec
l'oculaire 1 et l'objectif 5 ; nous plaçons la chambre
claire et, au lieu de faire tomber l'image des globules
de batracien sur un papier blanc ordinaire, nous la
faisons coïncider avec le dessin n° 1 (fig. 6) ou avec
un décalque de ce dessin-étalon ; nous obtenons alors
l'image des globules, placée sur l'échelle micrométrique, comme nous le représentons figure 7, n° 1, et
nous voyons que le grand diamètre de ces globules occupe un peu plus de 1 division $\frac{1}{2}$ du dessin du micromètre ; puisque chacune de ces divisions $= \frac{1}{100}$ de
millimètre, nous dirons que le grand diamètre des
globules rouges de la grenouille est de $\frac{1}{100}$ de milli-

mètre + la moitié de $\frac{1}{100}$ de millimètre, c'est-à-dire de 15 à 16 millièmes de millimètre (15 à 16 μ). — Si, au contraire, il s'agit de sang humain, on l'examine avec l'oculaire 1 et l'objectif 5; on place alors la chambre

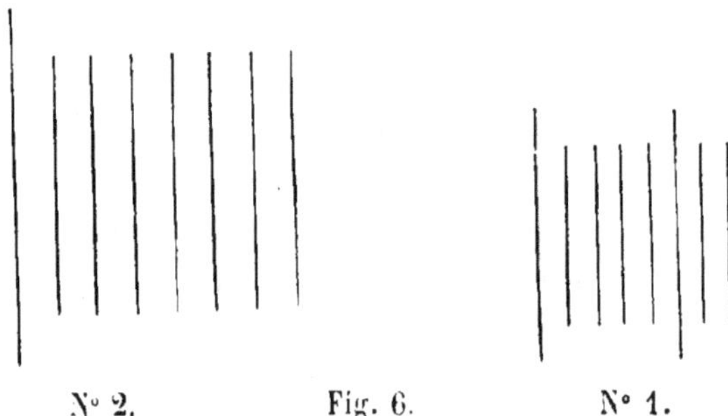

claire et on fait les mêmes opérations que précédemment, mais avec le dessin micrométrique n° 2 (fig. 6) ou avec un décalque de ce dessin : le résultat obtenu

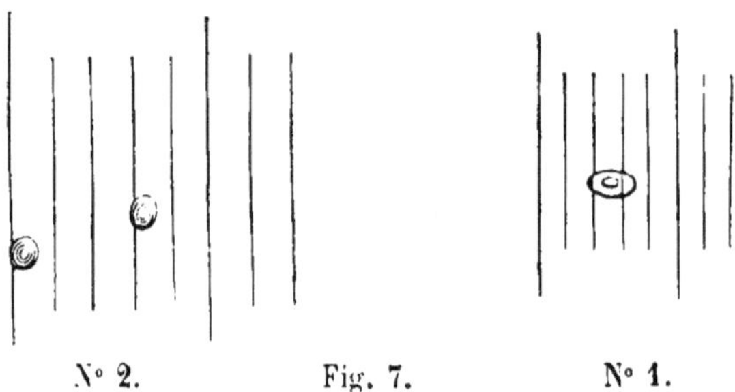

est représenté figure 7, n° 2. On voit que le diamètre d'un globule rouge du sang humain occupe un peu plus de la moitié de $\frac{1}{100}$ de millimètre, en d'autres termes, qu'il est de 6 à 7 millièmes de millimètre (6 à 7 μ).

2° Dans la deuxième méthode, au lieu de chambre claire et de dessin du micromètre objectif, on se sert d'un *micromètre oculaire*. Le micromètre oculaire se compose d'une plaque de verre, sur laquelle est gravé un millimètre divisé en cent parties égales ; cette plaque est enchâssée dans le diaphragme de l'oculaire. Quand on regarde à travers cet oculaire on voit très-nettement les divisions du millimètre, parce qu'elles sont grossies par la lentille. Sans chercher à apprécier ce grossissement, il faut dès lors déterminer le nombre de divisions du micromètre objectif qui correspondent à une division du micromètre oculaire lorsqu'on se sert successivement des divers objectifs. L'étude pratique fera mieux comprendre notre pensée. Voici comment on procède pour construire un petit tableau qui remplace le dessin que nous faisions dans la méthode précédente avec la chambre claire.

C'est toujours le micromètre objectif qui sert de point de départ. On examine, par exemple, ce micromètre objectif avec le microscope pourvu de l'objectif n° 5 et de l'oculaire micrométrique. Le microscope étant mis au point, on aperçoit à la fois et les divisions du micromètre oculaire et celles du micromètre objectif : on remarque qu'il faut *trois* divisions du micromètre oculaire pour couvrir une division du micromètre objectif, telle qu'elle est vue avec l'objectif n° 5 ; donc, une division du micromètre oculaire équivaut à $\frac{1}{3}$ d'une division du micromètre objectif, elle équivaut donc à $\frac{1}{500}$ de millimètre. On note une fois pour toutes ce chiffre $\frac{1}{500}$ comme correspondant à l'oculaire n° 5. — De même on examine le micromètre objectif avec l'objectif n° 3, et l'oculaire micrométrique ; les choses étant disposées comme précédemment, on voit qu'il faut *deux* divisions du micromètre oculaire pour couvrir une division du micromètre objectif ; donc, dans ce cas, une division du micromètre oculaire vaut $\frac{1}{200}$ de millimètre. On se fait ainsi un tableau de la valeur des divisions du micromètre oculaire avec chaque objectif. Les deux exemples choisis nous suffisent pour faire comprendre la méthode.

Si nous venons, par exemple, d'examiner des globules du sang de grenouille avec l'objectif n° 3 et un oculaire quelconque, nous remplaçons, pour procéder à une mensuration, cet oculaire par le micromètre oculaire : nous voyons ainsi les globules du sang et les divisions du micromètre. Après avoir constaté qu'un globule du sang de grenouille, par son plus grand diamètre, couvre trois divisions du micromètre oculaire, nous regardons sur le tableau construit précédemment et nous voyons qu'avec l'objectif n° 3 une division du micromètre oculaire vaut $\frac{1}{200}$ de millimètre. Nous en concluons que le grand diamètre des globules de la grenouille est de $\frac{1}{200} \times 3$ ou de $\frac{30}{2000}$, ou de 15 millièmes de millimètre (15 μ).

De même pour les globules du sang de l'homme : comme ils sont plus petits, supposons qu'on vient de les étudier avec l'objectif n° 5 ; pour les mesurer, on remplace l'oculaire ordinaire par le micromètre oculaire, et l'on voit que la largeur d'un globule de sang répond à deux divisions du micromètre oculaire ; mais le tableau précédemment construit nous indique qu'avec l'objectif 5, chaque division du micromètre oculaire répond à $\frac{1}{300}$ de millimètre ; le globule sanguin de l'homme a donc une largeur de $\frac{2}{300}$ de millimètre, ce qui, réduit en décimales, nous donne 0,006 ou 6 μ.

Après la chambre claire et les micromètres, les divers appareils qui peuvent être annexés au microscope ne sont pas d'un usage assez fréquent pour que nous en donnions ici la description. Nous renvoyons aux traités spéciaux pour ce qui est de l'emploi de *l'appareil de polarisation*, dont l'application pratique pourrait devenir utile quand il sera question d'étudier, par les différences de réfraction qu'elles présentent, les enveloppes des cellules animales ou végétales. Quant aux *spectroscopes*, si nécessaires pour l'étude spectroscopique du sang et de sa matière colorante, nous en étudierons l'usage dans le chapitre consacré au sang. (Voy. p. 42.)

Nous n'avons rien de particulier à dire ici sur les instruments nécessaires au genre d'explorations extemporanées que comportent les recherches cliniques : les instruments tranchants, les stylets, les pinces, les spatules contenues dans une trousse doivent suffire à cet effet, ou du moins seront toujours utiles pour obtenir les produits (raclures épidermiques ou muqueuses, liquides divers), qui doivent être l'objet de l'examen; il sera bon d'y joindre une petite *pipette* qui permet de recueillir isolément certaines parties d'un liquide, et, par exemple, d'aller chercher au fond d'un vase les dépôts urinaires qui s'y sont réunis.

Nous n'avons aussi qu'à rappeler la nécessité des plaques porte-objet et des plaques couvre-objet, indispensables pour toute préparation : ces dernières devront être choisies parmi les plus minces; il est bon cependant d'en posséder quelques-unes relativement épaisses, dont la résistance permet d'écraser certaines préparations et d'en dissocier ainsi les éléments. — Enfin, pour effectuer certaines dissociations plus délicates, il faut être pourvu d'aiguilles pointues à manche de bois, ou d'aiguilles à cataracte, et de quelques pinceaux, qui sont fort utiles pour laver les préparations, pour les étaler et pour éliminer certains éléments.

LIQUIDES ET RÉACTIFS. L'étude des liquides et des réactifs nécessaires aux recherches microscopiques est beaucoup plus importante et demande quelques détails précis. Ces liquides peuvent être employés dans plusieurs buts différents : 1° pour diluer et maintenir à l'état liquide certaines préparations, sans en altérer les éléments; c'est ce qu'on obtient au moyen de liquides dits *liquides neutres;* — 2° pour colorer soit l'ensemble d'une préparation trop claire, soit certains éléments que l'on veut rendre spécialement plus visibles ; on se sert alors des *réactifs colorants ;* — 3° pour isoler certains éléments en détruisant ou en faisant disparaître momentanément les autres ; c'est ce que nous appellerons les *réactifs isolants ;* — 4° enfin différents liquides agissent sur les éléments histologiques de manière à y amener des modifications plus ou moins caractéristiques et qui peuvent parfois servir à différencier des éléments que leur forme et leur aspect naturels auraient laissé confondre. Ce sont là les *réactifs* proprement dits.

LES LIQUIDES NEUTRES OU SIMPLES VÉHICULES sont beaucoup plus importants qu'on ne pourrait le croire au premier abord ; souvent un liquide, une goutte de sang ou de sperme par exemple, contient trop d'éléments pour qu'on puisse les examiner nettement, car ils se recouvrent et se voilent les uns les autres ; ou bien, si l'examen dure quelque temps, surtout en été, le liquide qui accompagne naturellement ces éléments (sérum du sang) s'évapore assez rapidement vers les bords de la préparation pour que ces éléments se déforment en se desséchant. Il peut en résulter des erreurs graves : ainsi les globules sanguins, dans ces circonstances, se ratatinent, se rident et présentent de petites bosses péri-

phériques qui peuvent être prises pour un état pathologique, en même temps qu'une de ces petites saillies,
vue de face, peut faire croire à la présence d'un noyau
dans l'intérieur du globule. Il faut donc avoir recours à
l'adjonction d'un liquide, mais d'un liquide qui ne puisse
lui-même altérer ces éléments figurés. On a trop souvent l'habitude d'employer à cet effet de l'eau pure, et
même de l'*eau distillée :* or c'est là un grave abus. Si
l'eau distillée est le plus souvent un véhicule neutre au
point de vue des réactions chimiques, il n'en est nullement ainsi quand elle se trouve au contact d'éléments
vivants; moins dense que les liquides qui baignent normalement ces éléments, l'eau distillée imbibe immédiatement ceux-ci, les gonfle, les déforme, et souvent
les fait éclater. Ainsi il est presque impossible d'examiner les cellules épithéliales vibratiles et de voir leurs cils
continuer à se mouvoir si on les met en présence de
l'eau distillée. Les globules sanguins se gonflent et se
décolorent, les spermatozoïdes perdent aussitôt leurs
mouvements en présence de l'eau, et surtout de l'eau
distillée. Aussi a-t-on depuis longtemps cherché à réa-
liser des liquides au milieu desquels les éléments cellulaires puissent continuer à vivre, ou du moins ne pas
se déformer ; pour les recherches physiologiques ces
liquides sont indispensables, et l'eau distillée doit être
complétement abandonnée ; il en est de même pour les
recherches cliniques, et surtout pour l'étude du sang.
Les liquides ainsi employés peuvent être empruntés à
des organismes vivants : c'est ainsi qu'on a recommandé
le sérum du sang privé de ses globules par la coagulation de la fibrine, l'humeur aqueuse de l'œil d'un animal récemment tué, le liquide sous-arachnoïdien, le
liquide amniotique. Pour les recherches cliniques, nous

nous contenterons d'indiquer deux liquides fort simples qu'on peut fabriquer en toutes circonstances : le premier est l'*iodsérum artificiel* de Schultze ; il se compose de :

Blanc d'œuf.	50 gr.
Eau distillée	200 gr.
Chlorure de sodium.	40 centigr. (Filtrer.)

On conserve ce liquide en y ajoutant quelques gouttes de teinture d'iode et en y déposant un petit morceau de camphre ; on peut encore recouvrir sa surface d'une légère couche d'essence de térébenthine

Le second liquide est encore plus simple : c'est une solution de 1 partie de chlorure de sodium sur 200 d'eau distillée. Le critérium le plus parfait de ces liquides nous est fourni par les épithéliums à cils vibratiles ; si quelques-unes de ces cellules, obtenues par le raclage de la langue d'une grenouille, par exemple, et placées dans un liquide, y continuent leurs mouvements, on peut considérer ce liquide comme parfaitement neutre ; il sera facile de s'assurer qu'il en est ainsi aussi bien avec l'iodsérum artificiel qu'avec la simple dissolution de sel marin, et l'on pourra alors employer cette dernière avec toute confiance pour l'examen des globules du sang.

Réactifs colorants. — Pour les préparations histologiques destinées à être conservées, on fait un emploi fréquent de liquides colorants ; tout le monde connaît les avantages de la teinture ammoniacale de carmin introduite en histologie par Gerlach. Dans les recherches cliniques, on peut se trouver en présence d'éléments trop transparents, et qui ont besoin, pour devenir bien visibles, d'être mis en contact avec une substance colorante dissoute dont ils s'imbibent rapidement et en concentrent pour ainsi dire la couleur dans leurs molécules. Ici la teinture ammoniacale de carmin est de peu d'usage : peu concentrée, elle n'agit, en effet, que grâce à une macération de douze à vingt-quatre heures, ce qui la rend peu pratique ; très-concentrée, elle produit des effets qui dépassent généralement le but que l'on voulait atteindre. On pourra employer de préférence une légère solution d'acide chromique, ou mieux encore une solution concentrée d'acide picrique. La solution d acide picrique se sature à chaud, et le liquide refroidi constitue un excellent réactif pour colorer les éléments trop transparents.

En combinant l'acide picrique et le carmin, on obtient une solution colorée encore plus utile. Ce *picro-carminate d'ammoniaque* (Ranvier) s'obtient en ajoutant la solution ammoniacale de carmin à la solution d'acide picrique jusqu'à ce que la liqueur prenne la teinte jus de groseille. Cette solution a l'avantage de ne pas colorer également toutes les espèces d'éléments d'une préparation : sans qu'on puisse encore fixer de règles précises, on remarque que, selon leur nature, les éléments histologiques s'imprègnent les uns de la couleur jaune de l'acide picrique, les autres de la couleur rouge du carmin.

La solution de *Fuchsine* ou *rose d'aniline* est aussi un réactif excellent pour colorer en quelques instants une préparation : elle offre de plus cet avantage que, comme les réactifs dont nous parlerons en quatrième lieu, elle agit d'une manière caractéristique sur certains éléments, sur les *fibres élastiques* par exemple ; en effet, si on dépose sur une préparation une goutte de solution d'aniline, tous les éléments se colorent, mais si on lave

ensuite la préparation avec l'eau acidulée (acide acétique), la couleur disparaît et ne reste fixée que sur les
fibres élastiques : cette réaction, peu connue, est très-
fidèle, et peut être d'un grand secours, car l'on sait
combien il est important de reconnaître et de carac
tériser les fibres élastiques dans certains crachats.

RÉACTIFS ISOLANTS.— Nous donnerons ce nom aux réactifs qui produisent plus de transparence dans une préparation, et permettent d'apercevoir des éléments qui
demeuraient peu visibles au milieu des autres ; nous
trouverons des réactifs isolants qui font presque complétement disparaître certains éléments, de façon à
mettre entièrement au jour certains autres qui y sont
mêlés en moins grande quantité.

Le réactif le plus général de ce genre est la *glycérine :*
ce liquide rend plus transparents presque tous les éléments histologiques ; il n'a guère d'action spéciale sur
tel élément plutôt que sur tel autre ; on l'emploiera donc
comme liquide diluant, toutes les fois que des raisons
particulières ne rendront pas nécessaire l'usage des réactifs neutres. La glycérine est très-utile pour l'étude des
poils, qu'elle éclaircit de façon à permettre de rechercher les parasites végétaux qui infiltrent parfois leur
racine et jusque leur canal médullaire; mêlée à partie
égale d'acide acétique, la glycérine constitue un réactif
que Ch. Robin recommande tout spécialement pour
l'étude de tous les parasites, et particulièrement pour
les acariens.

Les solutions de soude et de potasse sont employées
dans les mêmes circonstances pour les poils et les productions épidermiques, dont elles dissocient les éléments : « Il n'y a que la fibre élastique et les cellules
cornées qui résistent à l'action de ces agents énergi-

ques. Aussi ne les emploie-t-on que dans les recherches expéditives et surtout dans le cas où l'on veut constater la présence de fibres élastiques dans les crachats d'un malade supposé atteint de phthisie pulmonaire en voie de ramollissement. » (Ch. Morel.)

Il en est de même de l'*ammoniaque.*

L'*acide acétique* jouit des mêmes propriétés ; mais il est de plus employé, à l'état très-dilué, pour hâter l'imbibition et le gonflement des éléments desséchés ; il gonfle et fait disparaître les fibres connectives en respectant les fibres élastiques : si l'on neutralise la préparation avec quelques gouttes d'alcali, on voit de nouveau apparaître les fibrilles du tissu connectif. — L'acide acétique est précieux pour faire apparaître les noyaux des éléments cellulaires. — A ce point de vue, l'*eau* elle-même constitue un réactif ; ainsi dans l'étude des globules blancs du sang et des globules de pus, on fait d'abord agir l'eau pour amener l'apparition des noyaux précédemment peu visibles : puis on les rend encore plus apparents par l'eau acidulée d'acide acétique. — La manière différente dont l'*eau* imbibe divers éléments en fait dans certains cas un réactif précieux pour distinguer des produits en apparence identiques.

RÉACTIFS PROPREMENT DITS. — Ces réactifs sont les plus nombreux ; nous ne pouvons indiquer ici que les principaux, car pour être complet, il nous faudrait passer en revue tous les agents employés dans les réactions microchimiques ; quelques-uns seulement de ces réactifs trouvent leur application dans les recherches cliniques, et ils seront indiqués plus spécialement à propos de chacune des recherches auxquelles ils se rapportent. Nous nous bornerons donc ici à quelques indications générales.

Ces réactifs sont souvent employés pour caractériser des éléments anatomiques figurés, ou des substances organiques que leur aspect seul tendrait à faire confondre. C'est ainsi qu'en présence d'organismes très-inférieurs, comme les bactéries et les bactéridies, on se trouve souvent embarrassé pour décider si ces éléments appartiennent au règne végétal ou au règne animal. On a recours en général à la solution de potasse ou de soude, pour trancher cette question : ce qui résiste à cette solution est de nature végétale ; ce qui n'y résiste pas, comme les vibrions, appartient au règne animal. — L'*acide acétique* nous permettra d'autre part de distinguer la fibrine de la mucosine.— La solution aqueuse d'iode nous révélera une forme particulière de dégénérescence, l'infiltration amyloïde, en même temps qu'elle nous permettra de constater les corps amyloïdes du cerveau, et de caractériser nettement les grains d'amidon provenant du règne végétal.

Enfin, à un point de vue plus général encore, nous aurons dans le *chloroforme* et dans l'*éther* des réactifs qui nous permettront de reconnaître les matières grasses qu'ils dissolvent. Avec les *acides acétique, nitrique, chlorhydrique*, etc., nous reconnaîtrons les carbonates dans un grand nombre de petits calculs (calculs salivaires, etc.), par le vif dégagement de bulles gazeuses (CO_2) auxquels ils donneront lieu. — L'emploi des autres réactifs, qui constituent des analyses microchimiques proprement dites, sera indiqué avec l'étude des urines normales et pathologiques.

ETUDE MICROSCOPIQUE DU SANG

L'examen microscopique du sang est nécessaire dans un grand nombre de circonstances. L'existence des globules rouges, la présence de cristaux d'hématoïdine seront souvent caractéristiques alors que les caractères physiques ou la composition chimique d'un liquide ou d'une tache pourraient nous induire en erreur. Il importe donc de connaître : 1° les caractères du sang normal ; 2° les altérations microscopiques du sang contenu dans les vaisseaux ou du sang extravasé. Nous serons bref dans cette étude, renvoyant, pour plus de détails, à tous les traités de physiologie et d'histologie.

I. — SANG NORMAL

Le sang normal, tel qu'on peut l'obtenir par une simple piqûre au niveau de la pulpe du doigt, présente à examiner : 1° des éléments figurés, constants et caractéristiques (les *globules rouges* et les *globules blancs*) ; 2° des corpuscules plus ou moins variables en nombre et en dimensions (*globules de graisse, globules de pigment...*) ; 3° des éléments qui n'existent pas physiologiquement sous forme figurée, mais qui apparaissent peu de temps après l'extravasation du liquide sanguin (*fibrine*).

GLOBULES ROUGES. — Les globules rouges (fig. 8) sont

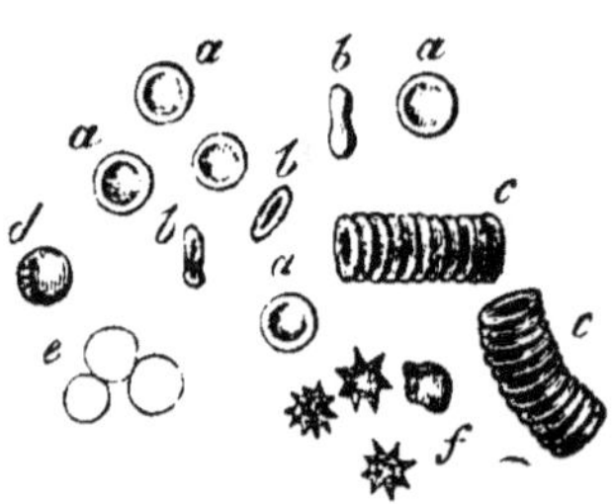

Fig. 8. — Globules rouges du sang. — *a, a*, Vus de face; *b*, de profil; *c*, globules empilés comme des pièces de monnaie; *d*, globule devenu sphérique sous l'influence de l'eau; *e*, globule décoloré par l'eau; *f*, globules ratatinés par suite de l'évaporation (Kœlliker).

des disques circulaires, biconcaves, épais de $\frac{1}{600}$ de millimètre et larges de $\frac{1}{150}$ de millimètre (c'est-à-dire qu'il en faut 15 placés à plat et côte à côte pour occuper la longueur de 100 μ et 6 pour former une pile qui, vue de côté, aura une longueur de 10 μ). Vus par la tranche, ces éléments présentent l'aspect d'un biscuit rétréci à son milieu et renflé à ses deux extrémités, aspect qui résulte de leur forme biconcave (fig. 8; *b*); cet aspect est surtout accentué dans les globules pénétrés d'oxygène, c'est-à-dire dans le sang artériel, tandis que la concavité tend à s'effacer dans les globules du sang veineux, par défaut d'oxygène. — Vus de face, ils représentent des disques d'une couleur jaunâtre plus foncée sur les bords, plus transparents et presque incolores (surtout dans le sang artériel) vers le centre, ce qui résulte de leur forme biconcave (fig. 8; *a, a*). Leur contour est marqué par une ligne nette et distincte qui paraît indiquer l'existence d'une membrane enveloppante très-mince : ils ne contiennent normalement ni noyaux, ni granulations, mais une substance amorphe et colorée comme nous l'avons indiqué.

Ces particularités de forme et de structure s'observent facilement en déterminant dans la préparation de petits courants qui entraînent les éléments, les font rouler et les présentent successivement dans les positions les plus diverses ; on produit ces courants soit en pressant légèrement avec l'aiguille sur le couvre-objet, soit en plaçant sur le bord de celui-ci une goutte de véhicule neutre qui s'infiltre rapidement par capillarité entre les deux verres (porte-objet et couvre-objet).

Il est plus difficile d'apercevoir l'enveloppe des globules rouges. Aussi plusieurs micrographes expérimentés ont-ils cru pouvoir nier cette membrane d'enveloppe (Dujardin, Ranvier). Celle-ci se démontre aisément par l'action de l'acide picrique ou chromique ; elle devient encore plus visible chez les batraciens lorsque, sous l'influence de l'hibernation, il se forme dans les globules sanguins soit des vacuoles incolores, soit des fragmentations en rayon de roue de la matière colorante (Rouget).

Ces éléments s'altèrent très-facilement : la moindre évaporation, telle qu'il s'en produit toujours dans le temps qu'exige la disposition d'une goutte de sang entre deux plaques de verre, suffit pour altérer leur forme, les ratatiner, et leur donner un aspect framboisé, *crénelé* (fig. 8; *f*), qui pourrait faire croire à une altération primitive ou à la présence d'un noyau, quand un de ces mamelons artificiels se projette sur le centre du globule sanguin [1]. Il faut donc toujours examiner le sang avec addition d'un liquide, mais d'un des liquides que nous avons indiqués comme véhicules neutres, car ces éléments ne sont pas moins sensibles à l'imbibition qu'à l'évaporation : en présence de l'eau pure, on les voit changer de forme, devenir sphériques, en même temps qu'ils se décolorent; leur matière colorante se dissout dans l'eau, qui prend alors une teinte jaunâtre. C'est cet aspect que présentent les globules de sang qui ont séjourné quelque temps dans une cavité séreuse, mélangés à un produit d'exsudation. L'examen microscopique permet donc de distinguer un épanchement hémorrhagique d'un épanchement séreux auquel serait accidentellement venu se mélanger du sang.

Les globules rouges sont les corpuscules caractéristiques du sang, et, qui plus est, peuvent servir à distinguer, dans certaines limites, le sang des divers animaux. Les globules du sang du fœtus se distinguent de ceux de l'adulte par l'existence d'un noyau, et ce n'est que vers le quatrième (Robin) ou le cinquième (Kœlliker) mois de la vie embryonnaire qu'ils perdent cet élément : nous verrons plus tard que la présence de ce noyau après la naissance constitue un état le plus souvent pathologique. En même temps les globules du fœtus sont un peu plus volumineux que ceux de l'adulte, ils s'altèrent plus facilement après l'extravasation, et présentent alors parfois des espèces de prolongements sarcodiques (Robin).

Les globules sanguins des mammifères adultes ressemblent à ceux de l'homme comme forme, mais en diffèrent comme dimensions; les plus petits sont ceux du cochon

---

[1] Cette altération des globules sanguins, cette forme crénelée n'est donc due qu'à un effet purement physique. Hâtons-nous d'ajouter cependant qu'elle se produit plus rapidement dans le sang pathologique que dans le sang normal (voy. p. 39).

d'Inde ; ceux de l'homme étant représentés par 7 (comme diamètre), nous trouvons 2 pour ceux du cochon d'Inde, 4 pour la chèvre, 5 pour le mouton, 5 pour le cheval, 6 pour le lapin, 7 pour le chien, 9 pour l'éléphant; seuls parmi les mammifères, les caméliens (chameau et lama), possèdent des globules elliptiques, mais toujours sans noyaux. Ceux des oiseaux sont elliptiques, en général 2 fois plus gros que ceux de l'homme représentés par 15', biconvexes et avec un noyau généralement peu visible. Ceux des reptiles et des amphibies sont encore plus elliptiques, plus volumineux (représentés par 20 chez la grenouille', plus bombés, et avec un noyau granuleux très-visible. Enfin, ceux des poissons présentent généralement les mêmes caractères, sauf quelques exceptions peu importantes à notre point de vue (cyclostomes) et peuvent atteindre des dimensions surprenantes. On conçoit de quelle importance est la connaissance de ces formes et de ces dimensions pour reconnaître l'origine d'un sang examiné; on doit au premier coup d'œil distinguer avec le microscope le sang d'un mammifère d'avec celui d'un oiseau, d'un amphibie ou d'un poisson ; la comparaison des globules d'un sang humain pris comme type, avec ceux d'un sang quelconque, permettra le plus souvent de reconnaître, par les différences de dimension, si celui-ci provient de l'homme ou d'un des animaux domestiques qui nous entourent. (*Examens médico-légaux.*)

Lorsque les globules rouges du sang se déposent librement dans le sérum, ils se précipitent en se groupant entre eux, de façon à se réunir en petites piles ; on peut observer ce phénomène dans une goutte de sang placée entre deux lames de verre avec une certaine quantité de sérum ; tantôt les piles (formées de 5 à 10 disques) sont régulières (fig. 8 ; *c, c*), c'est-à-dire que les globules rouges se correspondent exactement par toute leur surface plane (ou concave), tantôt elles sont imbriquées, c'est-à-dire que les disques ne se superposent que par une moitié ou un tiers de leur surface, comme par exemple une pile de monnaie étalée sur une table.

Les piles voisines se juxtaposent et se croisent de façon à dessiner des réseaux irréguliers et anguleux. Cette disposition en pile se produit toujours dans le sang normal : elle est cependant regardée comme un commencement d'altération cadavérique (Robin), qui consisterait dans l'exsudation, à leur surface, d'une matière visqueuse très-transparente et très-difficile à apercevoir. Cet empilement des globules se fait d'ailleurs avec plus de facilité dans les cas d'inflammation.

Nous étudierons plus loin (p. 35) les variations de dimensions que subissent les globules sanguins sous l'influence de diverses causes pathologiques.

Disons immédiatement que l'action du *froid* détermine une augmentation de volume. (Manasséin ; mémoire analysé par E. Lauth. *Gaz. méd. de Strasbourg*, 1872.)

GLOBULES BLANCS. — Les globules blancs (fig. 9) sont des corpuscules sphériques dont le diamètre est de $\frac{1}{5}$ plus considérable que celui des globules rouges (comme 9 est à 6) : examinés dans un véhicule neutre, ils présentent un aspect granuleux et un contour irrégulier, une coloration d'un blanc d'argent caractéristique. Il est impossible, dans ces conditions, de distinguer aucun autre détail de leur structure ; mais la simple adjonction d'eau gonfle ces éléments, rend leur contour lisse, et y fait apparaître un noyau, de forme irrégulière, parfois double ou multiple (fig. 9 ; *d, d*) ; l'adjonction d'acide acétique rend ces détails encore plus visibles, et parfois fractionne le noyau en plusieurs parties, ou fait apparaître d'emblée deux ou trois noyaux dans un globule (fig. 9 ; *c, c*). Sous l'influence du gonflement produit par l'eau, on observe des mouvements browniens dans les granulations intérieures des globules blancs : ces mouvements prouvent une altération cadavérique.

Nous ne parlerons pas des mouvements sarcodiques, que nous étudierons en nous occupant du *pus*.

En général, les globules blancs du sang sont multi-

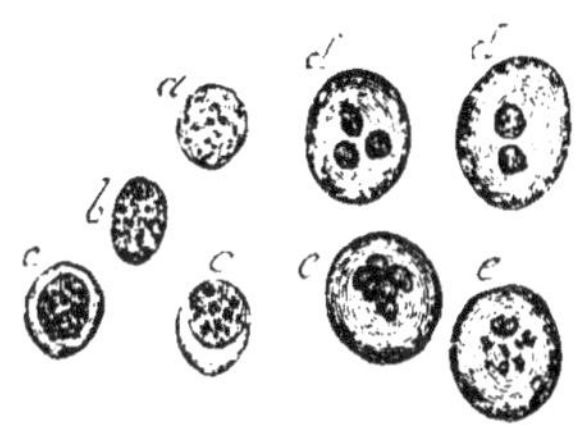

Fig. 9. — Globules blancs du sang. — *a*, *b*, *c*, Globulins et petits globules blancs ; *d*, *d*, gros globules possédant plusieurs noyaux ; *e*, *e*, les mêmes, traités par l'acide acétique. (Kœlliker.)

nucléaires, mais on peut trouver chez le même individu, bien portant du reste, à des intervalles de quelques heures, des mélanges en proportions variables de globules blancs uni ou polynucléaires. Ces différences paraissent tenir à l'intensité des phénomènes de nutrition : les globules blancs les plus jeunes n'auraient qu'un seul noyau, les plus avancés dans leur développement en auraient plusieurs. Ces différences peuvent aussi tenir à la prédominance fonctionnelle de tel groupe d'organes formateurs de globules blancs : ainsi, comme nous le verrons avec plus de détails à propos de la leucémie splénique et lymphatique, lorsque le plus grand apport de globules blancs est dû à la rate, ces éléments sont volumineux avec des noyaux multiples ; lorsque le plus grand apport est dû aux ganglions lymphatiques, les globules blancs sont plus petits, avec un noyau simple et relativement volumineux (Virchow).

Enfin, les globules blancs peuvent se présenter aussi avec des dimensions très-petites, sous la forme de noyaux entourés d'une mince couche de granulations : cette forme est plus rare et d'une signification encore peu précise (*globulins*).

Les globules blancs ne sont nullement caractéristiques du sang; nous les retrouverons dans presque tous les autres liquides soit normaux, soit pathologiques de l'économie; contentons-nous d'indiquer pour le moment que les *globules du pus* et les *globules blancs du sang* sont identiques.

QUANTITÉ RELATIVE DES GLOBULES ROUGES ET DES GLOBULES BLANCS. — Le nombre des globules rouges et celui des globules blancs contenus dans le sang sont dans une proportion assez constante, qui peut varier dans certaines limites encore physiologiques, et qui présente des variations bien plus accentuées dans certaines maladies.

Voyons pour le moment les rapports numériques de ces deux éléments à l'état physiologique.

Il n'est pas si facile qu'on pourrait le croire *a priori* de compter comparativement ces deux sortes de globules : il ne faut pas oublier que dans le sang d'une saignée faite déjà depuis quelques instants, les globules rouges et blancs tendent à s'isoler, les premiers se précipitant, les seconds surnageant au contraire : le battage, qui empêche en même temps la coagulation de la fibrine, doit donc être employé dans ce cas. Mais il suffit, pour cet examen, d'une gouttelette de sang extraite par une fine piqûre de la pulpe d'un doigt; cependant, dans ce cas encore, il faut tenir compte de ce qu'il est nécessaire d'ajouter un *véhicule neutre* à la préparation pour diluer la masse des globules et en permettre le dénombrement : or, dans ces circonstances, il se produit dans la préparation des courants qui entraînent les globules rouges, tandis que les blancs, plus visqueux, restent au point où a été d'abord déposée la goutte de sang ; on est donc exposé, si on se borne à examiner un seul endroit de la petite nappe étalée sous l'objectif, à tomber sur un point où les globules blancs ou bien seront en excès, ou bien seront très-rares ; il est facile d'éviter cet inconvénient en mélangeant la préparation avec l'aiguille et en procédant au dénombrement en plusieurs points très-divers, de façon à obtenir une moyenne dans laquelle disparaissent à peu près les causes d'erreur.

On compte les globules rouges et blancs sur une plaque divisée en petits carrés de dimensions égales ; ou bien, le sang étant très-dilué, on compte tous les éléments qui se trouvent à un moment donné dans le champ du microscope[1].

On constatera ainsi que, chez l'adulte à l'état physiologique, on trouve en général seulement 1 globule blanc pour 350 globules rouges. Ce nombre est celui donné par une goutte de sang extraite de la peau ; mais il n'est pas le même pour tous les départements du système vasculaire : nous n'insisterons pas sur ces variations locales, qui ne trouvent pas d'application clinique, surtout pour ce qui est des veines profondes (on a trouvé que les veines de la rate et du foie renferment un nombre relativement considérable de globules blancs) ; mais il nous faut énumérer les influences physiologiques qui peuvent amener un changement général dans la proportion de ces éléments.

On a constaté que le nombre des globules blancs diminue encore et tend vers son minimum sous l'influence de *l'abstinence*, de *l'âge avancé du sujet*

---

[1] Voy. pour plus de détails : Nalassez ; appareil pour compter les globules rouges du sang. Société de biologie, octobre 1872.

(1 pour 1000) ; il est plus considérable, au contraire, après les *repas*, après un *purgatif*, pendant la *grossesse*, à la suite *d'hémorrhagies*, chez les *enfants;* mais toutes ces circonstances plus ou moins physiologiques ne font varier la quantité des globules blancs que dans des proportions telles qu'ils restent toujours en nombre bien inférieur aux globules rouges. Nous verrons qu'il y a loin de là aux proportions toutes nouvelles qui caractérisent certains états pathologiques (leucocytose), et qu'il est peu naturel d'appliquer aux cas présents le nom de *leucocytose physiologique.*

Outre les globules rouges et blancs, le sang à l'état physiologique peut encore présenter en suspension des éléments très-variables de dimension et de nombre : ce sont les *globules de graisse* et les *globules de pigment.*

Globules de graisse. — Ils viennent en grande partie du chyle, où ils sont versés en grande abondance pendant toute la durée de la digestion. Parfois ils sont en quantité si considérable, que le sérum prend une apparence laiteuse (*sang blanc*). Ces globules graisseux se reconnaissent aisément à leur forme sphérique, leur coloration légèrement jaunâtre, leur grande réfringence et leur solubilité dans l'éther.

Globules de pigment. — Ces petits corpuscules, comparables à des fragments de globules rouges ou à des globules rouges très-ratatinés, sont très-peu abondants dans le sang normal : ils sont d'un rouge sombre, presque noirâtre, et remarquables par leur résistance aux réactifs; ainsi l'eau ajoutée en excès et l'acide acétique, qui dissolvent les globules rouges, laissent ces corpuscules intacts ou ne les dissolvent que longtemps après les autres éléments. On les regarde généralement comme des débris, des cadavres de vieux globules rouges, et nous verrons que l'étude du sang pathologique confirme cette manière de voir.

Tels sont les éléments que le microscope peut faire reconnaître dans le sang normal : les autres éléments du liquide sanguin sont à l'état de dissolution ; mais il en est un, la *fibrine*, qui prend la forme solide dès que le sang est sorti des vaisseaux, et qu'il est très-important de savoir reconnaître au microscope soit pour en rechercher les traces sur un linge taché de sang, soit pour la distinguer des autres produits d'exsudation (et particulièrement du *mucus*).

FIBRINE. — La *fibrine* (fig. 10), examinée au microscope avec un grossissement de 250 d, se présente sous la forme d'un fin lacis de fibrilles entre-croisées et anastomosées, de manière à constituer des réseaux irréguliers ; ces fibrilles sont elles-mêmes irrégulières et comme forme et comme dimensions. Quand les globules rouges ont eu le temps de se précipiter au fond du vase pendant la coagulation de la fibrine, celle-ci est pure et isolée ; dans le cas contraire, on trouve les globules irrégulièrement emprisonnés et enserrés dans ses mailles. Lorsqu'on observe une goutte de sang un peu volumineuse, fraîchement extraite par une piqûre et placée sur le porte-objet (sans couvre-objet), on peut constater, en même temps que l'empilement des globules dont nous avons déjà parlé, la coagulation spontanée de la fibrine : elle se produit au bout de 10 à 20 minutes, sous la forme de minces filaments incolores qui traversent le champ du microscope. On peut ainsi constater que ces fibrilles qui naissent en même temps, dès le début de la coagulation, dans tous les points de la goutte de sang, ne sont pas des éléments anatomiques, mais sont dus, comme Robin l'a fait observer [1], à l'état strié que présente, lors de son apparition, la fibrine dès qu'elle passe de l'état liquide à l'état solide (fig. 10).

La fibrine peut aussi se présenter sous une forme

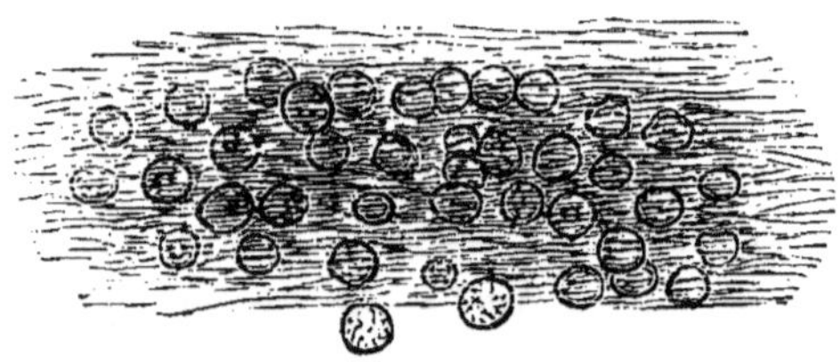

Fig. 10. — Fibrine coagulée en fibrilles enserrant un grand nombre de leucocytes.

homogène et comme gélatineuse ; mais elle ne tarde pas à se diviser en fibrilles, que la pression, la dissociation peuvent isoler très-facilement.

La réaction caractéristique de la fibrine s'obtient avec l'acide acétique : *cet agent gonfle la fibrine, lui donne un aspect homogène et gélatineux, et finit par la dissoudre complétement.* — On distingue ainsi la fibrine du mucus qui, par l'acide acétique, se concrète de plus en plus. — Les alcalis dissolvent complétement la fibrine, mais ils dissolvent aussi la mucine du mucus.

II. — SANG PATHOLOGIQUE

L'examen microscopique du sang d'un malade peut nous y faire découvrir soit une altération des élé-

----

[1] *Leçons sur les humeurs,* p. 146.

ments normaux, soit une augmentation numérique de quelques-uns de ces éléments, soit enfin des éléments nouveaux.

ALTÉRATIONS DES GLOBULES ROUGES. — Les altérations pathologiques des globules rouges sont encore peu connues ; ce n'est pas par l'examen microscopique, mais bien par l'analyse chimique d'une grande quantité de sang que l'on a cherché à constater les altérations du *milieu intérieur*. Dans ces derniers temps, toutefois, on a insisté avec raison sur l'analyse microscopique du sang pathologique. Bien que les résultats obtenus soient encore très-contradictoires, il nous faut les indiquer :

Les *dimensions* des globules rouges peuvent changer dans un grand nombre d'états pathologiques. Manasséin [1] a constaté que la diminution dans les dimensions du globule sanguin est en corrélation avec une suractivité pathologique de ses échanges (fièvre), ou bien encore avec une moindre absorption d'oxygène due à une réduction notable de l'activité respiratoire (acide carbonique, morphine) ; que l'accroissement des globules sanguins est, au contraire, liée à une réduction dans les échanges (acide cyanhydrique, alcool, quinine) ou bien à une plus grande richesse en oxygène (action directe de ce gaz, anémie aiguë).

En prenant des précautions minutieuses pour éviter les causes d'erreur dans ses mensurations, Manasséin a constaté que la *fièvre septicémique* déterminée par des injections sous-cutanées d'un liquide putride, pouvait réduire les globules rouges à un cinquième environ en diamètre.

[1] Voy. *Gaz. méd. de Strasbourg*, dirigée par le Dr E. Lauth, 1872, p. 44.

Il compare ces résultats à ceux qu'Erb avait déjà signalés en constatant, dans des circonstances analogues, la diminution du nombre des globules sanguins volumineux, à ceux de Virchow qui a vu apparaître dans le sang des fièvres infectieuses et typhiques des globules très-petits et foncés (corpuscules mélaniques), etc. La même diminution a été observée chez les animaux narcotisés à l'aide de la morphine. Ce qui semble bien prouver que la diminution de volume tient à la lenteur et à la difficulté de l'absorption de l'oxygène chez les animaux ainsi narcotisés, c'est l'action alternative ou combinée de l'influence de la morphine et de celle de l'oxygène. En plaçant les animaux dans une cloche traversée par un courant constant d'oxygène, on peut constater que les dimensions des globules n'étaient plus réduites, qu'elles étaient même accrues, tandis que le volume de ces mêmes globules diminuait de nouveau dès que le courant d'oxygène venait à cesser. On comprend les applications cliniques et thérapeutiques qui découleraient de semblables expériences si elles venaient à être confirmées. La diminution de volume la plus considérable a été obtenue en plaçant les animaux dans une cloche où pénétrait une quantité notable d'acide carbonique (1/4 en diamètre).

Au contraire, en pratiquant une saignée à un animal (ce qui répartit la même quantité d'oxygène sur un nombre plus restreint de globules), on voit les dimensions des globules rouges augmenter. Le même phénomène s'observe quand on les empoisonne à l'aide d'acide cyanhydrique, ou d'alcool. La quinine a paru non-seulement accroître les dimensions des globules rouges, mais encore agir sur les globules blancs qui perdent leur contractilité, cessent de se développer, diminuent rapidement de nombre.

A côté de ces observations il faut ranger celles qui ont été décrites sous le nom de *microcythémie*. Nous avons déjà signalé, dans un grand nombre de cachexies, l'existence de corpuscules qui paraissent devoir être considérés comme des globules rouges en voie de destruction. Or MM. Charcot et Vulpian ont reconnu dans

le sang d'un leucocythémique « un grand nombre de
globules rouges (un tiers environ) qui n'avaient pas le
diamètre normal. Les uns mesuraient 5 μ, d'autres 4 μ.
ou 3 μ, enfin certains globules n'avaient pas plus de 2 μ,
et ces derniers n'étaient pas très-rares, car on en rencontrait toujours un ou plusieurs dans le champ du microscope (450 diam.). Les plus petits de ces globules
offraient une forme sphéroïdale ; ceux qui étaient intermédiaires entre les plus petits et les normaux présentaient çà et là la forme discoïde. » Dans le scorbut,
Hayem a constaté l'existence d'un grand nombre de
globulins. Enfin tout récemment MM. Vanlair et Masius,
professeurs de Leyde, ont repris cette question de la
microcythémie [1]. Les caractères des *microcytes* sont,
d'après ces auteurs, leur sphéricité parfaite, la persistance remarquable de l'intégrité de leur forme, leur
résistance aux réactifs, leur isolement constant dans le
champ du microscope, leur excessive réfringence, enfin
et surtout la petitesse et l'uniformité de leur diamètre.
Ces globules préexistent dans le sang ; cette altération
n'est donc pas cadavérique, ne se produit pas seulement hors des vaisseaux. Leur nombre augmente dans
le sang toutes les fois que l'activité de la rate se trouve
surexcitée, ou bien encore lorsqu'il existe une lésion
grave du foie. Les conclusions de MM. Vanlair et Masius
sont les suivantes :

« Les microcytes ne sont qu'une des phases de la destruction des globules rouges ; la rate est l'organe formateur
essentiel des microcytes ; le foie détruit, dans les conditions
physiologiques, les microcytes qui lui viennent de la rate.
Dans notre cas, où il existait une hyperplasie de la rate en

<hr>

[1] *Arch. de physiologie* 1872, p 123

même temps qu'une atrophie du foie, le sang de la circulation générale devait nécessairement se charger de globules nains et constituer ainsi la microcythémie. »

L'augmentation de volume des globules rouges a été constatée par Gubler dans un cas de maladie d'Addisson et par Vulpian dans un cas de cyanose cardiaque.

Outre ces variations dans les dimensions des globules sanguins, on a souvent observé et décrit des *variations de forme*. Les globules sanguins peuvent être *crénelés* en forme de roue d'engrenage, ou bien *muriformes*, analogues aux chatons des marrons d'Inde, les disques paraissant comme recouverts de piquants rappelant très-bien la forme de bâtonnets ou de bactéries (Coze et Feltz) (fig. 11). Ces déformations s'observeraient, d'après Coze et Feltz [1], dans le sang des malades atteints d'affections septicémiques, dans la fièvre typhoïde, la variole, la scarlatine, la fièvre puerpérale; outre la déformation des globules rouges, les mêmes observateurs disent avoir constaté dans toutes ces maladies une diffluence plus ou moins grande des globules sanguins, qui s'agglutineraient les uns aux autres, de manière à présenter, dans certaines circonstances (scarlatine), l'aspect de « mares d'un teint jaune rougeâtre dans lesquelles les contours des globules ne sont plus visibles (véritable fusion). » Les globules rouges ainsi altérés ne s'empileraient plus comme le font les globules du sang à l'état normal, et surtout les globules de sang observés chez des malades atteints de lésions inflammatoires. Cette diffluence des globules et leur tendance à l'aggloméra-

---

[1] *Recherches sur les maladies infectieuses*, par MM. Coze et Feltz (de Strasbourg). Paris, J.-B. Baillière, 1872.

tion a été constatée par Davaine dans les maladies charbonneuses.

La diffluence des globules rouges est aussi très-fréquente dans les intoxications par les poisons stéatogènes (phosphore) ou encore dans l'ictère grave. Parmi

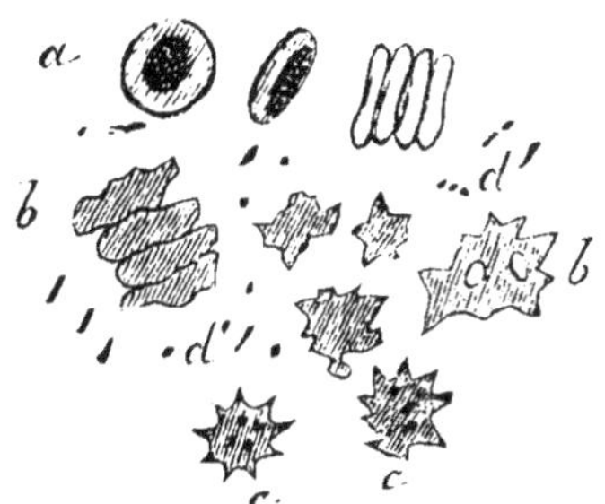

Fig. 11. — Altérations des globules rouges du sang (d'après Coze et Feltz). — *a*, Types des globules rouges normaux ; *b*, globules déformés ; *c*, globules muriformes ; *d*, vibrions.

les altérations anatomiques que l'on constate dans l'ictère grave, il en est une qui nous a semblé constante, c'est la diminution du nombre des globules rouges, leur dissociation, l'apparition très-rapide de cristaux d'hémoglobine. Les mêmes lésions ont été constatées par Ritter [1] dans les empoisonnements par l'antimoine, l'arsenic, le phosphore, l'injection dans le sang des acides biliaires, et, en particulier, du taurocholate de soude. Si la dose du toxique injecté est moins forte, on trouve dans le sang une augmentation de la graisse et de la cholestérine.

Il est impossible de méconnaître l'intérêt que pré-

---

[1] Ritter, *des Modifications chimiques que subissent les secrétions sous l'influence de quelques agents qui modifient le globule sanguin*, thèse pour le doctorat ès sciences. Paris, 1872.

sentent ces recherches; mais il est difficile de considérer comme définitifs de semblables résultats. L'aspect
crénelé, muriforme des globules rouges s'observe toutes
les fois que le sang se dessèche au contact de l'air : la
rapidité seule de ces déformations peut être considérée
comme le signe d'une altération pathologique du sang.
Il est vrai d'ajouter que, dans les maladies infectieuses,
les modifications de forme des globules sont excessivement rapides ; d'un autre côté, la diffluence de ces globules, leur accollement ne s'observent, dans le sang
normal, qu'au bout d'un temps assez long, alors que le
sang est déjà desséché ou en voie de putréfaction. Enfin
la présence des globulins que nous avons déjà signalés
a été constatée plusieurs fois aussi par MM. Coze et Feltz.

Les *déformations amœboïdes*, qui s'observent surtout
quand on étudie les globules blancs, se constatent parfois sur les globules rouges. C'est ce qui résulte du
moins des observations faites par Laschkewitsch (cité
par Vulpian, *Leçons orales*) dans la maladie d'Addison.

Ces déformations globulaires paraissent se produire
dans un assez grand nombre d'intoxications ; ainsi,
dans l'anémie, qui atteint les ouvriers des fabriques
d'aniline, tout porte à croire que les vapeurs d'aniline, de même que celles de la benzine, de la nitroben-
zine, etc., « attaquent primitivement les globules, qui
subissent ainsi une diminution de volume et se racornissent comme par l'action exosmotique des alcalis concentrés » (Sée) [1].

Une action toxique plus directement constatable est
celle que produisent toute une série de gaz dont l'oxyde
de carbone est le type. Les déformations ne sont plus,

---

[1] *Leçons de pathologie expérimentale*, Paris, 1867, p. 128.

dès lors, les modifications subies par les globules rouges;
une autre altération, un changement dans leur composition chimique peut se constater à l'aide d'un mode
particulier d'investigation dont nous devons nous occuper. En effet, employée avec le microscope, la *spectroscopie* nous offre des ressources importantes pour
constater le sang, pour *rechercher sa richesse en globules rouges*, pour étudier les altérations de ces globules (surtout au point de vue respiratoire, au point
de vue des gaz) et enfin pour reconnaître dans divers liquides les produits de décomposition de la matière colorante des globules rouges. — Nous rappellerons donc en quelques mots en quoi consiste la spectroscopie du sang; nous nous arrêterons en particulier
sur la *microspectroscopie*; nous en ferons l'application
immédiate à l'étude des gaz et surtout à l'intoxication
du globule rouge par l'oxyde de carbone; nous verrons
comment ce procédé d'investigation pourra servir à rechercher la richesse du sang en globules rouges. Plus
tard, en faisant l'histoire des produits chimiques dérivés du sang, nous verrons comment la spectroscopie
pourra nous servir à reconnaitre l'hématine, l'hémine,
etc., à diagnostiquer en un mot une tache de sang.

Spectroscopie. — On désigne sous le nom de spectroscopie
du sang l'étude de ce liquide au moyen du procédé d'analyse appliqué en chimie par Kirchhoff et Bunsen. Hoppe-
Seyler, Valentin, Stokes, Cl. Bernard, ont en effet montré
que le sang a le pouvoir de modifier d'une manière bien
définie le spectre d'un rayon de lumière qui le traverse;
lorsqu'on regarde à travers un prisme (spectroscope) une
solution de sang artériel, que traversent les rayons de la
lumière solaire, ou la lumière émanée d'une lampe, au
lieu d'observer le spectre lumineux ordinaire, on voit ce

spectre interrompu par deux bandes obscures placées dans la partie jaune-verte du spectre (*bandes d'absorption* de la matière colorante des globules rouges). Le sang veineux, ou le sang désoxygéné, donnent un spectre différent du précédent, en ce que les deux bandes noires sus-indiquées se fusionnent en une seule (bande de réduction de Stokes), plus large, et occupant à peu près tout le jaune du spectre.

Microspectroscopie. — Mais la quantité de sang à étudier peut être tellement petite qu'elle soit insuffisante pour être examinée au spectroscope ordinaire. Ces cas sont les seuls qui doivent réellement nous occuper ici ; nous emprunterons donc au travail si complet de V. Fumouze [1], les détails relatifs aux recherches microspectroscopiques, qui peuvent permettre au médecin de faire toutes les recherches cliniques ou médico-légales avec une quantité vraiment microscopique de liquide sanguin.

La combinaison du microscope et du spectroscope peut se faire de deux manières :

1° Dans la *méthode allemande* (Valentin, Stricker), on projette sur le miroir d'un microscope le spectre donné par un rayon lumineux qui a traversé un prisme : ce spectre, réfléchi par le miroir, traverse une lentille convergente interposée entre le miroir et le porte-objet, lentille qui réunit les différentes parties du spectre en une image très-petite au niveau du porte-objet. On peut alors examiner une préparation microscopique en la plaçant successivement dans les diverses régions du spectre ; si la préparation se compose de globules sanguins, on observe que quand ceux-ci sont placés dans la partie jaune-verte du spectre ils donnent les deux bandes d'absorption de leur matière colorante. On peut donc par cette méthode examiner à la fois et l'objet en expérience et le spectre microscopique qui vient se projeter sur lui, et dont il modifie certaines régions. Mais ce procédé n'est pas d'une application commode ; il tend à être généralement rejeté. « Outre qu'il faut chercher en tâtonnant la position respective qu'il convient de donner au prisme et au microscope, il est encore nécessaire

---

[1] Fumouze, Thèses de Paris. 1870.

d'opérer dans une chambre obscure, afin d'éviter tout mélange de lumière blanche. Enfin, même avec l'emploi de la lentille convergente, l'éclairage du microscope laisse encore à désirer. » (Fumouze). Le procédé suivant est bien plus pratique.

2° Dans la *méthode anglaise* on se sert d'un microscope ordinaire dont l'oculaire est remplacé par *spectroscope à vision directe* (Sorby, Browing) [1]. Le spectroscope à vision directe se compose essentiellement d'un tube (spectroscope oculaire) renfermant plusieurs prismes de substances différentes, accolés les uns aux autres, doués de pouvoirs réfringents différents et associés, de manière à compenser la *déviation* que chaque prisme en particulier ferait subir aux rayons lumineux, tout en laissant la *dispersion* se produire ; on obtient ainsi avec la lumière solaire une miniature de spectre, qui arrive tout entier dans l'œil de l'observateur. Supposons maintenant qu'il s'agisse d'examiner le spectre d'une goutte de sang : on commence par examiner cette goutte de sang au microscope, avec un grossissement quelconque, d'après le procédé habituel. Quand la goutte de sang donne une image bien nette, on retire l'oculaire, et on le remplace par le *spectroscope oculaire*. Dans ces conditions, on ne voit plus l'image des éléments sanguins examinés ; on ne voit plus qu'un spectre, mais ce spectre modifié par le pouvoir absorbant de la matière colorante du sang (artériel), se présente avec les deux bandes d'absorption caractéristiques. Ce système de microspectroscopie est donc très-simple et d'une application très-facile ; s'il ne permet pas l'observation simultanée du spectre et de l'image de l'objet, il permet de faire alternativement ces deux examens en remplaçant successivement l'oculaire par le tube spectroscopique et *vice versa*.

La microspectroscopie nous permettra de reconnaître l'état d'oxygénation du sang, sa richesse en globules rouges.

---

[1] La description du microspectroscope de Sorby se trouve exposée dans le *Traité du microscope* de Robin, auquel nous renvoyons pour plus de détails (p. 1005).

et enfin la présence de l'oxyde de carbone dans les globules sanguins.

Pour reconnaître l'*état d'oxygénation* du sang, il faut ne pas oublier ce que nous avons dit précédemment des deux bandes d'absorption du sang oxygéné et de la bande unique du sang réduit (bande de Stokes). On obtiendra donc également avec le microspectrocospe un spectre du sang oxygéné, et du sang désoxygéné. Quand sur le sang qui a donné le spectre caractéristique de la présence de l'oxygène on fait agir un agent réducteur quelconque (d'ordinaire une solution de sulfate de protoxyde de fer), on voit aux deux bandes précédentes se substituer une large bande obscure qui occupe à peu près la place des deux autres ainsi que tout l'espace compris entre elles (en se portant cependant un peu plus vers le jaune). — Si maintenant, découvrant la goutte de sang examinée, on l'agite avec une aiguille au contact de l'air, on voit, en recommençant l'examen, apparaître de nouveau le spectre du sang artériel. Cette succession alternative des deux spectres est tout à fait caractéristique du sang normal, comme nous le verrons bientôt. — Le sang veineux normal présente un spectre intermédiaire aux deux précédents. On y voit les deux bandes obscures du sang oxygéné séparées par un intervalle obscurci.

Pour chercher à apprécier par la spectroscopie la *richesse du sang en globules rouges*, il faut d'abord savoir que les phénomènes spectraux précédemment décrits sont dus à la présence de la matière colorante rouge des globules (d'où le nom de spectre de l'*hémoglobuline*), et que le sang examiné en nature éteint non-seulement les régions du spectre correspondant aux lignes sus-indiquées, mais encore la plus grande partie des régions bleues ou violettes ; il faut étendre le sang d'une certaine quantité d'eau, le diluer, pour n'obtenir plus que les deux raies typiques, avec encore un peu de noir vers l'extrémité violette du spectre. Si donc on note la quantité d'eau à ajouter au sang normal pour arriver à ce résultat, moins il faudra en ajouter à un sang soumis à l'analyse pour arriver au même résultat, moins ce sang sera riche en globules. On pourra ainsi arriver à obtenir dans l'anémie, ou plutôt dans l'*aglobulie*, des résul-

lats très-nets, et parfaitement comparables, sur la richesse
relative de divers sangs en matière colorante et par suite
en globules [1].

Enfin, la microspectroscopie peut permettre, avec une
goutte de sang, de diagnostiquer une *intoxication par
l'oxyde de carbone*. Cl. Bernard et Hoppe Seyler ont montré
que l'oxyde de carbone agit comme gaz toxique en prenant
dans le globule sanguin la place de l'oxygène, qui dès lors
ne trouve plus dans le sang de véhicule capable de le trans-
porter dans l'intimité des tissus. Dans ce cas, l'oxyde de
carbone se combine, comme le faisait l'oxygène, avec l'hémoglobuline, et donne au spectroscope un spectre (spectre du
sang *oxycarboné*) très - analogue au spectre du sang
oxygéné, si ce n'est que les deux bandes d'absorption sont
un peu plus déplacées vers la droite (un peu plus dans le

[1] « Il serait intéressant d'apprécier également par la microspectroscopie les variations qu'éprouve, par suite des médications, la
quantité d'hémoglobuline contenue dans le sang, quantité qui est
nécessairement liée à celle des globules rouges. Pour ces expériences il suffirait, dans un grand nombre de cas, d'établir, à diverses périodes de la médication, la richesse relative du sang de
chacun des animaux en expérience, par exemple, par la comparaison avec une solution titrée de sang pris sur un autre animal
de même espèce. Je suppose, par exemple, qu'on veuille étudier
à ce point de vue l'action de la médication ferrugineuse, et qu'on
ait plusieurs animaux, quatre chiens, par exemple, à sa disposition. On commencera par établir la quantité relative d'hémoglobuline contenue dans le sang de trois de ces animaux, par
rapport à celle contenue dans le sang du quatrième chien ser-
vant de type. Ceci fait, les trois premiers chiens sont soumis à la
médication ferrugineuse dans des conditions tout à fait identiques, et le quatrième animal sera soumis, pendant le même
temps, au même régime que les autres, sauf la médication ferrugineuse. Au bout d'un certain temps on comparera de nouveau
les pouvoirs absorbants du sang des quatre animaux en expérience, en prenant toujours pour étalon le sang du chien dont les
aliments ne contenaient pas de fer. » (Fumouze.) On comprend
combien la microspectroscopie rendrait ces recherches faciles en
clinique, puisqu'elle permettrait de les faire avec une goutte de
sang obtenue par une piqûre de la pulpe des doigts.

3.

vert). Mais ce que ce spectre a de caractéristique, c'est qu'il ne subit aucun changement par l'action des agents réducteurs : en d'autres termes, ni par l'action d'une solution ammoniacale d'acide tartrique et de sulfate de protoxyde de fer, ni par le sulfhydrate d'ammoniaque, les deux raies du spectre de l'*hémoglobuline oxycarbonée* ne sont ramenées à la raie unique de réduction de Stokes. Cette absence du jeu alternatif et de la reproduction successive des deux spectres précédemment décrits, est caractéristique de la présence de l'oxyde de carbone. — Cependant il faut encore tenir compte de l'action de quelques autres gaz sur le globule sanguin. Ainsi le *bioxyde d'azote* forme avec le globule sanguin une combinaison encore plus stable que la précédente. Ce gaz chasse même l'oxyde de carbone de sa combinaison avec l'hémoglobuline : dans ce cas, le spectre présente deux bandes tout à fait semblables à celles du sang oxygéné ou oxycarboné, bandes qui, comme pour ce dernier, ne sont pas modifiées quand on traite le sang par un agent réducteur. — L'acide prussique forme avec les globules du sang une combinaison stable, avec spectre identique aux précédents, mais les bandes disparaissent lorsque le sang est traité par un agent réducteur (Hoppe-Seyler, Fumouze); enfin, le cyanogène se combinerait également avec la matière colorante des globules rouges et donnerait ainsi un spectre tout à fait semblable à celui du sang oxygéné, spectre que les agents réducteurs ne modifient pas (Lankester, Fumouze).

Quelques recherches nouvelles, dues à MM. Coze et Feltz ainsi qu'à un de leurs élèves, M. Baudoin [1], ont donné des résultats intéressants quoique non encore définitifs. MM. Coze et Feltz en étudiant le sang normal, le sang scarlatineux, le sang puerpéral et le sang infectieux mort ont constaté que « les sangs malades sont plus concentrés que le sang normal ; que dans celui-ci les rayons jaunes restent absorbés plus longtemps que les rayons verts, que cette proportionnalité d'absorption n'existe pas pour les

---

[1] Voy. Coze et Feltz, *Recherches sur les maladies infectieuses*, p. 285 et suiv.

sangs pathologiques ; ainsi pour le sang scarlatineux ces rayons jaunes restent absorbés moins longtemps que pour le sang puerpéral ; au contraire, les rayons verts paraissent plus vite pour le sang puerpéral que pour le sang scarlatineux. En résumé, le spectroscope ne révèle de modifications autres que celles qui dépendent de la concentration des liquides. » M. Baudoin dit, au contraire, « qu'il existe dans le sang normal une plus grande proportion d'eau que dans le sang varioleux après la mort, mais que, de plus, l'apparition variable des raies vertes indique certainement des modifications autres que celles qui dépendent de la concentration des liquides. » — Nous nous bornerons donc à signaler ces recherches à l'attention des observateurs.

Mélanémie. — Aujourd'hui que l'origine des globules rouges est connue, qu'il est démontré que ces éléments proviennent de la transformation des globules blancs, il nous est facile de rattacher à leur histoire l'étude des deux formes principales de la *mélanémie*.

Dans la première forme, on trouve dans le sang des globules pigmentés que l'on doit considérer comme des globules *rouges inachevés* ou, en d'autres termes, comme des globules blancs n'ayant pu subir complétement leur métamorphose en éléments rouges. En effet, il résulte des observations du professeur Rouget que chez les animaux (grenouille), lorsque les globules blancs se transforment en globules rouges, la matière colorante s'y dépose d'abord sous forme de granulations, qui ensuite se dissolvent dans le globule et le colorent uniformément (hématoglobuline). Ce premier stade de développement se produit, sans doute, trop rapidement chez les animaux supérieurs et chez l'homme pour qu'on puisse le constater à l'état physiologique ; mais, dans certains cas, le processus est entravé et le sang renferme de ces éléments arrêtés dans leur développement : c'est ce qu'on trouve dans un grand nombre d'anciennes fièvres paludéennes, ce que Meckel a observé chez un aliéné, Virchow dans la cachexie palustre, Brown-Séquard dans la maladie d'Addison (?), etc. En effet, les éléments pigmentés que l'on rencontre dans ces cas ont une grande analogie avec les globules blancs : ce sont des globules sphériques, parfois allongés, contenant des noyaux et un amas de granules colorés plus ou moins volumineux. On a considéré ces éléments comme caractéristiques des fièvres intermittentes graves.

La seconde forme de mélanémie n'est qu'une augmentation anormale des débris ou cadavres de globules rouges que nous avons indiqués comme peu abondants à l'état normal : ici comme précédemment, ces corpuscules sont remarquables par leur résistance aux réactifs, leurs dimensions exiguës, leur couleur foncée, etc. On les rencontrerait surtout dans « les formes légères de la fièvre intermittente, dans les fièvres typhoïdes, dans la fièvre putride des opérés, pendant le cours des épidémies : c'est une altération qui permet, au point de vue clinique, de conclure à à une prompte destruction des parties constitutives du sang. »

Nous verrons, en étudiant les colorations anormales de la peau, que des particules noires métalliques ou charbonneuses peuvent se rencontrer dans les diverses crasses non parasitaires, ou même dans l'épaisseur de la couche épidermique. Ces colorations noires peuvent être dues à des modifications de la matière colorante des globules rouges du sang ou à des productions hétérotopiques du pigment, nommé *mélanine* ou *mélaïne*, qui se trouve normalement dans les cellules de la cho-

roïde et dans la couche de Malpighi de la peau (scrotum, peau du nègre)..Il importe donc d'insister, à
propos de l'étude du sang, sur les pigments d'origine
hématique (mélanose hématique), qui diffèrent complétement des pigments proprement dits (mélanose
mélaïnique). Toutefois, comme l'étude de ces pigments
nécessite la connaissance des réactions que présente
la matière colorante du sang et ses dérivés, nous renvoyons l'examen microscopique des différentes espèces
de pigment à l'étude des produits de décomposition
des globules (p. 70).

Globules blancs. — Les variations pathologiques des
globules blancs consistent surtout en une *augmentation numérique* de ces éléments; ce que nous avons
déjà dit de la mélanémie par transformation incom-
plète des globules blancs en globules rouges aurait pu,
à la rigueur, être décrit comme une altération, comme
une évolution enrayée des éléments blancs du sang.

Nous avons déjà vu que, dans certaines conditions physiologiques, le rapport des globules blancs aux globules
rouges augmente d'une façon assez notable. Mais cette
augmentation est bien plus considérable dans certains
états pathologiques; dans presque toutes les maladies
où la fibrine augmente dans le sang, où se produit la
couenne inflammatoire, on peut remarquer une augmentation semblable des globules blancs : telles sont
les éruptions cutanées, les affections typhoïdes et, en
général même, toutes les irritations locales d'un
organe riche en lymphatiques. Mais cette augmentation
des globules blancs peut être portée assez loin pour
constituer le principal phénomène morbide dans des
affections désignées sous les noms de *leucocytose* et
de *leucémie :* dans ces cas, l'examen du sang montre

un nombre si considérable de globules blancs que, même à l'œil nu, ce liquide peut présenter un aspect presque laiteux ou, en tout cas, très-différent du sang rouge physiologique ; et, en effet, le microscope ne montre plus 1 ou 2 globules blancs pour 350 globules rouges, mais 1 globule blanc pour 3 rouges, et même 2 pour 3. Enfin il peut arriver que les deux éléments soient en nombre égal. Ces globules blancs présentent les deux variétés que nous avons déjà signalées dans le sang physiologique : les uns sont volumineux et développés avec des noyaux le plus souvent multiples ; les autres sont plus petits avec un noyau simple et comparativement volumineux. La première forme caractérise les globules blancs produits par la rate : c'est la *leucémie liénale* ou *leucémie proprement dite* (Virchow). La seconde forme caractérise les globules blancs produits par les ganglions lymphatiques : c'est la *leucémie lymphatique.* Disons, en passant, que ces deux formes de leucémie sont encore le plus souvent différenciées par un grand excès de fibrine dans la forme lymphatique. L'augmentation du nombre des globules blancs a été constatée par Coze et Feltz dans la plupart des maladies septicémiques.

Nous verrons, en étudiant le pus (p. 74), les variations de forme, de dimension ou de structure que peuvent subir les globules blancs extravasés : nous nous bornerons à dire ici que ces variations ne s'observent pas plus dans les vaisseaux que l'on ne constate, dans le sang en circulation, les déformations des globules rouges (amœboïsme).

Fibrine. — Les modifications de la fibrine ne donnent lieu à aucune recherche microscopique particulière. Le dédoublement plus ou moins rapide de la plasmine, qui seule préexiste dans le liquide sanguin normal, dépend d'un grand nombre de circonstances qui intéressent le médecin, mais dont nous n'avons pas à nous occuper. Nous renverrons, pour cette étude, aux travaux d'Andral et Gavarret, de Robin et, plus récemment, de Chalvet. Il nous faut faire remarquer, toutefois, que l'aspect fibrillaire strié, que nous avons donné comme caractéristique de la fibrine, n'existe pas toujours. Parfois toute la masse ou presque toute la masse d'un coagulum fibrineux offre un aspect grenu non strié. C'est ce qui arrive surtout dans les caillots sanguins qui surviennent à la suite de phlébites. Dans ce cas, du reste, l'addition d'acide acétique fait gonfler, rend plus transparente et finit par faire disparaître toute la masse que l'on observe.

Il importe aussi de savoir reconnaître les productions fibrineuses extraites d'un abcès ou évacuées avec l'urine. Parfois on a confondu ces produits avec des vers dont ils ont l'aspect extérieur. Un examen microscopique succinct fera éviter de semblables méprises.

Pigment. — Enfin, comme variations pathologiques dans les éléments normaux du sang, nous trouvons encore une augmentation anormale dans les molécules de pigment et de graisse que renferme ce liquide. Nous avons rattaché les différentes formes de *mélanémie* à l'étude des altérations des globules rouges (p. 47), et nous ne dirons rien de la présence dans le sang de corpuscules ou de cellules mélaniques empruntés à des tumeurs de ce genre; ces observations devant être regardées comme très-hypothétiques.

Graisse. — Quant à la *lipæmie*, nous avons déjà signalé une richesse plus considérable du sang en molécules graisseuses ou protéiques après un repas, dans la grossesse, etc. ; on a signalé l'augmentation de la graisse chez les alcoolisés, dans certains cas d'hydropisie (Vogel), dans la maladie de Bright, chez les diabétiques, etc. Parfois l'accumulation des matières grasses peut être assez considérable pour donner au sang une coloration d'un blanc laiteux (*galactémie*) ; ce que nous avons dit suffit pour faire distinguer la *galactémie* de la *leucocythémie*. On peut dire, d'une manière générale, que l'augmentation anormale des matières grasses ou protéiques dans le sang indique soit une quantité très-considérable d'ingesta, soit un ralentissement dans la nutrition et les métamorphoses du sang qui n'utilise pas les éléments nutritifs, même fournis en faible quantité.

La *matière glycogène* peut être sécrétée en proportions trop considérables et passer dans le sang, auquel elle communique une teinte opaline analogue à celle que déterminent les corps gras. Cette matière glycogène existe alors, dans le sang, sous forme de fines granulations moléculaires. Disons immédiatement que cet aspect opalin ne se rencontre guère que dans le sang des veines sus-hépatiques et que sa recherche ne présente, par conséquent, aucune application clinique. Il en est de même des *substances cristallisables* ou des métaux que renferme le sang. On ne les rencontre presque jamais à l'état cristallin dans le sang normal ou pathologique. Toutefois, les expériences de Garrod, reprises par Charcot et divers observateurs, ont prouvé que, dans certaines maladies, il pourrait devenir nécessaire de rechercher les matières cristallisables que renferme le sang. Rappelons donc, en quelques mots, le *procédé du fil* qui a donné à Garrod de si bons ré-

sultats. Dans une capsule de verre, on dépose 5 grammes environ de sérum; on y ajoute quelques gouttes
d'acide acétique, puis on y laisse tomber un fil. Au
bout de 36 ou 48 heures, on constate que, chez les gout-
teux, des cristaux d'acide urique se sont déposés sur le
fil. Le sérum doit être frais, sans quoi la fermentation
le décompose en acide oxalique, urée et allantoïne. Il

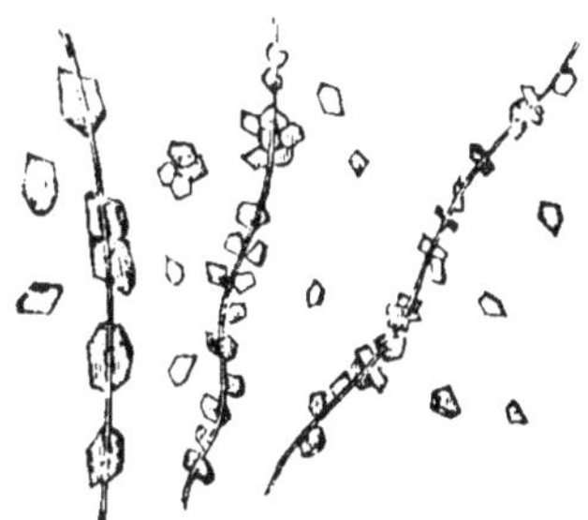

Fig. 12. — Cristaux d'acide urique obtenus par le procédé du fil
(d'après Garrod).

faut éviter qu'il soit trop desséché, sans quoi on ob-
tiendrait des cristaux de phosphate ammoniaco-magnésien. — Ce procédé permet de déceler 65 p. 100
d'acide urique [1] (fig. 12).

Rappelons que MM. Coze et Feltz ont trouvé dans
le sang altéré des masses cristallines plus ou moins
étoilées, qu'ils considèrent comme des cristaux d'hématoïdine (ouvr. cité, p. 79.).

Plus récemment encore [2], M. Picot (de Tours), exa-

---

[1] Consulter à ce sujet le savant ouvrage de Charcot, *Leçons cliniques sur les maladies des vieillards et les maladies chroniques*
Paris, 1867.

[2] *Journal de l'anatomie*, mai 1872, p. 252.

minant le sang dans un cas d'hépatite interstitielle à phase atrophique suraiguë (ictère grave) déclare y avoir retrouvé d'abondants cristaux de cholestérine. En traitant 97 grammes de sang desséché par de l'éther et en reprenant par de l'alcool bouillant, il dit avoir obtenu, par évaporation des cristaux assez nombreux pour que l'on puisse admettre, comme le voudrait la théorie de Flint, une véritable cholestérémie. Outre cette abondance de cholestérine, M. Picot dit avoir constaté une diminution très-notable dans le nombre des globules rouges et des modifications de forme (petitesse, forme stellaire, bords déchiquetés, etc.). Ces recherches méritent d'être reprises. L'histoire des altérations du sang dans l'ictère grave est loin d'être établie sur des bases rigoureuses.

Enfin Rokitanski, Keller et plusieurs autres observateurs disent avoir reconnu dans le sang des cellules empruntées à des tumeurs cancéreuses.

Infusoires et parasites. — L'étude du sang dans les différentes maladies a donné lieu, dans ces dernières années, à des discussions intéressantes aussi bien au point de vue de la pathogénie qu'au point de vue du diagnostic des maladies septicémiques. Les noms de Lebert, Tigri, Davaine, Chauveau, Coze et Feltz, pour ne citer que quelques-uns, se rattachent à ces études. Il nous faut, pour en rendre compte, indiquer les caractères que présentent les infusoires que l'on rencontre parfois dans le sang; mais pour éviter de nombreuses répétitions, nous dirons immédiatement quels sont les vibrioniens connus, en ayant soin de signaler quels sont ceux qu'on rencontre non-seulement dans les tissus, mais encore mêlés au liquide sanguin.

D'après Davaine [1], l'un des plus éminents et des plus consciencieux observateurs qui aient étudié la question du parasitisme, le tableau suivant résumerait la classification des vibrioniens :

Filaments droits ou (se mouvant spon- (rigides. *Bactérium*.
  infléchis, mais non {   tanément. . . . (flexués. *Vibrio*.
  tournés en hélice . (immobiles. . . . . *Bacteridium*.
Filaments tournés en hélice . . . . *Spirillum*.

Le genre BACTERIUM comprend : 1° le *Bacterium termo* (corps filiformes, cylindriques, un peu renflés au milieu, 2 à 5 fois aussi longs que larges : quelquefois assemblés deux à deux par l'effet de la division spontanée, animés d'un mouvement vacillant) observé par Coze et Feltz dans le sang de la variole.

2° Le *Bacterium catenula* (corps filiformes, cylindriques souvent assemblés par 3, 4 ou 5 par suite de la division spontanée) observé dans la fièvre typhoïde (Coze et Feltz).

3° Le *Bacterium punctum* (corps de forme ovoïde, allongée, incolore, à mouvement lent, vacillant, souvent assemblés par deux). Coze et Feltz en ont observé dans le sang d'animaux morts, à la suite d'inoculations de substances putréfiées.

4° Le *Bacterium triloculare* ou *articulatum* n'est pas admis par tous les observateurs (Dujardin).

5° Le *Bacterium putredinis*. Il diffère, d'après Davaine, des bactéries qui se produisent dans les matières animales en décomposition. Il se présente sous trois formes : 1° corpuscules amorphes, infiniment petits et innombrables, constituant un tourbillon mouvant dont la plupart des individus se perdent aux limites de la vision ; 2° en filaments minces, courts, droits, quelquefois divisés en deux, atteignant au plus 5 μ de longueur, doués de mouvements semblables à ceux du *Bacterium termo* ; 3° en filaments généralement plus longs et dont quelques-uns atteignent

---

[1] *Dictionnaire encyclopédique*, art. Bactérie, 1868. Voy. auss Bouchut : *Pathologie générale*, p. 815 et suiv.

jusqu'à 30 μ de longueur, semblables pour le reste aux précédents qui les accompagnent toujours plus ou moins.

6° *Bacterium capitatum* (corps filiforme, rigide, terminé par une extrémité renflée, à mouvements vifs, non ondulatoires).

Le genre VIBRIO comprend : 1° Le *vibrio lineola* (corps diaphanes, cylindriques, un peu renflés au milieu, deux ou trois fois plus longs que larges, assemblés par deux ou trois sur une ligne très-mince, un peu flexueuse et présentant seulement deux ou trois inflexions. Ce vibrion, qui ressemble beaucoup au *Bacterium termo*, a été constaté dans les enduits de la bouche, dans les dépôts du tartre dentaire, etc.

2° Le *vibrio tremulans ;* il diffère peu du précédent.

3° Le *vibrio rugula* (corps diaphane, en fils alternativement droits ou flexueux de 5 à 8 inflexions, se mouvant avec vivacité en ondulant ou en serpentant). On l'a observé dans les matières fécales, surtout dans les déjections cholériques.

4° Le *vibrio prolifer*, le *vibrio serpens*, le *vibrio bacillus* (corps transparent, filiforme, rectiligne, égal, à articulations fort longues, n'ayant que des mouvements d'inflexions peu sensibles pendant qu'il s'avance lentement dans le liquide et indifféremment en avant ou en arrière paraissant brisé à chaque articulation) s'observent beaucoup moins fréquemment. Il en est de même des vibrions désignés sous les noms de *vibrio subtilis*, de *vibrion lactique*, *vibrio synxanthus*, *vibrio syncyanus*, enfin de *vibrion butyrique*. Nous renvoyons à l'article si complet de Davaine, pour la description de ces diverses espèces.

Le genre BACTERIDIUM comprend la *bactéridie du levain*, la *bactéridie glaireuse*, les *bactéridies intestinales* et la *bactéridie du charbon*. (Les filaments sont droits, roides, cylindriques, quelquefois composés de deux ou trois, très-rarement quatre segments, offrant alors des inflexions à angles obtus en rapport avec les articles ; très-mince relativement à la longueur. Ces bactéridies se retrouvent dans le sang de l'homme qui succombe à la pustule maligne ou à l'œdème malin. On les retrouve dans tous les liquides du

corps, dans les vésicules et pustules de la peau, dans la
sérosité des vésicatoires, etc.

Quant au genre SPIRILLUM, il renferme : le *spirillum un-
dula*, le *spirillum tenue*, et le *spirillum volutans*. On les
observe dans les matières en putréfaction, dans l'eau des
marais, etc.

Nous voyons, en résumé, que les infusoires se rencontrent dans les matières en putréfaction, dans les
sécrétions morbides, dans le sang de malades atteints
de maladies infectieuses. Ces infusoires se trouvent
en grande quantité dans les produits de déjection, mais
ils semblent surtout, dans ces cas, appartenir au genre
vibrio; dans les parenchymes et dans le sang, on rencontrerait plus souvent des *bactéries* (bien que celles-ci
se rencontrent aussi dans les matières excrétées, où
elles sont d'ordinaire plus développées, plus volumineuses); enfin, les *bactéridies*, que Robin considère
comme identiques au *leptothrix buccalis*, seraient
presque caractéristiques des maladies charbonneuses
(Davaine). Quel est le rôle de ces infusoires? Sont-ils
les agents de la septicémie et des maladies infectieuses
en général? ou bien faut-il admettre qu'ils ne se développent dans le sang et les organes qu'en raison d'une
altération primitive de ces tissus? Que faut-il penser de
la théorie ingénieuse de Béchamp [1], qui les considère
comme l'état adulte des granulations moléculaires
(*microzyma*) existant à l'état normal dans les tissus
vivants et qui se développeraient dans les tissus pathologiques dès l'instant où, par suite d'une altération morbide, ils se trouveraient dans des conditions d'accrois-

---

[1] Voy. *Comptes rendus*, t. LVII, LVIII, LXVI, LXVII, *passim* et
Montpellier médical (1858 à 1872).

sement plus favorables? La réponse à toutes ces questions ne peut être donnée dans l'état actuel de la science. Bornons-nous donc à renvoyer le lecteur aux Leçons remarquables de Chauveau[1], qui a montré le peu de confiance qu'il faut avoir dans les essais de culture de Hallier, déjà si souvent et si violemment condamnés par de Bary et plusieurs autres botanistes. Le procédé des inoculations a donné ou semble avoir donné des résultats plus précis. Mais il faut encore de nombreuses recherches pour arriver non-seulement à distinguer les divers infusoires, mais encore à reconnaître les rapports qui existent entre leur présence dans le sang et le développement de telle ou telle maladie. Disons seulement que les bactéridies se retrouvent dans la gangrène, dans la fièvre typhoïde des solipèdes (Signol), enfin dans la sérosité péricardique des cadavres (Vulpian). Leur présence ne caractérise donc pas la maladie charbonneuse; et nous croyons pouvoir affirmer qu'il sera longtemps encore impossible de distinguer la bactérie de la variole de celle de la scarlatine ou de la fièvre typhoïde.

L'examen microscopique des vibrioniens exige toujours un grossissement considérable (500); souvent il est nécessaire de se servir d'objectifs à immersion. Parfois l'addition au liquide d'une goutte d'une solution de carmin ou de fuchsine rend l'observation plus facile en colorant les éléments figurés qui ont subi un commencement d'altération.

D'autres parasites ont été signalés dans le sang de malades atteints de maladies infectieuses ou virulentes. Parmi les observations éparses dans les recueils de mé-

<hr>

Revue scientifique, 21 octobre 1871.

decine, nous ne citerons que celles qui se rapportent à
la syphilis. Les recherches de Lorstorfer paraissent, en
effet, présenter un caractère d'authenticité que n'ont
pas celles de Hallier. L'auteur a étudié le sang des individus atteints de syphilis. « Au bout de deux jours,
ils ne présentaient que des vibrions et des bactéries ;
du troisième au cinquième jour, ils renfermaient de petits corpuscules brillants, arrondis, munis quelquefois
d'un petit prolongement ; deux jours plus tard, ces
corpuscules étaient plus nombreux et en partie aug-
mentés de volume ; puis bientôt ils se couvraient de
bourgeons et, vers le dixième jour, on voyait apparaître
au centre des corpuscules les plus volumineux une va-
cuole si considérable que l'enveloppe était amincie et
caractérisée par un double contour. Le développement
s'arrête là... Hebra et Stricker ayant soumis à l'examen
de Lorstorfer des préparations numérotées provenant
d'individus sains et atteints de syphilis, cet observateur
ne se trompa jamais dans son examen. Vaida prétend
avoir reconnu ces *corpuscules de la syphilis* dans la leucémie et le cancer ; ils n'auraient aucune relation avec
des parasites végétaux. Biesiadecki arrive à des conclusions identiques et fait observer que Stopyanski avait
déjà pris les corpuscules de Lorstorfer pour des granulations de paraglobuline [1]. »

Outre les infusoires, on rencontre parfois dans le
sang de véritables entozoaires. Souvent, il est vrai, on
a confondu des concrétions sanguines avec des parasites ;
il suffit de parcourir la liste des entozoaires fictifs cités
par Davaine [2] pour s'en faire une idée ; toutefois, en

---

[1] Voy. *Revue critique, Archives générales de médecine,* 1872,
p. 344.

[2] *Traité des entozoaires,* p. 525 et suiv.

Égypte, on trouve assez fréquemment dans le sang des
veines viscérales, de la veine porte, des veines vési-
cales, etc., un ver trématode décrit sous le nom de
distome hœmatobie (Davaine, p. LII); nous ne ferons
que signaler son existence en rappelant aussi que le
distome hépatique peut accidentellement se trouver dans
les vaisseaux sanguins.

III. — RÉSULTATS DE LA DÉCOMPOSITION
DU SANG EXTRAVASÉ

Le sang extravasé soit dans une ecchymose ou toute
autre collection sanguine, soit recueilli dans un vase et
abandonné à lui-même, soit enfin répandu et desséché
sur des linges, donne lieu à des produits de décomposition importants à connaître et qui proviennent principalement des globules et de la fibrine.

Produits des globules. — Globules rouges. — Les globules rouges du sang épanché subissent, avant de se
décomposer, des changements qui portent sur leur
forme d'abord et sur leur structure ensuite; sous le rapport de la forme, on en trouve qui sont devenus sphériques ou anguleux; parfois, ils se sont accolés et
comme fusionnés de manière à constituer des masses
très-variables de dimensions ($\frac{1}{10}$ de millimètre) et de
formes (allongée, triangulaire, ovoïde) (Robin). D'autre
part, leur matière colorante se répand dans le liquide
ambiant, ou se précipite dans le globule même sous
forme de granulations situées le plus souvent vers la
périphérie du disque globulaire : ces granulations résistent un certain temps à l'eau (12 ou 16 heures. — Voy.

Mélanémie, p. 70) D'autres fois, les globules perdent toute leur matière colorante, mais conservent leur forme ; ils deviennent seulement plus transparents, plus petits, plus minces. Tels sont les différents aspects que peuvent présenter les globules retenus longtemps dans un kyste de la mamelle, de la conjonctive, dans la cavité d'un vagin à hymen imperforé, etc.

Les produits des globules sont donc essentiellement le résultat d'un isolement et d'un groupement moléculaire particulier des éléments de leur substance colorante : ces produits, les uns cristallins, les autres amorphes, sont très-importants à connaître, parce que les premiers surtout sont non-seulement caractéristiques du sang, mais peuvent encore jusqu'à un certain point faire connaître l'espèce de l'animal d'où provient le sang. Ce sont l'*hématocristalline*, l'*hématine*, l'*hémine*, et l'*hématoïdine*.

L'*hématocristalline* ou *hémoglobine* contient à la fois la matière colorante proprement dite (hématine) et la matière albuminoïde (globuline) particulière aux globules sanguins. Parfois spontanément, plus particulièrement sous certaines influences, comme celles d'une congélation et d'un dégel successif, cette *hémoglobuline* après s'être séparée des globules, se précipite sous forme de cristaux. Placés sous le microscope, ces cristaux (fig. 13, 1) offrent une couleur rouge amarante, peu foncée et présentant des formes variables, prismatiques chez l'homme, tétraédriques chez la souris et le cochon d'Inde ; enfin, ils présentent même la forme de lames hexagonales chez l'écureuil (fig. 13). On trouve des cristaux de ce genre dans le tube intestinal des *ixodes*, ces grands *acarides*, vulgairement nommés *ricins*, qui se gorgent du sang des animaux sur la peau desquels ils se lixent. On en a trouvé également dans le corps de sangsues gorgées de sang depuis quelques semaines (Rouget). On conçoit que, dans ces circonstances, les

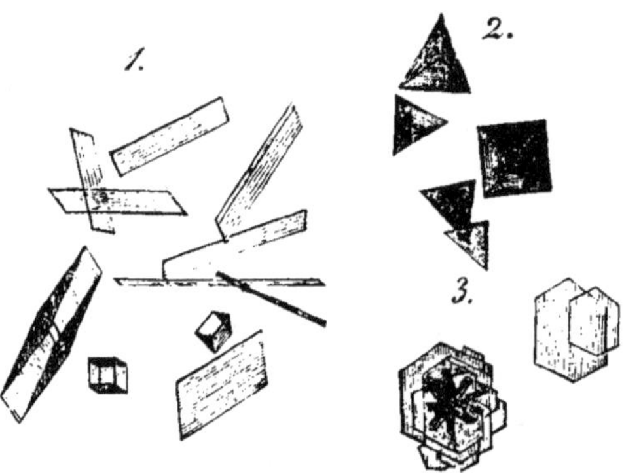

Fig. 13. — Cristaux extraits du sang frais (d'après Funke). — 1) Cristal prismatique de l'homme ; 2) tétraèdre du cochon d'Inde ; 3) plaques hexaédriques de l'écureuil.

caractères sus-énoncés pourraient faire reconnaître à quel animal ces hématophages avaient emprunté leur nourriture.

Ces cristaux se rapetissent sous l'influence de certains réactifs, augmentent de volume quand on les traite d'une autre façon (Reichert) ; mais ils n'ont de caractéristique que leur forme cristalline et leur coloration, qui rappelle beaucoup celle du sang.

L'*hématine* ou *hématosine* est la matière colorante du sang proprement dite (l'hémoglobine moins la globuline) ; elle se forme spontanément dans le sang qui s'est épanché au milieu des tissus ou qui a séjourné dans le tube digestif ; aussi n'est-elle pas rare dans les fèces. Elle se forme aussi dans le sang abandonné longtemps dans un vase. L'hématine n'est pas cristallisable ; elle se présente sous forme de gra-

nulations amorphes d'un rouge foncé presque noir,
insolubles dans l'eau, l'alcool, l'éther. Aussi n'a-t-elle
rien de caractéristique; mais on la transforme facilement en cristaux tout à fait caractéristiques en la combinant comme base à un acide et particulièrement à
l'acide chlorhydrique; on obtient dans ce cas les cristaux de chlorhydrate d'hématine ou hémine.

L'*hémine*, ou *chlorhydrate d'hématine*, s'obtient en
mélangeant du sang ou toute substance qui en contient
avec du sel de cuisine : on place le tout sur une plaque
de verre, on y ajoute de l'acide acétique concentré et
l'on évapore à la température d'ébullition; on constate
alors avec le microscope qu'il s'est produit des cristaux d'un brun intense sous forme de tables rhomboïdales aplaties, à angles aigus. Ces cristaux résistent
aux réactifs et ne subissent pas, sous l'influence des
acides, le changement de coloration qui caractérise
l'hématine. (Virchow [1].) Nous verrons, en parlant de
l'examen médico-légal des taches de sang (p. 67), tout
le parti qu'on peut tirer de ces réactions.

Enfin l'*hématoïdine* est un dérivé de l'*hématine*, dérivé que nous ne pouvons produire artificiellement,
qui est la forme sous laquelle l'hématine cristallise
spontanément dans l'économie; toutefois, ce n'est pas
de l'hématine cristallisée : c'est un corps nouveau, dérivé du premier, et qui en diffère par un équiva-
lent d'eau en plus et un de fer en moins. L'hématoïdine se forme spontanément, surtout dans les anciens foyers hémorrhagiques; mais comme elle peut
prendre naissance dans tout épanchement sanguin,
quel qu'en soit le siége; comme, de plus, elle est iden-

---

[1] *Pathologie cellulaire*, 3e édit., p. 131.

tique à la matière colorante de la bile que nous aurons à rechercher plus tard, il est important d'insister sur ce dernier produit de la décomposition du sang (fig. 14).

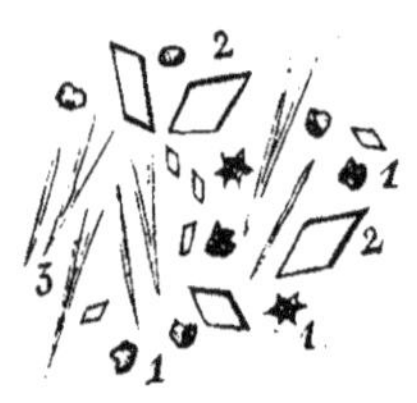

Fig. 14. — Cristaux d'hématoïdine. — 1) Globules rouges granuleux ; 2) prismes rhomboédriques d'hématoïdine; 3) aiguilles cristallines.

L'hématoïdine se présente sous forme de très-petits cristaux rhomboïdaux obliques ou parfois de fines aiguilles d'une couleur très-pure, jaune rougeâtre, ou rouge de rubis, quand ces cristaux sont plus volumineux ou superposés : ils sont insolubles dans l'eau, l'alcool, l'éther, la glycérine, l'acide acétique; solubles dans l'ammoniaque. Les acides azotiques et chlorhydriques ne les dissolvent que lorsqu'ils sont concentrés, et donnent naissance à une solution rouge foncé ou jaune d'or. La potasse et la soude les gonflent, les fendillent, mais n'en dissolvent qu'une petite proportion.

La microspectroscopie, que nous avons appliquée à l'étude du globule sanguin, au point de vue de l'étude des gaz dont il peut être chargé, est aussi d'un grand secours pour l'étude de la matière colorante du sang. Les solutions d'hématocristalline et même d'hémine, examinées au spectroscope, présentent des caractères qui sont spécifiques du sang ; mais il peut se faire que l'on dispose de trop peu de matières (par exemple, une petite tache sur un linge) pour en faire l'examen avec le spectroscope : c'est ici que le microspectroscope pourra rendre de grands services, puisqu'il donne, avec une quantité infiniment petite de matière, les mêmes résultats que le spectroscope. Voici ce que l'on observe en pareil cas :

Si la tache de sang n'est pas très-ancienne, la matière colorante du sang peut s'y trouver encore à l'état d'hémoglobuline ou hématocristalline : on dissout alors cette tache, et la goutte d'eau colorée obtenue est examinée au microspectroscope ; on ne se contente pas d'observer les deux raies de l'hémoglobuline oxygénée (la préparation ayant été faite au contact de l'air ; on fait agir un agent réducteur qui fait disparaître les deux raies et leur substitue la raie unique de réduction de Stokes. Cette double réaction est tout à fait caractéristique : les recherches de Ritter et Balley ont prouvé que ni la cochenille, ni la garance, ni le sulfocyanure ferrique, ni aucune matière rouge ne donnent de spectre semblable; c'est surtout l'action des agents réducteurs qu'il faut considérer comme caractéristique.

Mais l'hémoglobuline peut s'être altérée et s'être transformée en *hématine*. (Voy. plus haut.) Or cette hématine présente aussi un spectre caractéristique, outre qu'avec l'acide chlorhydrique elle donnera très-facilement naissance aux cristaux d'hémine. L'hématine étant amorphe et sous forme de précipité insoluble dans l'eau, on dissout la tache à examiner dans un liquide acide ou alcalin. L'hématine en solution acide donne un spectre caractérisé par une large bande noire sur les limites du rouge et du jaune du spectre ; l'hématine ou solution alcaline donne une bande analogue à la précédente, mais plus large, et portée davantage à droite, c'est-à-dire dans le jaune. La combinaison de l'hématine avec l'acide chlorhydrique (chlorhydrate d'hématine ou hémine) donne les mêmes réactions spectrales. Ces réactions ne sont pas aussi sensibles que celles de l'hémoglobuline, mais, jointes à la recherche des cristaux, elles peuvent néanmoins être très-utiles : « J'ai taché un linge avec du *sang putréfié* ; cette tache ne fut traitée qu'après huit jours de dessiccation à l'air; la solution aqueuse ne présenta aucune réaction caractéristique; mais en faisant bouillir le linge taché avec une solution étendue de potasse, j'obtins un liquide qui présentait parfaitement tous les caractères de l'hématine » (Balley).

Ces caractères spectroscopiques ne peuvent servir à distinguer le sang de divers animaux ; tout sang coloré, quelle que soit son origine, donne toujours ces mêmes spectres spécifiques, qu'il provienne de l'homme, du chien, du chat, des oiseaux, des batraciens (Valentin, Benoît). Mais en tout cas, cette méthode sera toujours précieuse pour reconnaître le sang, dans des circonstances où aucun autre moyen d'investigation ne pourrait la remplacer : c'est ainsi que Valentin a constaté très-nettement la présence du sang sur une ancienne planche de dissection qui était restée sans usage depuis trois ans, dans un endroit humide, et sur un vieux crochet rouillé qui avait servi autrefois à suspendre de la viande dans une boucherie.

On comprend toute l'importance de ces recherches microspectroscopiques et combien elles sont préférables aux procédés microscopiques ou chimiques ordinairement mis en usage pour déceler la présence du sang. Il importe cependant de signaler ici les remarquables travaux qui ont permis à Ch. Robin et à divers autres micrographes de reconnaître au microscope les taches de sang, d'en indiquer la provenance, de les différencier de diverses taches dont l'apparence extérieure est tout à fait semblable [1] :

L'étoffe qui supporte les taches étant divisée en bandelettes, on les fait tremper dans de l'*eau pure* en plongeant dans le liquide l'extrémité inférieure de la bandelette portant la tache jusqu'à 2 ou 3 millimètres de celle-ci, qu'on laisse dehors de l'eau, appliquée avec l'extrémité supérieure de la bandelette contre les parois de la capsule contenant le liquide. Bientôt celui-ci monte par capillarité jusqu'à la tache et gonfle peu à peu la substance qui la forme. » On racle ensuite l'étoffe à l'aide d'un scalpel ; on place la substance ainsi obtenue dans une goutte d'eau

---

[1] Pour plus de détails consultez à ce sujet le *Traité de médecine légale* de Briand et Chaudé, 8ᵉ édition. Paris, 1869, p. 727.

qui a été déposée préalablement sur le porte-objet du microscope. On reconnaît ainsi dans la tache la présence de la fibrine et des globules blancs. Pour bien apprécier les caractères des globules rouges, il est préférable de se servir, pour gonfler la tache, d'une solution ou d'un réactif qui ne dissolve pas, comme l'eau, après les avoir gonflés, les globules rouges du sang. Le meilleur réactif serait (Roussin) un mélange formé de trois parties de glycérine, une partie d'acide sulfurique et de la quantité d'eau nécessaire pour faire un liquide d'une densité de 1028 à 15 degrés. Le tissu ayant été bien pénétré de ce liquide (il faut quelquefois 3 ou 4 jours pour arriver à ce résultat) on racle la surface de la tache et l'on constate que le champ du microscope renferme : 1° des filaments du tissu ; 2° des granulations de poussière minérale ou végétale ; 3° des champignons microcospiques qui se sont développés pendant la macération et sont analogues à ceux du ferment. Ils ont une forme ovoïde ou sphérique ; ils sont jaunâtres à bords nets, homogènes d'ordinaire, accolés deux à deux ou trois à trois à la suite l'un de l'autre ; 4° des cellules épithéliales qui pourront renseigner parfois le médecin sur la nature du tissu qui a donné naissance à l'hémorrhagie ; 5° enfin des globules sanguins, les uns libres, les autres adhérents aux filaments du tissu. Leur forme, leur volume, leur couleur les fait reconnaître, bien qu'ils soient souvent aplatis par pression réciproque, ou bien dentelés, parfois gonflés et allongés (Robin). On trouvera dans le traité auquel nous avons emprunté cette description les caractères que présentent les taches produites par du sang de différente provenance, celles que déterminent les excréments de divers animaux ou encore celles que produisent diverses substances minérales ou végétales.

Notre savant maître le professeur Tourdes (de Strasbourg) pense[1] que le meilleur procédé pour déceler la présence du sang, est la production de cristaux d'*hémine* (voyez page 63). Le procédé d'Erdmann consiste à opérer sur le porte-objet du microscope. « On y place une petite

---

[1] *Dictionnaire encyclopédique*, t. 9, p. 785, 1868.

parcelle de la tache à examiner ; on y ajoute un fragment presque imperceptible de chlorure de sodium ; avec une baguette, on dépose sur la plaque une gouttelette d'acide acétique monohydraté de telle sorte que, par l'effet de la capillarité, elle se mette en contact avec le sang. On chauffe avec une petite lampe à alcool jusqu'à ce que le sang soit dissous ; en tenant la plaque de verre à une plus grande distance de la flamme, on finit par sécher la tache, on examine à diverses reprises au microscope et bientôt on voit apparaître les cristaux d'hémine. Les cristaux s'obtiennent mieux quand la plaque de verre qui recouvre l'objet n'est pas trop fortement appliquée. » Si le procédé d'Erdmann vient à manquer, ce qui tient souvent à ce que l'acide acétique employé est impur ou bien à ce que l'on a trop chauffé ou encore à ce que la tache a été impressionnée par un acide puissant, par de l'acide tannique (Blondlot) ou de l'alcool, on peut employer le procédé de van Deen : « On introduit dans un tube de verre un demi-centimètre cube d'essence de térébenthine ozonisée et la même proportion de teinture de gaïac ; on ajoute un peu de sang à ce mélange et, en le secouant, on voit apparaître une couleur bleu clair, et la teinture de gaïac, en se séparant, devient d'un bleu foncé. » Si cette réaction manque, on peut affirmer que la tache à laquelle on avait affaire n'était point produite par du sang (Hepp). Toutefois, hâtons-nous de le dire, ces deux procédés indiquent que l'on a devant soi une tache de sang ; mais ils ne peuvent en rien nous enseigner la provenance de ce liquide. L'analyse microspectroscopique elle-même ne peut nous apprendre si nous avons affaire à du sang d'homme ou bien à du sang provenant d'un animal. Il faut absolument, pour que le diagnostic soit complet, pouvoir reconnaître la forme et les dimensions des globules rouges. Nous renvoyons donc à l'étude du sang normal (p. 27), où nous avons donné les caractères qui permettent de distinguer les globules de l'homme de ceux qui proviennent de divers animaux.

Enfin le mélange de débris épithéliaux de forme ou de structure différentes pourra servir à reconnaître la provenance du sang. C'est ainsi que le sang menstruel pourra être distingué par l'absence ou la rareté des concrétions fibrineuses, par la présence des débris d'épithélium provenant de l'utérus et du vagin, etc. (Tourdes).

Parmi les produits de décomposition des globules rouges du sang, nous avons indiqué les différents dérivés de la matière colorante et particulièrement l'*hématine* ou *hématosine*, qui se présente à l'état amorphe et granulé (p. 62). L'accumulation de ces particules colorées caractérise la *mélanose hématique*, qu'il faut distinguer de la *mélanose mélaïnique*, que détermine l'accumulation des pigments proprement dits. Ceux-ci se trouvent normalement dans les cellules de la choroïde et dans la couche de Malpighi de la peau (scrotum, peau du nègre). Nous devons insister sur les caractères chimiques propres à faire distinguer, sous le microscope, les matières colorantes qui proviennent du sang des granules pigmentaires ou mélaniques proprement dits.

Les *granules d'hématine* sont d'un rouge pourpre ou orangé caractéristique, mais ils sont d'autant plus foncés et plus noirâtres qu'ils sont plus petits (Ch. Robin). Ils sont insolubles dans la soude, la potasse, l'ammoniaque, l'eau, l'éther, l'alcool, la glycérine, les acides acétique, azotique et chlorhydrique. Mais l'*acide sulfurique*, placé directement et sans addition d'eau sur ces globules, les *dissout* en colorant en rouge jaunâtre le réactif et le tissu examiné : cette action met de 15 à 20 minutes à se produire, puis au bout de quelques heures la coloration disparaît en passant au violet bleuâtre, puis verdâtre plus ou moins foncé (Ch. Robin). Cette réaction est importante, car souvent les grains d'hématine ont infiltré les éléments cellulaires d'une tumeur, ou les parois d'un abcès, ou même des cellules épithéliales glandulaires, de manière à être facilement confondus avec des granules de pigment ; ils remplissent parfois complétement les cellules qu'ils infiltrent de façon à les rendre presque opaques ; aucun caractère, autre que l'action de l'acide sulfurique, ne permet de reconnaître en eux des débris de globules sanguins, ou plutôt des produits de décomposition de la matière colorante de ces globules. Nous venons de voir en effet qu'ils sont insolubles dans l'eau, dans l'ammoniaque et dans l'acide acétique, alors que ces réactifs attaquent vivement les cellules dans lesquelles ils sont inclus, et dissolvent rapidement les globules sanguins libres et plus ou moins déformés qui se trouvent dans la préparation. Il est évident que la matière colorante dérivée des globules rouges s'est introduite molécule à molécule dans les cellules, comme le fait la graisse, et s'est réunie en granules polyédriques ou arrondis, de même que parfois elle se réunit irrégulièrement en grumeaux isolés dans l'interstice des fibres et des divers éléments anatomiques (épanchements sanguins, foyers apoplectiques, etc.).

Les granules de pigment proprement dit (*mélanine, mélaïne*) sont encore plus réfractaires aux agents chimiques que les granules d'hématosine : ce sont les parties les plus réfractaires aux agents chimiques que l'on connaisse dans l'économie animale ; ils ne sont dissous par l'acide sulfurique ni à froid ni à chaud : ils se comportent à cet égard comme le charbon. Il serait par suite impossible de distinguer ces granules de ceux du noir de fumée, si en chauffant jusqu'à l'ébullition un fragment de tissu contenant les premiers dans la solution saturée de potasse récemment faite, on ne les rendait jaunâtres et cohérents, comme par fusion, sans pourtant les dissoudre à proprement parler ; au contraire, si l'on porte ensuite sous le microscope une préparation de tissu contenant du noir de fumée, traitée de la même manière, on voit que les corpuscules noirs ne varient pas. (Ch. Robin.)

La présence de ces grains de pigment dans un tissu ou dans les éléments anatomiques d'un tissu constitue ce que, depuis Laënnec, on appelle *mélanose*. Normalement la *mélanose* est un des caractères des cellules de la couche de Malpighi, des cellules épithéliales de la choroïde, des cellules plasmatiques étoilées de la trame de la choroïde et de l'iris ; mais ce pigment noir, par un phénomène de production hétérotopique, peut se produire dans les cellules épithéliales et plasmatiques des diverses régions de l'organisme, et notamment dans les tumeurs. On observe alors ce qu'on a appelé des *tumeurs pigmentaires*, ou mieux *pigmentées*, car ce ne sont pas, à proprement parler, des espèces distinctes de tumeur, mais des productions semblables aux autres, et dont la couleur, et parfois le volume, sont simplement modifiés par la présence de granulations pigmentaires en quantité très-variable. Nous n'avons donc pas à donner les caractères microscopiques que peuvent présenter les éléments anatomiques de ces productions ; il nous suffit d'avoir indiqué les procédés capables de faire distinguer les colorations dues à des poussières de charbon, ou à du pigment proprement dit, ou à des produits de décomposition des globules sanguins. Et, en effet, on a souvent confondu sous un même nom des pigmentations dues à ces trois sources si différentes : on a notamment, dans la persuasion que le sang épanché dans un tissu peut donner lieu non-seulement à la production d'hématosine, mais même à celle de véritable pigment (mélanine), confondu les *mélanoses hématiques* avec les *mélanoses pigmentaires* ou *mélanoses proprement dites*. d'autant plus que les tumeurs mélaniques renferment souvent des granules d'hématosine, de sorte que les deux éléments de coloration se trouvent ici réunis. Mais il n'y a dans aucun cas aucun rapport d'origine entre la matière colorante hématique et les granules de pigment, comme le prouve la physiologie générale : on voit dans les embryons de batraciens et de poissons les cellules à pigment noir se développer en des points où n'existe encore aucune circulation, aucun globule sanguin, de même que chez les mollusques et autres invertébrés à sang plus ou moins incolore, il existe cependant de nombreux éléments anatomiques infiltrés de pigment noir. (Ch. Robin.)

GLOBULES BLANCS. — Leurs produits de décomposition seront étudiés quand nous nous occuperons du pus

(p. 82). Disons seulement qu'ils résistent plus long-temps que les globules rouges, puis deviennent granu-leux, irréguliers, anguleux ; ils s'infiltrent de granula-tions graisseuses ; leurs noyaux et leur protoplasma se fondent en une masse commune ; c'est là ce qu'on appelle un *état caséeux*. Ces éléments, ayant subi la mé-tamorphose caséeuse, persistent pendant un temps ex-trêmement long. (Cornil et Ranvier.)

FIBRINE. — Quant à la fibrine, coagulée et abandon-née à elle-même soit dans l'organisme (épanchements interstitiels, cavités muqueuses, etc.), soit dans un vase à expériences, ou encore sur un linge taché de sang, elle se décompose à la longue en se désagrégeant. Les gros filaments de fibrine se divisent en filaments plus petits ; puis toute la masse se transforme peu à peu en une substance grenue qui n'a plus conservé l'aspect fibrillaire ou bien même parfois en une masse homogène sans granulations. Dans le centre des héma-tomes, on rencontre des fragments polyédriques, durs, irréguliers, brunâtres, imbibés de matières colorantes et mêlés à des granulations d'hématosine et à des gouttelettes graisseuses. (Robin.)

ÉTUDE MICROSCOPIQUE DU PUS

Il est difficile de définir le *pus*. Une définition basée uniquement sur les caractères macroscopiques serait insuffisante, car elle confondrait avec le pus un grand nombre de produits liquides qui présentent à peu près le même aspect blanchâtre et crémeux (témoin les prétendus *caillots suppurés*); de plus, le pus n'est pas toujours liquide : celui de l'œil, notamment, se présente d'ordinaire comme un produit demi-solide.

Une définition basée sur l'examen microscopique est tout aussi difficile à donner. Cette définition ne serait complète que si elle indiquait exactement l'origine et le mode de formation des éléments du pus ; or les histologistes les plus autorisés ne sont point d'accord sur la question de la genèse des *globules du pus*.

Il faut de plus reconnaître que les principes contenus dans la partie liquide du pus jouent un rôle peut-être aussi important que les éléments figurés au point de vue de la physiologie pathologique [1] ; que, d'autre part, ces

[1] Voy. cependant à ce sujet les belles recherches de Chauveau *Revue des cours scientifiques*, 1872.

5

principes, de même que le développement et le nombre des éléments figurés qui leur sont mêlés, varient dans de certaines limites selon le tissu dans lequel s'est formé le pus. Cependant on rencontre toujours dans ce liquide des globules que nous connaissons déjà, qui sont identiques aux globules blancs du sang, aux globules de la lymphe, et que, dans le cas spécial, on appelle *globules du pus*. Nous appellerons donc *pus* tout liquide pathologique présentant un grand nombre de *globules blancs* (*globules de pus*), auxquels il doit son aspect laiteux et sa consistance plus ou moins crémeuse. Il est vrai que cette définition devrait, à la rigueur, nous obliger d'étudier à côté du *pus*, et sous le même titre, le *sang de la leucocythémie;* cette confusion est une conséquence fatale de l'état peu avancé des doctrines de la physiologie pathologique. Nous devons ajouter cependant qu'un rapport direct semble pouvoir être établi entre le pus proprement dit et le sang de la leucocythémie. Il suffirait d'admettre, sans réserve, la théorie de la diapédèse (Aug. Waller et Cohnheim), que l'un de nous a combattue tout récemment encore [1], mais qui compte aujourd'hui de nombreux partisans même en France.

Cette difficulté, qui pourrait nous embarrasser si nous avions à étudier la physiologie pathologique du pus, ne se présentera pas grâce au point de vue purement descriptif auquel nous nous plaçons : elle disparaîtra surtout par le fait même de l'étude successive des divers liquides purulents. Ainsi nous étudierons d'abord le pus typique, celui qui s'écoule d'une plaie en suppuration, de la surface d'une amputation, par exemple;

---

[1] Voy. Duval : *Archives de physiologie*, 1872, p. 168.

puis nous passerons en revue les caractères à signaler dans le pus des divers phlegmons, selon leur nature, et selon les tissus où ils prennent naissance ; enfin, nous indiquerons les rapports du pus proprement dit avec le mucus purulent ou muco-pus des surfaces épithéliales, c'est-à-dire avec le pus qui se forme à la surface de la peau (épiderme), ou des muqueuses (épithélium).

PUS DES PLAIES. — Le pus des plaies, lorsqu'il présente les caractères typiques qui le font dire *pus de bonne nature* (pus typique, pus *normal*, si l'on peut ainsi s'exprimer), est un liquide de consistance crémeuse, d'un blanc jaunâtre ou verdâtre, d'une odeur fade, d'une saveur douceâtre, plus rarement un peu saline ; il est homogène et onctueux au toucher, mais sans viscosité (Robin). Il se compose de deux parties bien distinctes : d'un liquide et d'éléments figurés.

Partie liquide du pus. — Disons immédiatement que la partie liquide du pus ne présente que peu d'intérêt au point de vue microscopique. De ce qu'un produit est fourni dans l'organisme et éliminé sous la forme liquide, il n'en résulte pas toujours cependant qu'il ne puisse donner lieu à des recherches microscopiques : nous avons vu, par exemple, que le *liquor* du sang contenait un principe normalement liquide, mais spontanément coagulable (la fibrine), qui, sous sa forme figurée, et avec ses produits de désagrégation, nous a particulièrement arrêtés ; nous verrons quelque chose de semblable pour les mucus (*mucosine*); enfin, nous reconnaîtrons que certains principes cristallisables, tenus en dissolution dans des liquides, peuvent se précipiter et cristalliser sous l'influence parfois du simple refroidissement , parfois de réactions plus ou moins spontanées (urine).

Nous insisterons, en parlant de l'urine sur ces phénomènes que nous avons déjà étudiés à propos du sang pathologique (acide urique). Rien de semblable ne se constate sur le pus des plaies ; et c'est là ce qui permet de distinguer le pus proprement dit du *muco-pus* ou mucus purulent. — Le pus, en effet, ne renferme de sels minéraux que dans des proportions inférieures ou au plus égales à celles du sang. Il faut laisser dessécher le pus pour qu'il se forme de rares cristaux de phosphate ammoniaco-magnésien ; le chlorure de sodium y est plus rare encore. Quant aux principes cristallisables d'origine organique, ils sont fort peu abondants dans le pus ; c'est en vain qu'on y a recherché l'urée et l'acide urique ; la cholestérine seule n'y est pas rare et l'on peut en observer les cristaux; mais ceux-ci n'existent en abondance que dans certains pus particuliers, sur lesquels nous reviendrons plus tard (abcès du bassin, de l'ovaire, des testicules). Enfin, l'acide *pyique* (Delore) ou *chlorodinique* (Bœdeker), peut donner lieu à des aiguilles cristallines microscopiques, caractérisées par ce fait que le chlore les colore en rose, et se distinguant ainsi des cristaux de stéarine et de margarine. D'autre part, le pus ne contient pas de principe albuminoïde spontanément coagulable, si ce n'est dans des circonstances que nous aurons soin de préciser. La *pyine*, substance albumineuse particulière découverte dans le pus par Gueterbock, se rapproche davantage de la caséine que de la fibrine. Enfin, la matière colorante du pus, la *pyocyanine*, qui a tous les caractères de la matière colorante de la bile, et qui parfois est assez abondante pour colorer fortement le pus en bleu (*suppuration bleue*), ne se présente d'ordinaire ni à l'état cristallin, ni sous la forme de granulations irrégulières :

elle est à l'état de dissolution, et imbibe particulièrement les éléments figurés que nous allons étudier (globules de pus) de façon à leur donner une couleur bleue
très-visible au microscope.

Éléments figurés du pus. — Les éléments figurés du
pus sont : les *globules de pus* ou *leucocytes* avec leurs
variétés et leurs déformations plus ou moins rapides ;
des granulations graisseuses ou des gouttelettes huileuses ; des granulations moléculaires grisâtres ; et enfin,
comme éléments plus ou moins accidentels, des globules rouges du sang, des débris plus ou moins reconnaissables des tissus enflammés ; enfin des *vibrions* ou
leptothrix. (Voy. fig. 9.)

Globules du pus : leucocytes. — Les globules du pus
sont des globules incolores, que tout le monde aujour-
d'hui reconnaît identiques aux globules blancs du sang
et aux globules lymphatiques : comme ceux-ci, ils peuvent présenter des déformations amœboïdes, mais ils se
présentent d'ordinaire sous la forme de petites sphères
de 8 à 11 millièmes de millimètre de diamètre. Ils
paraissent essentiellement composés d'une masse de
protoplasma granuleux, sans membrane bien distincte,
en dehors de l'action des réactifs. Ils conservent cet
aspect dans une solution très-légèrement sucrée ou
salée (Voy. Introduction), dans la sérosité, l'albumine,
le sang. Le contact de l'eau pure les gonfle et fait apparaître dans leur intérieur un ou plusieurs noyaux ;
l'adjonction d'acide acétique exagère cet aspect, et l'on
voit alors en leur centre un gros noyau unique et plus
souvent plusieurs petits noyaux sous forme de vésicules
brillantes (Morel). Parfois, malgré l'action de l'acide
acétique, on ne voit pas apparaître de noyaux. On a
donné à cette variété de forme le nom de *globules*

pyoïdes. On trouve encore à côté des *globules de pus* de
petits *globulins*, qui ressemblent à un noyau de leucocyte devenu libre, et, en effet, Robin considère ces
globules comme des noyaux libres, comme des éléments distincts, tandis que les partisans de la théorie
cellulaire n'y voient que des résidus de globules de pus
détruits, éclatés pour ainsi dire à la suite de la multi-
plication trop active des noyaux à leur intérieur ;
d'ordinaire ces noyaux sont entourés d'une mince
couche de protoplasma.

Les globules du pus sont les éléments figurés les
plus importants de ce liquide : dans le pus de bonne
nature, ils forment le quart environ de la masse, c'est-
à-dire qu'il y a 250 grammes de leucocytes pour un
litre de pus. Nous verrons que cette proportion peut
présenter de grandes variations selon la nature et l'origine du pus.

Les *granulations graisseuses* et les *gouttelettes huileuses* n'ont pas besoin d'une description spéciale.
Parfois elles existent en grande abondance, présentant
tout à fait les caractères des globules de lait (abcès
mammaires chez les femmes en état de lactation).

Les *granulations moléculaires grisâtres* mériteraient
peut-être davantage de fixer l'attention, car les recherches de Chauveau tendent à leur donner une importance toute particulière au point de vue de la virulence
du pus ; mais malheureusement l'observation microscopique n'a encore rien révélé de particulier sur ces
granulations moléculaires, qui, par cela même qu'elles
échappent à toute analyse exacte, ont toujours été et
sont encore l'élément que l'on invoque de préférence
dans les théories plus ou moins rationnelles sur les

propriétés spécifiques des liquides de l'organisme. Ajoutons immédiatement, toutefois, que les expériences de Chauveau ont un caractère de précision qui leur donne une valeur incontestable.

Les *globules rouges* ou *hématies* se trouvent accidentellement dans le pus, par suite de la rupture des capillaires pendant la destruction des éléments anatomiques qui accompagnent la suppuration. Dans ces conditions, à la surface des plaies, ou bien lorsque ces globules sanguins proviennent de petits vaisseaux ouverts pendant l'incision d'un abcès, ils se présentent à peu près avec leur forme et leur aspect normal (Voy. fig. 8); nous verrons qu'il n'en est plus ainsi lorsque le pus est ancien ou s'est formé dans certaines conditions spéciales.

Les *débris* provenant des tissus enflammés et mêlés au pus sont très-variables, selon le lieu de la suppuration. Nous ne parlerons, en ce moment, que de ceux que l'on rencontre à la surface des plaies, et surtout à la suite des amputations : ces éléments ont été étudiés avec soin par Zéis et par Ch. Robin : ce sont de petits filaments ou flocons d'un aspect tout particulier, qui ont souvent intrigué les chirurgiens, et que plusieurs ont voulu considérer comme indiquant un bon pronostic, quoique leur présence soit reconnue aujourd'hui comme parfaitement insignifiante. Ces filaments ou flocons sont couleur d'ocre, couleur de rouille : ils sont essentiellement formés par des détritus d'éléments anatomiques : fibres musculaires, fibres élastiques, éléments du tissu adipeux ; parfois tous ces éléments sont mélangés ensemble (Robin). Le tout forme une sorte de trame lâche remplie d'une matière amorphe, imprégnée d'une couleur rougeâtre ou jaune orangé pâle, qui n'est autre chose que de l'hématosine séparée des globules sanguins détruits pendant le travail d'élimination ou après de petites hémorrhagies des capillaires; parfois, si l'on conserve quelque temps ces filaments, il s'y forme des cristaux de matière colorante du sang décomposé, des cristaux d'hématoïdine. (Voy. p. 63.)

Les *vibrions*, *leptothrix*, *bactéries*, que l'on rencontre dans le pus des plaies (voy., pour la description de ces êtres inférieurs, p. 55), ainsi que divers infusoires, ne peuvent être considérés comme des éléments normaux : ils sont le signe d'une décomposition, d'une fermentation commençante; mais on les trouve si souvent dans le pus en apparence le plus frais qu'il était bon de les signaler ici : ils se développent là comme dans toute infusion placée à une température convenable. Parfois on trouve sur le pus des plaies des algues inférieures très-abondantes, qui donnent au pus une couleur particulière d'un bleu verdâtre. Ch. Robin a étudié ces causes de coloration du pus, qu'il ne faut pas confondre avec la suppuration bleue dont nous avons parlé précédemment : « Sur les pièces de pansements renouvelés à de longs intervalles, il y a parfois de grandes traînées ou de grandes taches d'un bleu verdâtre, et lorsqu'on les examine, on les trouve composées par des algues microscopiques, voisines des *Protococcus*, section des *palmellées*. Ces algues unicellulaires présentent des spores de $0^{mm},005$ à $0^{mm},006$ de large et quelques granulations dans leur intérieur; elles sont colorées en bleu verdâtre et faciles à reconnaître au microscope. On peut ainsi distinguer facilement cette variété de coloration des cas dans lesquels les pièces du pansement ou le pus sont colorés par une matière en dissolution qui n'a fait que les teindre. » (Ch. Robin.)

Modifications du pus. — Le pus, une fois formé, peut présenter diverses modifications lorsqu'il reste long-temps enfermé dans une cavité close, ou bien encore lorsqu'on ne l'examine au microscope que 12 ou 24 heures après l'avoir recueilli.

Dans le pus conservé *in vitro*, ce sont surtout les leucocytes qui s'altèrent. Parfois très-coulant au moment de l'ouverture de certains abcès (abcès ossi-fluants, Ch. Robin), le pus prend la consistance d'un crachat visqueux tenace, d'un mucus plus ou moins glutineux, quelques moments ou quelques heures après sa sortie. Cela est dû à la coagulation d'une substance organique spontanément coagulable qui, sous le mi-croscope, n'offre pas les caractères de la fibrine. Ces cas sont rares ; le plus souvent le pus reste liquide ou même, de très-épais qu'il était après sa formation, il devient peu à peu plus liquide : les globules de pus se déposent au fond de la masse, et l'on peut alors constater que les leucocytes, qui étaient d'abord uni-formément granuleux, présentent deux ou trois noyaux et l'aspect qu'on leur donne instantanément par l'action de l'eau et surtout de l'acide acétique. (Voy. p. 77.) Il est de la plus haute importance de savoir que les leucocytes peuvent aussi prendre cet aspect lorsqu'ils restent quelque temps dans le lieu même où ils ont été formés, dans la cavité d'un abcès par exemple, de sorte que, lorsqu'on examine le pus de suite après l'ouverture de l'abcès, on se trouve déjà en présence de globules de pus altérés : c'est en né-gligeant de tenir compte de ces circonstances que quelques histologistes se sont crus autorisés à établir des caractères distinctifs entre les globules du pus et les globules blancs du sang : « En effet, lorsqu'on examine du sang obtenu par une piqûre, ses leucocytes n'offrent pas alors de noyaux, tandis que, dans le pus d'un abcès fluctuant depuis 24 heures au plus, les leucocytes ont toujours de un à trois noyaux. En même temps, il y a un plus grand nombre de granulations dans le corps de ces globules. On considérait ce caractère comme distinctif; aujourd'hui on sait que, lorsque du pus vient de se former immédiatement, ces éléments sont tout à fait semblables à ceux du sang. On sait de plus que lorsqu'ils sont frais, ils présentent des expansions sarcodiques, comme les leucocytes du sang (déformations amiboïdes), tandis que, dans le pus d'un abcès fluctuant depuis un ou plusieurs jours déjà, les leucocytes sont morts en quelque sorte et n'émettent plus ces expansions amibiformes. » (Ch. Robin.)

Lorsque les leucocytes séjournent longtemps dans les cavités de l'organisme ou au milieu des tissus dans lesquels ils se sont formés, ils subissent fréquemment la dégénérescence graisseuse, c'est-à-dire qu'ils cessent d'être soumis aux échanges nutritifs; ils meurent, et leur graisse de composition, précédemment dissimulée par sa combinaison intime avec les éléments albuminoïdes, devient libre et visible sous forme de granulations graisseuses. Cette dégénérescence se produit très-vite lorsque les globules du pus sont nombreux, pressés et tassés dans l'épaisseur d'un tissu; elle se produit également, mais plus lentement, dans le pus réuni sous forme de collection liquide, et on peut ainsi l'observer dans le pus des phlegmons, dans la sérosité purulente de la plèvre, etc. Dans l'un comme dans l'autre cas, on a sous les yeux ces *globules granuleux*, dont les premiers anatomo-pathologistes avaient cru devoir faire un élément particulier en les désignant sous le nom de *globules granuleux de l'inflammation* (*corps granuleux* de Glüge); par imbibition, ces globules de pus, devenus graisseux, présentent en même temps une sorte d'hypertrophie.—Ces nouvelles conditions de dimension et d'aspect font comprendre qu'on n'ait pu tout d'abord reconnaître des liens de parenté entre les globules de pus et les globules granuleux; mais aujourd'hui tout le monde reconnaît que ces derniers représentent un mode particulier et fréquent de dégénérescence des premiers; Ranvier a récemment précisé toutes les phases de ce processus : « De la moelle de sureau est placée dans le tissu cellulaire ou dans le péritoine d'un animal; elle y détermine une suppuration, et des globules de pus pénètrent dans les cellules de la moelle à travers leurs canaux poreux. Au bout de quatre jours, on trouve les globules de pus dans quatre ou cinq rangées de cellules : les uns présentent des mouvements amiboïdes et n'ont pas de granulations graisseuses dans leur intérieur; d'autres conservent leur forme sphérique et montrent des granulations graisseuses. Enfin, à côté d'eux, on trouve des amas de granulations graisseuses noyées dans une masse protéique. On voit par là que des globules de pus soustraits aux conditions de leur nutrition subissent très-rapidement la destruction *graisseuse*. »

Robin a décrit, sous le nom de *Concrétions cristalloïdes du pus*, de petites masses qui semblent formées de leucocytes et de débris de leucocytes curieusement agglutinés : « J'ai trouvé deux ou trois fois, dans le pus d'abcès profonds et anciens, des grains mous jaunâtres, atteignant un diamètre de $\frac{1}{10}$ de millimètre, entourés d'une sorte d'atmosphère ou couche mince, visqueuse, finement grenue, retenant des leucocytes du pus. Ces grains étaient formés par des corpuscules longs de 2 à 6 centièmes de millimètre, renflés d'un côté, amincis du côté opposé, placés en série à la suite les uns des autres, de manières diverses, et ces séries étaient groupées les unes contre les autres sous forme de rayon autour d'un centre. Bien que réfractant fortement la lumière, ayant un centre brillant, un contour net et foncé, les corpuscules étaient dissous ou, du moins, fort pâlis par l'acide acétique et insolubles dans l'ammoniaque et l'éther. » (Ch. Robin, *Traité du microscope*, 1871, p. 576.)

Enfin, quand le pus a séjourné très-longtemps dans une cavité sans trouver d'issue, la partie liquide se résorbe et les leucocytes, pressés les uns contre les autres, se ratatinent de manière à devenir irréguliers et polyédriques : ils sont alors semblables aux éléments dégénérés que Lebert appelait *corpuscules tuberculeux.* Quelques-uns de ces corpuscules, traités par l'eau et l'acide acétique, reprennent leur forme sphérique primitive, et l'on voit apparaître deux ou trois noyaux dans leur intérieur; mais d'autres, plus anciens, ne font que se gonfler légèrement par l'acide acétique, sans perdre leur forme polyédrique : ils présentent alors quelques granules graisseux, mais pas de noyaux, dans leur intérieur. — Dans une période encore plus avancée de décomposition, les globules de pus ne peuvent plus être démontrés : ils se convertissent en un détritus qui peut subir la transformation calcaire, c'est-à-dire que la graisse se décompose en acides gras, souvent cristallisés, et en cholestérine, sous forme de plaques rhomboïdales, tandis que des granulations calcaires se déposent et se réunissent en petites concrétions très-dures. Les acides dissolvent ces concrétions calcaires en donnant lieu à un dégagement d'acide carbonique; l'acide sulfurique, en même temps qu'il donne lieu au dégagement de ces bulles de gaz, produit des cristaux en aiguille de sulfate de chaux.

Les globules rouges, dont nous avons signalé la présence dans le pus en certains cas, peuvent subir dans ce liquide toutes les transformations que nous avons étudiées à propos du sang. Lorsque ces globules sont très-abondants, leurs produits de décomposition donnent au pus une couleur *brun chocolat* caractéristique : il est facile d'y retrouver, à l'aide du microscope soit des granulations d'hématosine, soit des cristaux d'hématoïdine. (Voy. p. 63.)

Différentes espèces de pus. — Nous avons étudié jusqu'ici le pus crémeux ou louable qui s'écoule d'une plaie ou qui s'est formé dans les abcès chauds ; dans les autres circonstances où se forme le pus, il peut présenter certaines variations dans la proportion de la partie liquide et des éléments figurés, ou dans la présence de quelques débris caractéristiques des tissus enflammés. Ces différences ne donnent pas lieu à des examens microscopiques très-importants, aussi ne ferons-nous que citer rapidement les résultats fournis par l'examen des différentes espèces de pus admises par les chirurgiens.

A. *Pus épais ou concret.* — Outre le pus concret que nous avons décrit comme résultant de la résorption de la partie liquide du pus, lorsque ce produit séjourne longtemps dans le lieu de sa formation, il est un pus qui, dès son apparition, se présente comme très-épais et à peine liquide, c'est celui de la cornée, de l'iris, de la choroïde et de l'œil en général. Cet aspect est dû moins à l'abondance des leucocytes, qui sont en général très-volumineux et remplis de granulations graisseuses, qu'à l'état demi-solide du sérum du pus, sérum qui renferme une énorme quantité de granulations grisâtres et jaunâtres attaquées par l'acide acétique ; ce sérum est même parfois demi-solide, facile à réduire en pulpe, facile même à dissocier dans l'eau de façon à former une sorte d'émulsion. (Ch. Robin.)

B. Le Pus séreux se distingue par la rareté des leucocytes ; c'est ce qu'on nomme encore un pus *sanieux* ou *mal lié;* la sérosité prédomine, et c'est une sérosité peu albumineuse : tel est le pus des ulcères (*ichor, sanie*), qui renferme plus souvent que les autres des vibrions et se putréfie en effet bien plus vite que les autres variétés de pus; tel est le pus qui provient du pourtour des os cariés et enflammés, pus dans lequel il est fréquent de rencontrer des grains calcaires et même des détritus osseux pulvérulents, ainsi que des gouttes de graisse et d'huile très-abondantes provenant de la moelle des os. Le *pus des abcès froids* est aussi peu riche en globules purulents, mais il est surtout caractérisé par ses leucocytes plus pâles, déformés, soit gonflés par imbibition, soit infiltrés de granulations graisseuses, en un mot ayant subi les altérations que nous avons étudiées dans les globules de pus qui séjournent longtemps dans une cavité. Ce pus est particulièrement riche en cristaux irréguliers de phosphate de chaux et en lamelles de cholestérine.

C. *Sérosités purulentes.* — Presque tous les liquides

des cavités closes (péritoine, péricarde, plèvre, etc.)
peuvent devenir purulents, c'est-à-dire contenir une
plus ou moins grande quantité de leucocytes. Ces liquides n'ont pas besoin ici d'une description spéciale ;
signalons cependant, pour les distinguer du pus proprement dit, la présence dans leur sérum d'une albumine
spontanément coagulable et jouissant des mêmes propriétés que la fibrine. Il en est de même du liquide de
l'œdème ; ce liquide contient toujours quelques globules
blancs, tant ces éléments sont répandus dans l'économie et tant leur production est facile ; mais que ces
globules blancs deviennent très-abondants sous l'influence d'une véritable inflammation, et aussitôt on voit
apparaître en même temps la fibrine dans la sérosité
de l'œdème, qui, précédemment, n'en contenait pas ou
en contenait seulement des traces.

D. Pus glaireux ou mucus puriforme. — Ce produit
s'éloigne encore plus du pus proprement dit ; il résulte
d'une hypergenèse des globules blancs (globules muqueux) qui se trouvent normalement, mais en petite
quantité, dans tout mucus, même chez les sujets les
plus sains. Aussi en avons-nous placé l'étude après celle
du mucus physiologique.

Les *débris de tissu mortifié* mélangés aux leucocytes
se rencontrent surtout dans le pus des furoncles, des
phlegmons diffus, etc. « Ces débris, comme le *bourbillon*
lui-même, sont formés par les fibres du tissu élastique
des tissus lamineux, fibreux ou dermiques qui se sont
mortifiés sans se détruire, en raison de leur grande résistance physique à la plupart des agents destructeurs »
(Ch. Robin). Le pus des *abcès mammaires* peut renfermer des épithéliums, soit des cellules épithéliales pa-

vimenteuses, soit des amas de protoplasma sans enveloppe et à noyaux très-volumineux ressemblant assez aux leucocytes. Le pus des *abcès du foie* tantôt blanc, phlegmoneux, bien lié, d'autres fois séreux ou verdâtre et jaunâtre, coloré par la bile, parfois lie de vin ou brun chocolat, ce qui tient à la présence du sang, peut renfermer des cellules hépatiques entières ou des débris de cellules épithéliales du foie. Celles-ci sont polyédriques, très-irrégulières, infiltrées de granulations graisseuses, presque toujours très–abondantes. Les leucocytes de ce pus sont très-petits, remplis de granulations rougeâtres ; il est fréquent d'y rencontrer des cristaux de cholestérine. — Le pus des *abcès pulmonaires* entraîne aussi toujours quelques cellules épithéliales du poumon, plus ou moins granuleuses, sphéroïdales, etc. Quant au pus de la *moelle des os*, parfois il renferme des cellules adipeuses entières (fig. 15), d'autres fois il

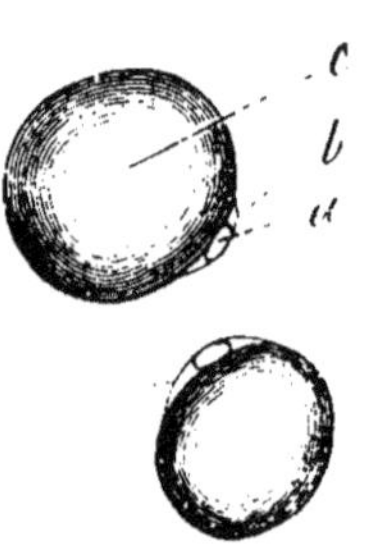

Fig. 15. — Deux cellules adipeuses de la moelle du fémur de l'homme. — *a*, Noyau ; *b*, membrane de la cellule ; *c*, graisse. Gross. , 350. (Kœlliker.)

contient un grand nombre de cellules petites, arrondies, pourvues d'un noyau, que Robin a signalées comme caractéristiques de la moelle des os (*médullocelles*). La présence de ces médullocelles pourrait faire croire à un pus très-riche en globules de pus, car, au premier abord, ces deux éléments sont très-faciles à confondre. On les distingue cependant en ce que les leucocytes, à l'état frais, ne laissent voir un noyau qu'après l'action de l'eau ou de l'acide acétique, tandis que les médullocelles offrent un noyau avant comme après l'action de

l'eau; de plus, alors que le noyau des leucocytes se fragmente par l'action de l'acide acétique, celui des médullocelles demeure intact (Robin).

Liquides puriformes. — Des tumeurs qui se ramol-
lissent et que l'on ponctionne, ou qui s'ulcèrent et se
vident en partie à l'extérieur, fournissent un liquide
dont l'aspect plus ou moins blanchâtre et crémeux peut
rappeler celui du pus. Nous avons déjà vu que les altérations des surfaces épithéliales et épidermiques peuvent
donner lieu à des produits semblables.

Le microscope servira à distinguer ces produits d'avec
le pus proprement dit, en faisant voir que leur consistance et leur aspect est dû moins à la présence des *globules blancs* (car on en trouve presque partout) qu'à celle
de détritus divers et de molécules graisseuses provenant
de la fonte des éléments normaux et pathologiques. En
effet, le mode par lequel s'accomplit le ramollissement
des néoplasmes est presque toujours la dégénérescence
graisseuse ; nous avons eu et nous aurons trop d'occa-
sions d'étudier les molécules graisseuses, les cristaux
de corps gras, les lamelles de cholestérine, pour que
nous nous y arrêtions ici.

Du reste, le ramollissement peut se faire par les divers modes de dégénérescence que l'on observe dans
les épithéliums (voy. *Mucus pathologique*), et nous renvoyons à l'étude de ces produits pour les procédés à
suivre afin de caractériser la substance muqueuse, colloïde, pigmentaire ainsi produite.

On voit donc que ces liquides puriformes n'ont rien
de caractéristique : les tumeurs sont caractérisées par
la nature et par la disposition de leurs éléments anatomiques; or, par l'examen des liquides puriformes, il est à
peine besoin de le dire, on ne peut acquérir aucune

notion sur la *disposition* de ces éléments. Quant à leur nature, ils ont d'ordinaire subi une dégénérescence trop complète pour qu'il soit possible de rien préciser par un examen de ce genre. — Cependant il est quelques formes cellulaires que l'on rencontre dans les produits de certaines tumeurs et qui en sont suffisamment caractéristiques.

C'est ainsi qu'à propos des *produits épidermiques*, nous signalerons des cellules épithéliales que l'on trouve dans la partie ramollie des *cancers épithéliaux*.

Les *sarcomes* présentent de petites cellules très-analogues aux globules de pus (cellules embryonnaires) ; ou bien des formes cellulaires allongées qui se rapprochent déjà des éléments jeunes du tissu conjonctif (fig. 16) ; le sarcome myéloïde présente encore de grandes masses

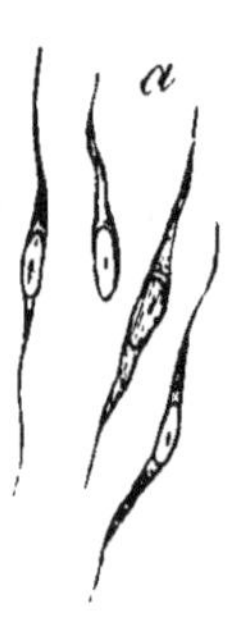

Fig. 16. —Cellules formatrices des fibres élastiques. (Kœlliker.) — Corps fibroplastiques. (Ch. Robin).

ou plaques de protoplasma (*Myéloplaxes* de Ch. Robin, fig. 17).

Le *carcinome* proprement dit est caractérisé par la variété et les formes bizarres des cellules qu'il renferme : on en trouve des sphériques, des prismatiques, les unes en fuseau, les autres étranglées en sablier. Les noyaux sont plus ou moins nombreux, souvent gonflés de mucine (dégénérescence muqueuse) ; le corps des cellules est plus ou moins chargé de graisse (voy. fig. 15). On sait que l'épithélium de la vessie présente, à l'état physiologique, une diversité analogue dans les formes et les dimensions de ses éléments.

Enfin les *chondromes* présentent des cellules tout à

fait caractéristiques, qui se retrouvent avec leur aspect
spécial dans les parties ramollies et liquides de ces tumeurs. On sait que la cellule cartilagineuse est entourée
d'une capsule plus ou moins épaisse (fig. 18) ; dans le

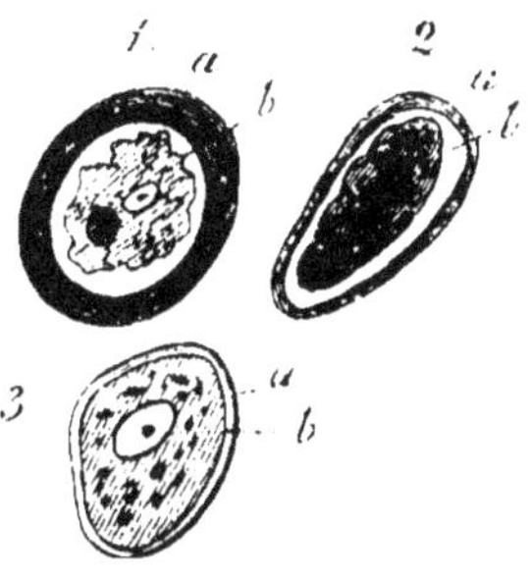

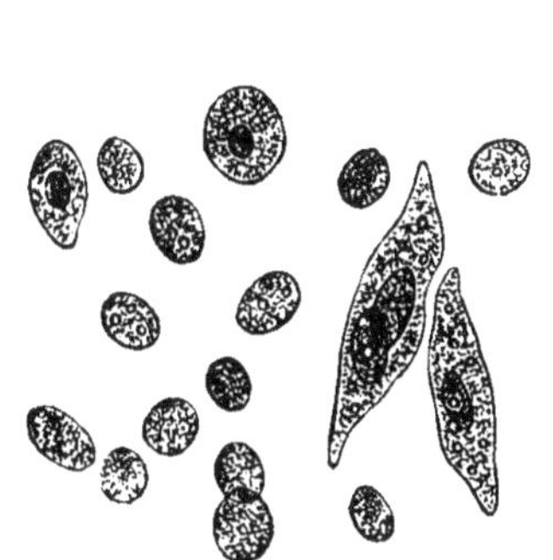

Fig. 17. — Cellules rondes et
fusiformes provenant d'un
sarcôme myéloïde (d'après
Ordoñez).

Fig. 18. — Cellules du cartilage de l'homme (Kœl-
liker). — *a)* Capsule du
cartilage; *b)* utricule pri-
mordiale avec contenu
de cellule et noyau ; ce-
lui-ci est caché dans la
cellule 2.

détritus puriforme des chondromes on retrouve ces capsules renfermant l'élément cellulaire avec son noyau,
et de nombreuses granulations graisseuses ; parfois la
capsule renferme plusieurs cellules provenant de la
prolifération d'une cellule mère primitivement unique.

DES PRODUITS DE LA PEAU

L'étude anatomique des lésions qui accompagnent les
maladies cutanées est loin d'être faite. Le plus souvent
on s'est borné à une description topographique des caractères extérieurs, de la marche, des complications
des maladies cutanées ; ou bien, reconnaissant que la
notion étiologique dominait presque toujours le pro-
blème, on a laissé au second plan les considérations
tirées de la forme, des manifestations extérieures que
présentent les maladies cutanées. D'ailleurs, il faut bien
l'avouer, les observateurs qui n'ont pas reculé devant
cette tache laborieuse n'ont pu encore apporter que des
données assez incomplètes [1]. Enfin la lésion qui accompagne telle ou telle maladie cutanée ne peut être bien
connue qu'à la condition d'étudier successivement les
diverses couches de la peau, et, dans ce but, de pratiquer des coupes après durcissement du tégument
externe. En procédant autrement, on n'arrive qu'à

---

[1] *Hautkrankheiten der anatomische untersuch. erlautert.*
Berlin, 1851.

des résultats incomplets. L'examen des vésicules, des bulles, des pustules, qui se succèdent souvent dans le cours de la même affection, n'intéresseront que peu le médecin. Il est des cas cependant où l'étude *immédiate* des produits cutanés peut éclairer le diagnostic. Sans parler des maladies parasitaires, nous verrons que le microscope peut rendre des services dans l'étude des *crasses*, ou de certaines maladies des glandes annexées au tégument externe. Nous étudierons donc dans ce chapitre : 1° l'anatomie de la peau et de ses annexes ; 2° la physiologie des desquamations et des sécrétions cutanées ; 3° les produits pathologiques que l'on rencontre à la surface de la peau recouverte de son épiderme ; 4° les produits que l'on trouve à la surface des ulcères cutanés.

I. – ANATOMIE

La peau se compose de l'*épiderme* et du *derme :* les diverses formations qui appartiennent à la peau sont des végétations de l'épiderme, végétations qui se font soit à l'intérieur, vers la profondeur (*glandes sébacées et sudoripares*), soit vers la superficie et l'extérieur (*poils et ongles*).

Derme. — Le derme est formé par un tissu conjonctif plus ou moins nettement distinct du tissu conjonctif sous-cutané ; c'est-à-dire des deux lames du fascia superficialis entre lesquelles se dépose la graisse du pannicule adipeux (Sappey), et jusqu'au niveau desquelles pénètrent en certaines régions les extrémités profondes des glandes sudoripares et des poils. Nous rappellerons rapidement que le derme, dont l'épaisseur varie, selon les régions, de 1/3 de millimètre à 4 millimètres, se divise lui-même en deux couches, dont la plus profonde est réticulaire, tandis que la plus superficielle est plus dense, plus serrée et d'une structure plus fine, formant des papilles riches en vaisseaux et en nerfs, plus ou moins nombreux et diversement disposés selon les régions. La limite de cette couche papillaire et de l'épiderme est souvent marquée par une couche amorphe, hyaline, qu'il est impossible d'isoler complétement.

Epiderme. — L'épiderme se compose essentiellement de cellules formant des couches superposées; la forme, la

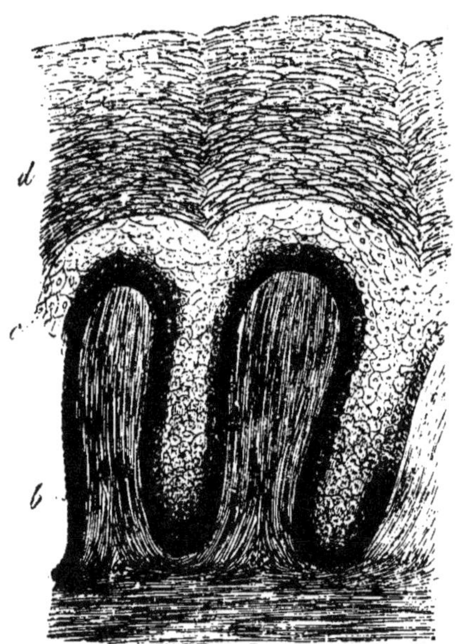

Fig. 19. — Section verticale de la peau. — *a, a*, Papilles du derme; *b*, couche la plus profonde du corps muqueux; *c*, couche supérieure du corps muqueux; *d*, couche cornée. Gross., 250. (Kœlliker.)

structure de ces cellules est différente en allant de la profondeur à la superficie : les cellules les plus profondes, appliquées sur le liséré amorphe du derme, constituent une couche distincte ; ce sont des cellules allongées, analogues aux éléments des épithéliums cylindriques, placées perpendiculairement à la surface du derme (fig. 19). Ces cellules

sont pleines d'un protoplasma transparent, légèrement granuleux et renfermant un noyau ; leur membrane d'enveloppe
est très-fine, et dans les cellules les plus jeunes, les plus
petites, elle est très-difficile à démontrer ; peut-être ces
jeunes éléments ne sont-ils que des masses de protoplasma,
des globules en un mot, autour desquels ne se forme qu'ulté-
rieurement une couche corticale. Cet aspect est si caractéristique, que plusieurs histologistes (Henle, Ch. Robin),
considèrent cette couche comme formée simplement d'une
substance fondamentale avec des noyaux : cette substance
fondamentale se segmentant en petits départements au
centre de chacun desquels se trouve un noyau, donnerait
lieu à la production des globules et des cellules distinctes.
Le noyau est sphérique ou ovalaire, et présente souvent
l'aspect d'une vésicule transparente, munie d'un nucléole
central.

Au-dessus de cette couche de cellules cylindriques, le

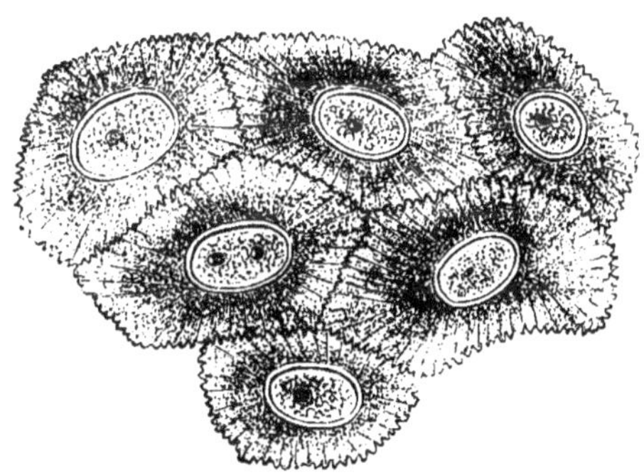

Fig. 20. — Cellules des couches moyennes du corps muqueux,
vues à un grossissement de 570 diam.

diamètre longitudinal des cellules diminue, ces éléments
s'aplatissent horizontalement et se transforment en vésicules
polyédriques à diamètres à peu près égaux dans tous les
sens. Ces cellules ont une paroi plus distincte que les cellules précédentes, paroi ondulée et comme épineuse, d'où
résultent des surfaces dentelées qui s'engrènent avec les surfaces correspondantes des éléments voisins (fig. 20) : cet aspect

crénelé est surtout prononcé sur les cellules épidermiques à évolution anormale, par exemple dans les éléments des tumeurs épidermiques. — Les cellules que nous venons de décrire forment plusieurs couches semblables, dont l'ensemble présente une épaisseur trois à quatre fois plus considérable que le stratum précédent. Les cellules les plus profondes sont ovoïdes, les moyennes rondes ou polyédriques et les superficielles de nouveau ovales, mais leur direction est inverse à celle des cellules profondes, c'est-à-dire que leur grand diamètre est parallèle à la surface cutanée. Ce sont ces couches de cellules, et surtout la zone des cellules cylindriques, qui, par leur réunion, forment la *couche dite muqueuse* ou *réseau muqueux de Malpighi* (Morel).

La troisième couche de l'épiderme, la plus superficielle, constitue la *couche cornée :* elle succède brusquement et sans transition aux couches précédentes ; son épaisseur est beaucoup plus considérable, surtout dans certaines régions, comme à la paume des mains et à la plante des pieds. Les éléments qui la composent sont tout à fait différents des précédents. Ce sont des cellules dont la paroi s'est de plus en plus accentuée, en même temps que leur contenu tendait à disparaître, de sorte que dans les zones les plus superficielles, elles se présentent sous la forme de lamelles aplaties, dites *lamelles cornées*. Dans ces lamelles cornées, irrégulièrement contournées, et souvent soudées les unes aux autres, on ne trouve plus ni noyau, ni nucléole, ni contenu protoplasmatique ; toute la substance de la cellule s'est transformée en kératine, c'est-à-dire en un principe particulier, caractérisé par sa résistance à la potasse en dissolution faible ; nous retrouverons la kératine comme principe constituant des poils, des ongles, ainsi que de maintes productions cornées des animaux. L'ébullition dans la potasse gonfle ces éléments et leur rend l'aspect de cellules, en laissant de plus apercevoir dans leur intérieur quelques tractus irréguliers, restes du protoplasma primitif, et même parfois un rudiment de noyau (fig. 21).

Les éléments les plus superficiels de cette couche cornée sont soumis à une *chute incessante*, qui constitue la desquamation physiologique, le *furfur* épidermique, et dont l'exa-

gération est l'une des manifestations les plus fréquentes
des états pathologiques du tégument externe (voy. *Pathologie*).

La coloration de la peau, telle qu'on la rencontre chez
les races de couleur, et en certaines régions du tégument

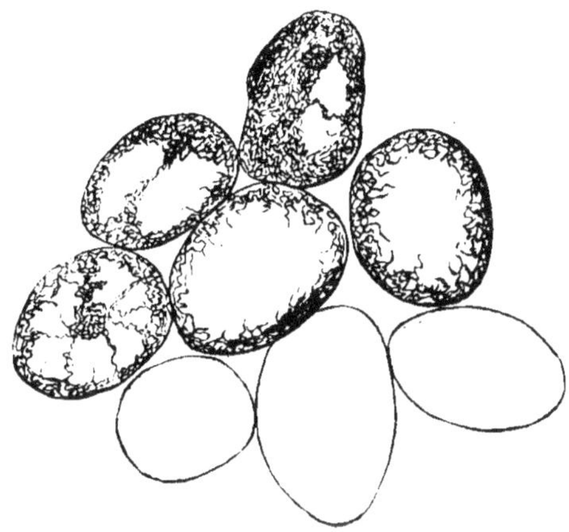

Fig. 21. — Lamelles cornées gonflées par l'ébullition dans la potasse concentrée ; leur contenu est dissous en partie ou en
totalité. Gross., 550. (Kœlliker.)

des races blanches, ne siége que dans la couche la plus
profonde de l'épiderme, dans la couche de Malpighi ; elle est
due à de fins granules de pigments (voy. p. 70) qui infiltrent le
protoplasma de la cellule, en se groupant d'abord autour du
noyau, et s'étendent de là plus ou moins jusqu'à la périphérie, selon que la couleur de la peau est plus ou moins
foncée. Chez le nègre, le pigment infiltre non-seulement les
cellules de la couche de Malpighi, mais encore, quoique à
un moindre degré, toutes les cellules situées plus superficiellement, jusqu'à la limite où commence la couche cornée.

Le pigment du réseau de Malpighi ne se produit dans
les races de couleur qu'après la naissance. Mais chez le
nègre, les bords des ongles, l'aréole du mamelon et les
parties génitales prennent une teinte foncée dès le troisième
jour, et du cinquième au sixième jour la coloration noire

6

envahit toute la surface du corps. — D'après Larcher (*Journal de Robin*, 1867), la base du cordon ombilical présenterait une coloration brune caractéristique dès la naissance.

Du reste, les couches profondes de l'épiderme renferment toujours un peu de pigment ; les différences que l'on observe selon les races ne sont que des différences de plus ou de moins : sous diverses influences, le pigment peut prendre un plus grand développement dans la race blanche : telle est l'action prolongée de la lumière ; les rayons solaires, en agissant sur le derme, n'ont pas pour effet de faire naître des granulations pigmentaires comme un élément nouveau, elles déterminent simplement l'hypertrophie de celles qui existaient (Sappey). Tel est aussi le processus par lequel se forment les taches dites de *rousseur* ; la coloration plus noire de l'aréole du sein chez la femme pendant la grossesse, la teinte plus brune aussi chez elle de la peau de la face à cette époque, sont des phénomènes du même ordre.

Poils. — Les poils proviennent d'une végétation de l'épiderme ; cette végétation se produit au fond d'un cul-de-sac épidermique que l'on nomme *follicule pileux* (fig. 22). Le fond du follicule pileux est légèrement repoussé par une papille dermique très-vasculaire (papille du poil) (fig. 2?, *i*), sur laquelle la végétation pileuse prend naissance et se dirige vers l'extérieur, en suivant l'axe du follicule, de manière à constituer successivement le *bulbe*, la *racine* et la *tige du poil*.

Le *bulbe du poil* est un renflement composé de cellules semblables à celles des couches profondes de l'épiderme ; c'est-à-dire d'éléments jeunes, à protoplasma finement granuleux, à molécules pigmentaires abondantes, surtout dans les cheveux foncés. A mesure que l'on examine ces cellules, du bulbe du poil vers la racine, on constate dans leur forme et leur disposition des différences progressives par lesquelles se trouve constituée dans l'axe du poil une substance médullaire, et autour de celle-ci une substance corticale ; en arrivant à la partie libre, à la tige du poil, ces différences sont encore plus nettes, et le poil se trouve composé d'une couche cuticulaire (épiderme du poil), d'une substance corticale, et d'une substance médullaire.

L'épiderme du poil est formé de petites lamelles plates (cellules cornées), imbriquées comme des tuiles, et qui, sur le poil intact, ne se manifestent guère que par de nombreuses lignes foncées, anastomosées en réseau, qui entourent le poil circulairement. (Kœlliker.)

La *substance corticale* est formée de cellules cornées longitudinales, affectant, par leurs soudures, un aspect qui leur a valu le nom de fibres cellules de l'écorce ; elles forment la plus grande partie de la masse du poil, et constituent même en entier les poils de plus petite dimension, lesquels sont dépourvus de substance médullaire. C'est surtout dans ces éléments corticaux que se trouvent les dispositions auxquelles le poil doit sa couleur et son aspect, c'est-à-dire des lacunes remplies d'air, des noyaux très-foncés et des granules de pigment;

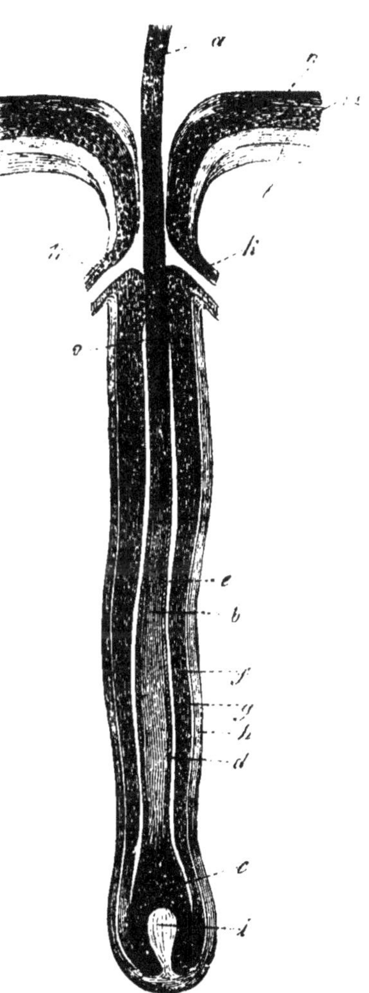

Fig. 22. — Poil et follicule pileux de moyen volume grossis 50 fois. — *a*. Tige du poil; *q*, sa racine; *c*, bulbe pileux; *d*, épiderme du poil; *e*, gaîne interne de la racine; *f*, sa gaîne externe; *g*. membrane amorphe du follicule pileux. (Kœlliker.)

dans les cheveux roux ou châtains, ces cellules cornées sont imprégnées d'un principe colorant dissous.

La *substance médullaire*, qui manque dans les poils follets, remplit un canal situé dans l'axe du poil ; tantôt elle le remplit complétement, tantôt elle forme des traînées incomplètes, entre lesquelles se trouvent des espaces vides plus ou moins régulièrement disposés. Elle est composée de cellules analogues comme structure à celles de la substance corticale, mais qui en diffèrent quant à leur forme rectangulaire ou quadrangulaire, plus rarement arrondie et fusiforme. Quand cette substance médullaire est irrégulièrement répartie dans le canal, elle présente à l'examen microscopique un aspect assez analogue à celui que nous pouvons constater à l'œil nu dans la substance médulaire qui remplit le tube corné des grosses plumes d'oiseaux.

Les poils sont beaucoup plus abondamment distribués à la surface du corps qu'on ne pourrait le croire au premier abord : sur la peau des ailes et du lobe du nez ils sont presque aussi rapprochés que ceux qui végètent au-devant des lèvres et du menton. Le pavillon de l'oreille, dont la peau est si mince et si douce au toucher, présente lorsqu'on l'examine à la loupe, une véritable forêt de poils. Il en est de même de la peau plus mince et plus transparente encore qui recouvre les paupières (Sappey); seulement ce sont là des poils rudimentaires, des *poils de duvet*.

Le médecin légiste peut avoir parfois à reconnaitre des cheveux, à en indiquer la provenance, à les distinguer des poils d'animaux. Cette distinction est établie par les caractères suivants [1] : « 1° la forme cylindrique dans les cheveux, conique dans les poils ; les poils de cochon se rapprochent de la forme cylindrique mais sont plus roides et rameux au sommet; les crins sont cylindriques mais plus volumineux ; 2° les dimensions : cheveux plus longs que les poils ; en général poils plus gros $(0^m,06$ pour les premiers, $0^m,02$ à $0^m,08$ pour les seconds) ; 3° section à la pointe, abrupte sur

---

[1] G. Tourdes. Art. Blessures, *Dictionnaire encyclopédique*, t. IX, 1868, p. 788.

les cheveux coupés, effilée sur les animaux non tondus ;
4° la transparence centrale ; canal continu pour les cheveux,
opacité pour les poils ; ceux de la chèvre et du blaireau ont
une transparence partielle ; le chien et le loup ont aussi des
poils transparents au centre. La distinction des cheveux
d'homme, de femme et d'enfant est basée sur leur longueur
et leur diamètre, qui est notablement plus faible dans le
premier âge. Des observations comparatives seront toujours
faites et serviront à établir l'identité du cheveu. »

Ongles. — Les ongles peuvent être regardés comme une
production identique à la substance corticale des poils : l'ongle
est un poil sans substance médullaire, étalé en lamelle au
lieu d'être enroulé en cylindre. Lorsque les ongles com-
mencent à se former, c'est-à-dire au troisième mois de la
vie intra-utérine, au niveau de ce qui constituera plus tard
la *matrice* de l'ongle, les cellules épidermiques intermédiaires entre la couche cornée et la couche de Malpighi se
disposent en lames aplaties, et s'unissent intimement entre
elles, tout en conservant leur noyau ; vers le sixième mois ce
corps de l'ongle, se dirigeant en avant, devient libre par sa
face supérieure, et enfin, glissant sur la couche de Malpighi
jusqu'à l'extrémité des doigts, présente un bord libre et
saillant. Dès lors, l'ongle continue à s'accroître en longueur
par sa racine, c'est-à-dire par la partie primitivement
formée et incluse dans la matrice unguéale, et en épaisseur
par la couche de Malpighi sur laquelle elle glisse, et qui
ajoute sans cesse de nouvelles couches à sa face inférieure.
On peut donc regarder cette couche de Malpighi comme
faisant partie de l'ongle, de sorte que nous trouvons dans
cet organe (moins la partie libre), deux couches bien distinctes, la *couche cornée* et la *couche de Malpighi*.

La *couche cornée de l'ongle* (fig. 23) se compose d'écailles
cornées unies les unes aux autres en lamelles très-serrées, et
parsemées de noyaux très-rapprochés les uns des autres ;
l'action de la potasse fait reconnaître dans ces écailles des
cellules épidermiques qui ont conservé leur noyau, mais qui
ont subi en totalité la transformation cornée.

La *couche muqueuse de l'ongle* (fig. 25, B ; e, d) se compose de cellules identiques à celles de la couche de Malpighi.

mais beaucoup plus nombreuses, c'est-à-dire qu'au lieu d'une seule couche (*d*) nous trouvons ici cinq et six couches (*e, d*) de cellules cylindriques, et ce ne sont que les élé-

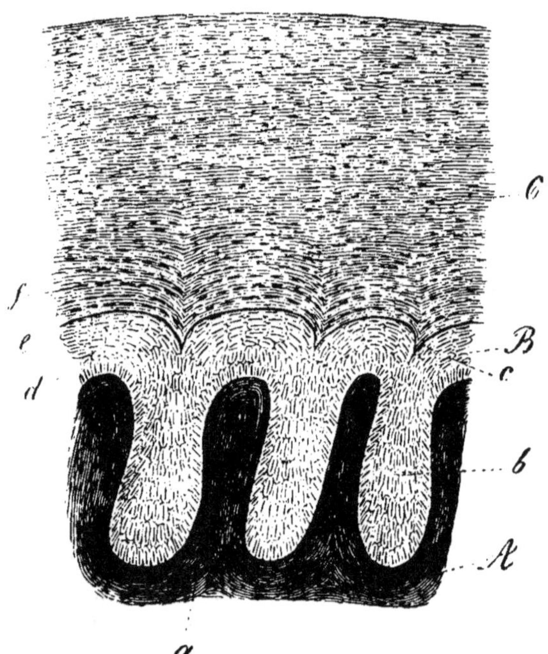

Fig. 23. — Section transversale à travers le corps de l'ongle, grossie 350 fois. — A, Derme du lit de l'ongle; B, couche muqueuse de l'ongle; C, sa couche cornée ou substance de l'ongle proprement dit. (Kœlliker.)

ments tout à fait contigus à la couche cornée qui affectent la forme arrondie ou polyédrique. Ces dernières cellules s'ajoutent à la face inférieure de la couche cornée, à mesure que celle-ci croît d'avant en arrière, de sorte que l'ongle est d'autant plus épais qu'il est plus ancien.

Cette couche de Malpighi repose sur un derme (lit de l'ongle) identique au derme des autres régions (fig. 23, A); ses papilles sont disposées en crêtes antéro-postérieures, très-riches en vaisseaux sanguins, surtout dans la partie antérieure du lit de l'ongle, mais presque absolument dépourvues d'éléments nerveux (Sappey).

La couche cornée et la couche muqueuse de l'ongle peuvent être mécaniquement séparées l'une de l'autre. Le chirurgien qui procède à l'arrachement de l'ongle n'enlève que son plan superficiel, le plan profond reste en place (Sappey).

Glandes de la peau. — Les glandes de la peau sont de deux ordres : les *glandes sébacées* et les *glandes sudoripares.*

Les *glandes sébacées* sont d'ordinaire annexées aux follicules pileux, vers l'extrémité desquels elles viennent s'ouvrir par un canal excréteur analogue au goulot d'une bouteille (fig. 24). Cependant quelques-unes ont une existence indé-

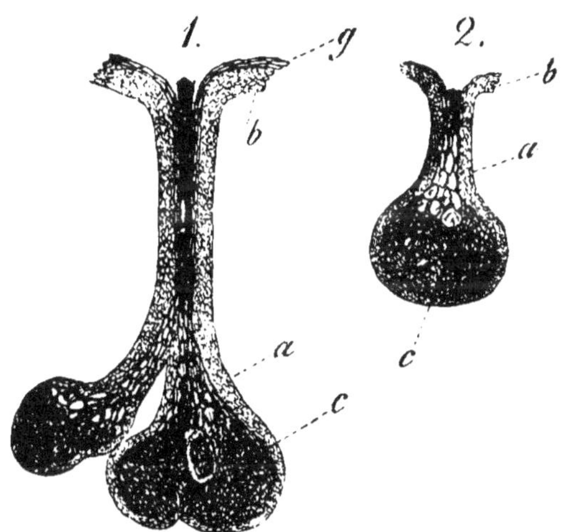

Fig. 24. — Deux glandes sébacées : l'une 1, plus grande, de la lame interne du prépuce ; l'autre 2, plus petite, du gland du pénis ; *a*, Épithélium glandulaire se continuant en *b* avec la couche de Malpighi de la peau ; *c*, contenu de la glande avec quelques grosses gouttelettes de graisse. Gross., 50. (Kœlliker.)

pendante et s'ouvrent isolément à la surface de la peau par un large orifice qui donne parfois passage à un poil de petite dimension, de sorte que l'on peut, avec Sappey, diviser les

glandes sébacées en trois classes : celles qui s'abouchent
dans la cavité d'un follicule pileux (les plus nombreuses,
par exemple celles du cuir chevelu); celles qui s'ouvrent
directement à la surface de la peau, et qui donnent passage
à un poil rudimentaire (front, aile du nez, et face en général) ; enfin, celles qui ne sont en connexion avec aucun
poil (surface interne du prépuce chez l'homme; mamelon
et vestibule du vagin chez la femme). Le corps même de
la glande est représenté par une vésicule simple, ou plus
ou moins ramifiée. Leur intérieur est tapissé par une couche,
d'ordinaire simple, de cellules analogues à celles de la
couche de Malpighi, mais moins allongées, presque sphériques ou polyédriques, et présentant des granulations
graisseuses. Toutes les autres cellules situées au-dessus de
celles-ci, au lieu de présenter, comme sur les surfaces
libres de la peau, la transformation cornée, subissent une
dégénérescence graisseuse très-prononcée, de sorte que là

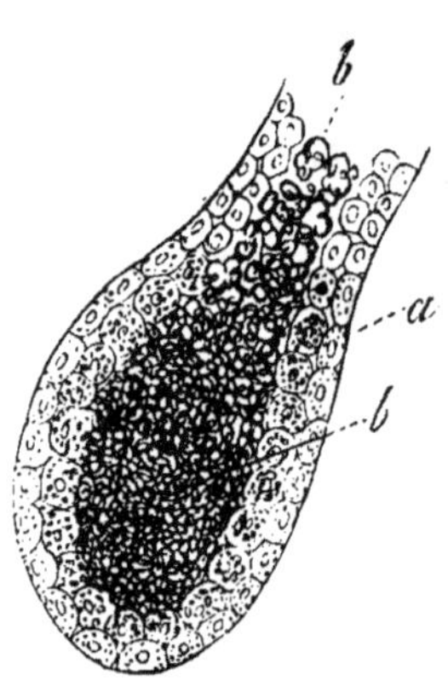

Fig. 25. — Utricule glan-
dulaire d'une glande
sébacée ordinaire, gros-
sie 250 fois. (Kœlliker.)

où les cavités piriformes de la
glande sont entièrement remplies
de cellules volumineuses pleines
de gouttelettes distinctes de graisse,
quelques-unes de ces cellules écla-
tent et laissent échapper une matière huileuse jaune ou blanc jaunâtre, qui mêlée aux cellules intactes et aux débris de membranes
cellulaires constitue le produit
sébacé (voy. p. 108).

Les *glandes sudoripares* sont
formées par une glande en tube
plongeant profondément dans l'é-
paisseur de la peau, et qui, arrivée
au niveau du tissu cellulaire sous-
cutané, se pelotonne sur elle-même
de façon à constituer un glomérule. Ces glandes se composent
donc : d'un glomérule, de dimensions variables selon les
régions, très-gros (1 et 2 et même 3 millimètres de diamètre) dans le creux axillaire, très-petit (0^{mm},2 à 0^{mm},4)

dans la peau du pénis, des paupières, du pavillon de l'oreille;
et d'un canal excréteur qui traverse directement le derme
et la couche de Malpighi, puis se fait jour à travers la

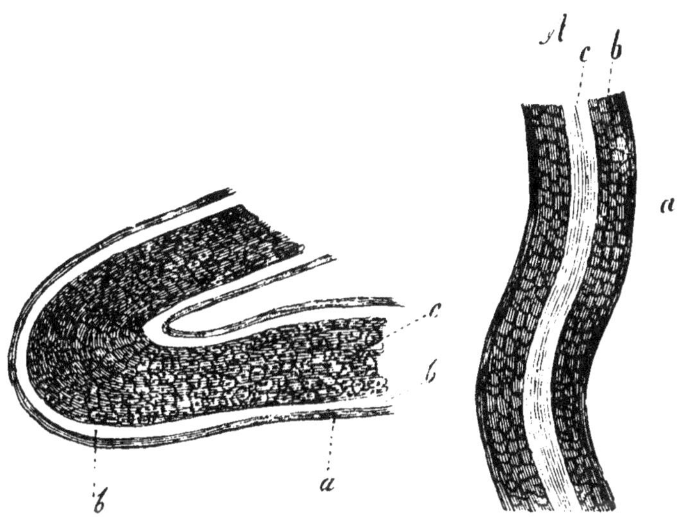

Fig. 26. — Canaux des glandes sudoripares, grossis 350 fois. —
A, Canal à parois minces, non musculaires, avec une cavité
centrale, pris sur la main; *a*, enveloppe de tissu conjonctif;
b, épithélium; *c*, lumière du canal. — B, Portion de canal dépourvu de cavité, avec des parois musculaires, prise sur
le scrotum; *a*, tissu conjonctif; *b*, couche de muscles; *c*, cellules remplissant le canal glandulaire et présentant des granulations jaunes dans leur contenu. (Kœlliker.)

couche cornée de l'épiderme en affectant une disposition
spiroïde (fig. 26). Dans leur passage à travers l'épiderme, ces
canaux ne présentent pas de paroi propre, et sont simplement constitués par un trajet lacunaire, limité par des
cellules épidermiques placées verticalement, c'est-à-dire
ayant leur grand axe parallèle à celui du canal. Dans tout
le reste de leur étendue, les canaux sudoripares sont constitués par une tunique externe de tissu conjonctif renfermant
parfois des fibres musculaires lisses, à direction longitudinale (Sappey, glandes de l'aisselle), et par une tunique

interne épithéliale, formée d'une ou plusieurs couches de cellules identiques aux cellules profondes de l'épiderme, si ce n'est qu'elles renferment souvent des granulations graisseuses, et plus souvent encore un petit nombre de granulations pigmentaires jaunes ou brunâtres (Kœlliker).

Les *glandes cérumineuses*, qui occupent la peau de la portion cartilagineuse du conduit auditif externe, sont analogues comme forme et comme structure aux glandes sudoripares et surtout aux glandes axillaires; leur glomérule est de la grosseur d'un grain de millet; leur épithélium se compose d'une simple couche de grosses cellules polygonales contenant des granulations pigmentaires d'un jaune brunâtre.

II. — PHYSIOLOGIE

Physiologiquement, l'épiderme dont nous venons d'indiquer la structure se desquame et se reproduit incessamment. Les frictions un peu répétées, surtout après un bain ou lorsque la peau a été longtemps baignée par la sueur, permettent de recueillir un produit presque exclusivement composé de lamelles épidermiques minces, irrégulières, plissées ou chiffonnées, très-aplaties. Dans les conditions normales, ces lamelles épidermiques s'éliminent incessamment et insensiblement. La peau vient-elle à être recouverte d'un enduit ou d'un appareil qui rend cette desquamation impossible, ces débris d'épiderme se rencontrent en plus grande abondance. A ces produits s'ajoute toujours une proportion plus ou moins considérable de matière sébacée, puis quelques corps étrangers venus du dehors. Comme exemple de ce que doit être l'épiderme éliminé en grande abondance et mélangé à une certaine quantité de matière sébacée, nous citerons l'épiderme fœtal.

Épiderme fœtal [1]. — Il se compose d'un grand nombre de cellules très-larges (4 à 5 cent. de millim.), transparentes, minces, aplaties, imbriquées, souvent contiguës par leurs bords et disposées en mosaïque, assez régulièrement polygonales. Leurs bords sont pâles, nets, leurs angles bien déterminés et non arrondis. À la surface de l'épiderme elles sont à peine granuleuses, quelquefois marquées de fines et pâles stries à leur superficie, dépourvues de noyaux et presque tout à fait sans granulations ; quelquefois, plus profondément, on en trouve quelques-unes avec granulations grisâtres. Le plus souvent ces cellules sont fortement adhérentes les unes aux autres ; souvent aussi leurs bords sont repliés sur eux-mêmes, et alors on constate aisément leur épaisseur et leur mode de superposition. L'adhérence de ces lamelles épithéliales se fait par l'intermédiaire d'une substance intercellulaire demi-liquide que colore en noir le nitrate d'argent.

Le même aspect se constate quelquefois à la suite des larges desquamations que présente la surface cutanée dans l'érysipèle, la scarlatine, etc., lorsque l'épiderme se soulève en larges plaques macérées sous l'influence de topiques émollients.

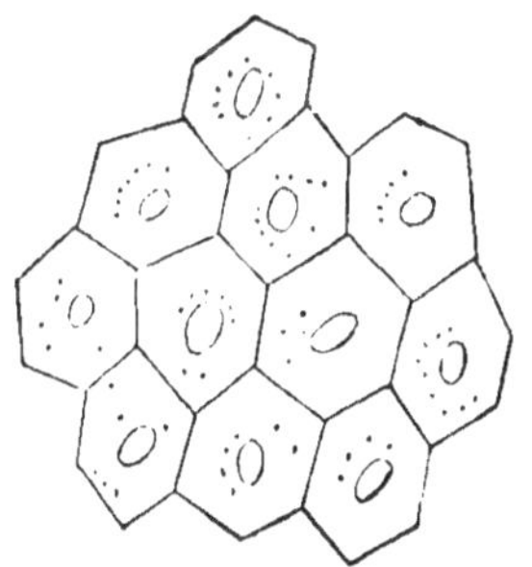

Fig. 27.—Épithélium d'un embryon de deux mois. Gross., 550. (Kœlliker.)

Mais, le plus souvent, les produits de desquamation de l'épiderme ne se rencontrent pas isolés ; chez le fœtus l'épiderme se trouve toujours mélangé à de la

[1] Voy. Robin, *Traité des humeurs*, p. 589.

matière sébacée constituant ainsi l'*enduit fœtal*. Chez l'homme, même dans des conditions toutes physiologiques, l'épiderme uni à de la matière sébacée se trouve accumulé, en assez fortes proportions, dans certaines régions du corps. Il nous faut donc dire en quoi consiste le *sebum*, quel est l'aspect de cette *séborrhée* physiologique, enfin quelle est la composition de ces amas de débris épidermiques, mélangés à du sebum et désignés ordinairement sous le nom de *smegma*[1].

Le *sebum* pur est constitué par une substance huileuse mélangée à quelques sels d'origne minérale. Il apparaît, dans les conditions normales, sous forme d'un enduit gras, s'étendant à la surface du nez, des joues et du front, et tachant le papier comme les corps gras. Vu au microscope, il se présente sous forme de gouttelettes graisseuses isolées ou en séries, réfractant fortement la lumière. Ce produit est mélangé à des lamelles épithéliales aplaties, plissées ou chiffonnées. Quelquefois le sebum prend un aspect qui l'a fait confondre avec du lait. Dans ce cas, le liquide crémeux, blanchâtre ou blanc grisâtre, qui s'écoule des glandes sébacées de l'aréole du mamelon ou du scrotum, se compose d'un liquide séreux qui tient en suspension des gouttelettes graisseuses peu transparentes mélangées à quelques gouttes huileuses, les unes sphériques, les autres à contour sinueux. Souvent aussi ce liquide renferme un grand nombre de cellules épithéliales vésiculeuses arrondies ou ovalaires, et remplies de gouttelettes graisseuses de volume plus ou moins considérable. Ces vésicules apparaissent en grand nombre quand on vient à ajouter de l'eau et un alcali à la matière sébacée. Elles seraient

---

[1] Voy. Robin, l. cit., p. 583 et suiv.

constituées, d'après Robin, par les cellules qui renferment la matière sébacée et qui tapissent les follicules pileux (fig. 28).

Le *cerumen*, reconnaissable surtout à sa couleur plus ou moins foncée, à sa saveur très-amère et à sa visco-

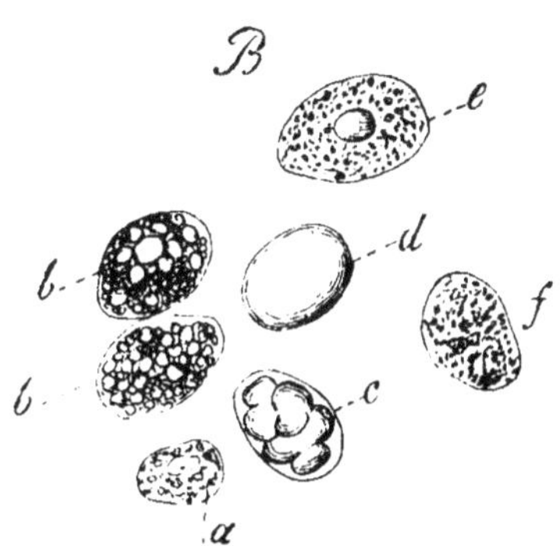

Fig. 28. — Cellules sébacées des utricules glandulaires et de la matière sébacée. — Gross., 350. — *a*, Petite cellule à noyau, encore pauvre en graisse, et se rapprochant des cellules épithéliales; *b*, cellules riches en graisse, sans noyau apparent; *c*, cellule dont la graisse commence à devenir confluente; *d*, cellule avec une seule goutte de graisse; *e, f*, cellules dont la graisse a disparu en partie. (Kœlliker.)

sité, est formé par une matière analogue à la matière sébacée, mélangée à la sueur de la peau du conduit auditif externe. Il contient des gouttes de graisse, des cellules épithéliales analogues à celles que nous venons de décrire, des portions de gaines épithéliales provenant des follicules des poils du duvet, enfin quelques touffes de poils enroulés sur eux-mêmes. Les cellules épithéliales mesurent 20 à 40 μ. Elles sont remplies par de fines gouttelettes de graisse libre.

Enduits cutanés. — Mélangé à une grande quantité de cellules épidermiques molles, comme macérées, très-irrégulières, minces, plissées, ne prenant pas l'aspect vésiculeux des cellules qui renferment la matière sébacée, ne renfermant pas de gouttelettes graisseuses, le sébum constitue des amas d'aspect suifeux, qui portent le nom de *smegma*. On les rencontre dans la rainure balano-prépuciale, autour des petites lèvres, etc. Examiné au microscope, ce produit présente, outre les cellules épidermiques déjà mentionnées : 1° de fines granulations moléculaires; 2° des cellules prenant, sous l'influence d'addition d'eau et de potasse, la forme globuleuse; 3° des cristaux d'acide gras (analogues à ceux de l'acide stéarique). On n'y rencontre pas d'ordinaire de cristaux de cholestérine, ce qui tient sans doute à la petite quantité du produit recueilli. Mais la cholestérine se retrouve dans toutes les accumulations pathologiques du sébum; elle existe même en proportions assez notables dans presque tous les produits excrémentitiels (bile, liquide de l'hydrocèle, mamelles, kystes de l'ovaire, etc.). Son aspect est caractéristique. On la rencontre sous formes d'écailles blanches, rhomboïdales, rappelant assez bien dans leur entassement désordonné les petites plaques de verre dont les histologistes se servent pour leurs préparations (fig. 29).

Le réactif iodo-sulfurique donne aux lamelles de cholestérine une couleur rose tendre ou bleu foncé.

L'*enduit fœtal*, que l'on obtient aisément en raclant la peau d'un enfant nouveau-né, présente un grand nombre de granulations graisseuses, larges de 1 à 4 μ et des cellules épithéliales polyédriques à angles mousses, transparentes, incolores, à peine granuleuses, manquant de noyaux. Ces cellules sont celles qui tapissent les follicules sébacés.

Pour examiner ces différents enduits, il suffit de les

étaler sous le porte-objet du microscope, en y ajoutant
une goutte d'eau ou mieux
une gouttelette de glycé-
rine.

Les caractères que pré-
sentent l'épiderme fœtal et
le smegma cutané du fœtus
permettent de reconnaître,
dans certains examens mé-
dico-légaux, les taches formées sur un drap ou une
paillasse. Nous empruntons
à Ch. Robin le résultat d'un
semblable examen :

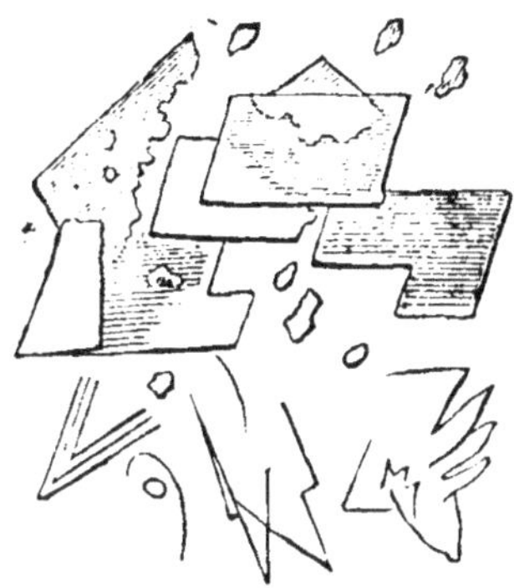

Fig. 29. — Cholestérine cristallisée en tables rhomboédriques. Gross., 200. (Lehmann.)

Ayant saisi, avec des pinces, de petits lambeaux des
pellicules qui adhéraient à la toile de la paillasse, nous les
avons laissés tremper pendant quelques heures dans des
verres de montre contenant de l'eau. Ils y sont devenus
plus mous, plus transparents, faciles à dilacérer.

Portés sous le microscope, entre deux lames de verre,
et examinés à un grossissement de 500 diamètres, tous se
sont montrés composés de cellules épithéliales pavimenteuses, semblables à celles de l'épiderme superficiel du corps
des fœtus à terme. Toutes ces cellules étaient imbriquées
régulièrement ; çà et là, on voyait des orifices glandulaires
ou des follicules pileux, reconnaissables par l'imbrication
concentrique des cellules épithéliales et par les lignes qui
les circonscrivent. Nous y avons même vu un petit nombre
de poils du duvet qu'on trouve sur le corps des fœtus
et parfaitement reconnaissables à leurs formes et à leur
structure propre. Les cellules épithéliales étaient minces,
aplaties, polygonales, à cinq ou six pans, larges en moyenne
de quatre à cinq centièmes de millimètre.

Leurs bords étaient minces, réguliers. La plupart étaient
peu granuleuses ou, du moins, ne renfermaient que

des granulations moléculaires fines, grisâtres. Quelques-unes pourtant étaient plus foncées, par suite de la présence d'un plus grand nombre de granulations et du plus grand volume de celles-ci. Aucune ne contenait de noyau. L'acide acétique et la glycérine rendaient ces cellules plus pâles, plus transparentes, sans cependant les dissoudre et, en même temps, permettaient de les dissocier plus facilement. Nous avons en outre rencontré à la surface des lambeaux d'épiderme des granulations microscopiques de forme et d'aspect divers que leurs caractères extérieurs et leurs réactions chimiques nous ont fait reconnaître pour des grains de poussière... Dans l'examen des taches mêmes qui entou-rent les pellicules épidermiques que nous venons de décrire, nous rencontrons quelques cellules épithéliales un peu plus petites que celles de l'épiderme proprement dit et se rap-prochant beaucoup des caractères offerts par celles du smegma cutané[1].

La *sueur* qui, déversée à la surface de la peau, se mélange aux produits de la desquamation épidermique, ne renferme que de rares éléments figurés sous forme de granulations plus ou moins volumineuses foncées ou jaunâtres. Quelquefois, dans les cas de su-dation exagérée, on voit s'ajouter à ces éléments des noyaux isolés provenant du contenu des canalicules su-doripares. Le produit des glandes axillaires, même quand on l'examine dans l'intérieur des canaux glandulaires, se compose d'une substance plus ou moins molle, gri-sâtre ou blanc jaunâtre qui, examinée au microscope, présente une quantité innombrable de granulations fines et pâles et quelquefois des noyaux isolés ou bien un nombre considérable de grosses granulations foncées incolores ou jaunâtres, des noyaux et un nombre varia

---

[1] Ch. Robin, *Manuel de médecine légale* de Friand et Chaudé, p. 815.

ble de cellules semblables aux cellules épithéliales.
(Kœlliker.)

Nous voyons donc en résumé que, dans les conditions physiologiques, les produits que l'on rencontre à
la surface cutanée sont constitués par des débris épidermiques, imbibés parfois par la sueur, presque toujours mélangés à une petite quantité de matière sébacée.
Dans les cas pathologiques, nous aurons à constater
des dépôts formés par ces débris accumulés en proportions plus considérables ou mélangés à des produits
anormalement déposés et retenus à la surface de la
peau. (Lymphe, sang, pus corps étrangers, parasites).

III. — PATHOLOGIE

ACCUMULATION DES PRODUITS DE DESQUAMATION ÉPIDERMIQUE

L'épiderme se reproduisant incessamment pourra,
dans certaines conditions pathologiques, former à la
surface de la peau une couche de forme, d'épaisseur et
même de coloration variable. Tantôt, la sécrétion sébacée étant insuffisante, l'épiderme desséché s'éliminera
sous forme de pellicules semblables à du son (*pityriasis*); tantôt, au contraire, par suite d'une congestion
des papilles épidermiques, une sécrétion exagérée d'é-
piderme déterminera à la surface de la peau des amas
d'écailles blanches intimement adhérentes (*psoriasis,
ichthyose*); d'autres fois, enfin, de larges membranes
minces, molles, plus ou moins friables, s'élimineront
après une maladie cutanée plus ou moins grave. Dans
tous ces cas, le microscope n'indiquera point, si on se

borne à examiner le produit desquamé, quel peut être le processus anatomique qui lui a donné naissance. L'examen microscopique n'aura pour but que de distinguer ces produits épidermiques des accumulations de sébum desséché formant des croûtes ou donnant naissance à des produits pulvérulents analogues.

ACCUMULATION DE MATIÈRE SÉBACÉE. — SEBORRHÉE

L'enduit sébacé qui se forme incessamment à la surface du nez, des joues, des oreilles, du front, donne à ces surfaces un aspect huileux et favorise ainsi l'adhérence de particules solides venues du dehors. Lorsque cette matière sébacée s'accumule en quantités plus considérables, le produit de sécrétion peut s'épancher à la surface de la peau (*acné fluente*), ou se concréter en formant de véritables croûtes (*acné concrète*). Celles-ci constituent un dépôt analogue à celui du smegma cutané; le microscope y démontre les mêmes éléments. Parfois l'accumulation de matière sébacée se fait sous forme d'écailles (*séborrhée squameuse*) présentant une grande analogie avec les écailles épidermiques. Enfin, nous l'avons déjà dit, l'une des formes du *pityriasis* est caractérisée par la formation incessante de pellicules blanchâtres sous forme d'écailles, s'accumulant à la surface du cuir chevelu, tombant sur les vêtements sous forme d'une poudre farineuse. Le microscope permettra de distinguer ces amas de sébum des parcelles épidermiques furfuracées auxquelles donne naissance la chute de l'épiderme qui se produit toutes les fois que la sécrétion de la matière sébacée est diminuée.

A côté de l'*acné fluente,* quelquefois assez grave lorsqu'elle siége au cuir chevelu, quelques dermatologistes ont rangé la *plique polonaise*. L'hypersécrétion d'une matière huileuse, agglutinant les cheveux, formant une masse croûteuse, parfois de dimensions considérables, ne déterminant que consécutivement l'altération du poil qui se fissure, perd son épiderme et se divise en un grand nombre de filaments recouverts de matière sébacée, semble donner raison à ceux qui adoptent cette opinion. Le mycoderme qui, d'après quelques observateurs (Zorn : *Zeitsch. für Parasiten Kunde*, II, 79), donnerait naissance à cette maladie, n'est pas constant et ne serait, d'après Robin, que consécutif à la fermentation qui survient au milieu de cette masse azotée. Les *croûtes laiteuses* des enfants, les productions *cornées*, l'acné *soyeuse* (Bazin), sont aussi le résultat de l'accumulation du sébum [1].

Plus souvent la matière sébacée s'accumule à l'intérieur des follicules qui lui donnent naissance; une simple pression suffira souvent pour la faire sortir sous forme d'un petit cylindre vermiforme (*comédon*), de consistance et d'aspect suifeux, noirâtre à son extrémité. Dans l'*acné punctata*, l'*acné miliaris*, les *loupes*, on trouve ces amas de sébum mêlés à des cellules épithéliales très-aplaties, déchiquetées, granuleuses, des cristaux de cholestérine et d'acide gras, souvent des poils finement enroulés sur eux-mêmes, enfin, même à l'état physiologique, un parasite que nous décrirons bientôt sous le nom d'*acarus folliculorum* (voy. p. 143). Les *comédons* renferment plus de matière sébacée que les *grains de mil*, au milieu desquels on ne trouve guère que des cellules

[1] Voy. C. Misset, *Étude sur la pathologie des glandes sébacées*, thèse. Paris 1872.

épithéliales plissées dissociées, mêlées à des granulations azotées ou calcaires (fig. 30).

Quant aux *loupes*, suivant que leur contenu est fluide ou solide, il est dit *mélicérique* ou *stéatomateux*. Le contenu mélicérique renferme plus de graisse libre et moins de cellules épidermiques; la graisse y subit les transformations qui donnent naissance à des cristaux d'acide stéarique, de margarine, de cholestérine (fig. 31). A côté de ces tumeurs, il faut ranger certains *kystes dermoïdes* dont le contenu est analogue à celui des loupes. Ils siègent dans des régions dépourvues de glandes sébacées. Quelques-uns renferment des touffes de poils ou des masses de cheveux ; d'autres peuvent contenir divers tissus et même des dents.

L'hypertrophie des glandes sébacées et l'hypersécrétion de leur produit peuvent donner naissance à diverses affections désignées sous les noms d'*acné hypertrophique*, *lupus acnéique*, etc. Dans le *lupus*, les glandes sébacées et les follicules pileux distendus par leur produit de sécrétion peuvent former à la surface de la peau de petites tumeurs blanchâtres, de la grosseur d'un grain

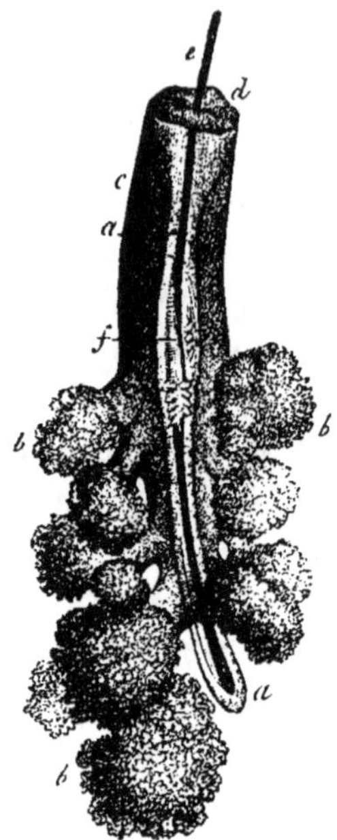

Fig. 30. — Premier degré de l'hypertrophie d'une glande sébacée (comédon). — *a, a*, Poil et bulbe pileux ; *b*, cellules hypertrophiées de la glande sébacée ; *c*, canal commun au follicule pileux et à la glande sébacée, distendu par l'épithélium qui fait saillie en *d* ; *i*, poil qui traverse cet amas d'épithélium ; *f*, demodex folliculorum. (Follin.)

de millet, faciles à enlever en les énucléant à l'aide
d'une épingle. Ces petits grains blanchâtres existent à
la face autour des follicules des poils du duvet. Examinés au microscope, ils présentent un assez grand
nombre de granulations graisseuses mélangées à des

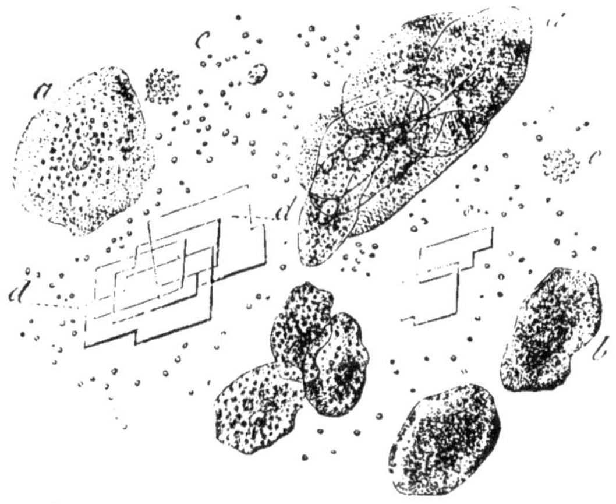

Fig. 51. — Éléments microscopiques du contenu d'une loupe. —
a, a, Cellules épidermiques avec gouttelettes graisseuses;
b, b, cellules à noyaux effacés; *c, c,* granulations graisseuses
isolées; *d,* cholestérine. (Follin.)

cellules, épithéliales pavimenteuses déformées, recro-
quevillées sur elles-mêmes. Les poils que l'on extrait
en même temps que ces amas de sébum présentent des
altérations variables; quelquefois ils sont comme noueux,
montrant de distance en distance une accumulation de
lamelles imbriquées; d'autres fois ils sont à peu près
complétement détruits.

Enfin, dans le *molluscum contagiosum* (acné varioliforme de Bazin), qu'il faut distinguer du molluscum
vrai, considéré comme un fibrome, la tumeur, dont le
volume varie entre celui d'un grain de millet et celui

7.

d'un gros pois, renferme un contenu tantôt pâteux, quelquefois même crayeux, tantôt liquide et lactescent. Ce produit est formé par l'accumulation de cellules vésiculeuses, pressées les unes contre les autres, infiltrées d'une matière colloïde qui se colore par l'acide picrique et ne présente en rien les caractères des substances grasses.

L'examen histologique de la tumeur extraite à l'aide de ciseaux courbes, durcie, puis étudiée sur des coupes, montre que l'épithélium cylindrique des culs-de-sac glandulaires a subi une transformation remarquable. Il est devenu vésiculeux ; dans son protoplasma s'est formé un globe réfringent, qui, devenu bientôt de plus en plus volumineux, a refoulé le noyau et donné au centre du comédon une forme particulière à la cellule. Celle-ci a pris l'aspect d'un anneau dont le noyau serait le chaton. L'aire de l'anneau est remplie par un globe réfringent qui se colore en jaune intense par l'acide picrique. (Voyez C. Misset, Thèse citée p. 85.)

L'inflammation des glandes sébacées donne naissance à des pustules d'*acné* qui laissent échapper un petit bourbillon, mélange de matière sébacée et de pus. Le sébum se montre sous forme de fines granulations jaunâtres au milieu desquelles se rencontrent les globules de pus.

Les *altérations du cérumen* sont encore très-peu connues. L'accumulation de ce produit coïncide généralement avec l'abondance de la sécrétion sébacée ; parfois elle existe alors que l'on observe certaines inflammations du conduit auditif externe, des trompes, ou de l'oreille moyenne. D'autres fois, enfin, la malpropreté seule rend compte de l'accumulation de ce produit. Le cérumen peut manquer ou diminuer d'abondance dans le cas où il existe une lésion plus profonde. Nous devons ajouter immédiatement que l'examen microscopique du cérumen et de ses altérations est encore à faire. Il sera sans doute un jour permis, après examen des produits qui s'écoulent dans les cas d'otite externe, de diagnostiquer par la présence des débris de la caisse, de certains épithéliums ou de parasites, des lésions que l'examen macroscopique seul ne pourrait révéler. Jusqu'à présent, on s'est, en général, borné à analyser ces produits au point de vue chimique.

Ainsi dans un travail très-consciencieux, M. Pétrequin[1] a tout récemment étudié la composition normale du cérumen et les modifications qu'il subit, chez les vieillards et dans certains cas où son accumulation est fréquente. Il résulterait de ce travail que les matières les plus visqueuses, solubles dans l'alcool, tendraient à diminuer ; en même temps, une matière soluble dans l'eau et très-susceptible de se durcir par dessiccation augmenterait de façon à donner au cérumen la consistance qu'il présente dans ces cas. L'eau tiède injectée dans l'intérieur du conduit auditif ramollirait le plus souvent ces concrétions. Dans ces cas, l'examen microscopique ne permet de constater qu'une proportion plus ou moins grande de cellules épidermiques enroulées sur elles-mêmes, des touffes de poils de duvet, des masses de matière sébacée et quelques cristaux de cholestérine.

Dans les cas de diminution de sécrétion cérumineuse,

---

[1] Vues nouvelles sur la composition chimique du cérumen et son rôle dans certaines maladies de l'oreille. (*Gaz. méd.* de Paris, 1872, p. 26 et suiv.)

on trouve, outre des amas considérables de lamelles épidermiques, des parasites que nous décrirons plus loin (voy. p. 134).

Enfin, dans certaines otorrhées, le conduit auditif externe paraît rempli d'une masse caséeuse, très-adhérente à sa paroi. Cette masse, examinée au microscope, présente tous les caractères de la matière sébacée. Il importe de distinguer ces amas de ceux qui seraient formés de muco-pus mélangé à de l'épiderme. Les recherches de Toynbee [1] ont démontré en effet la gravité des complications qu'amènent souvent ces tumeurs sébacées.

MALADIES PRODUITES PAR LE DÉPÔT, A LA SURFACE CUTANÉE, DE PRODUITS D'EXSUDATION OU DE CORPS ÉTRANGERS

La matière sébacée favorisant l'adhérence des corps étrangers (poussières, etc.), venus du dehors, ceux-ci s'accumuleront en quantité plus ou moins abondante et pourront, par leur mélange avec le sébum, la sueur et les débris épidermiques, donner naissance à des *crasses* [2] d'étendue ou de couleur variable. Au microscope, on reconnaîtra qu'aux éléments figurés provenant de la

[1] Cité par Duplay dans le *Traité élémentaire de pathologie externe* de Follin et Duplay, t. IV. p. 63.

[2] Il serait inexact de croire que les crasses dites non parasitaires ne renferment jamais que des substances minérales ou des produits de desquamation. Presque toujours, en effet, elles contiennent des myriades de *vibrions* ou de *bactéries*. Nous avons déjà dit à plusieurs reprises que ces parasites n'ont rien qui caractérise telle ou telle maladie, nous ne les signalerons donc que pour mémoire.

desquamation épidermique et sébacée se seront ajou-
tées des granulations irrégulières, polyédriques, à contours anguleux, les unes grisâtres, les autres brunes,
rougeâtres, noirâtres. L'eau et l'acide acétique laissent
ces poussières intactes ; l'acide chlorhydrique les dissout
rapidement. Ce sont là des caractères que présentent
toutes les poussières terreuses. Souvent à ces poussières
s'ajoutent des fragments de cellules ou de fibres, des
sporules, des poils ou des barbes de plume, qu'il sera
aisé de reconnaître.

Dans certaines industries, on pourra retrouver à la
surface du corps des débris rougeâtres ou brunâtres, à
angles et à contours nets, de forme irrégulière. Ces
fragments insolubles dans l'eau, peu attaquables par
l'acide acétique, se dissolvent rapidement dans l'acide
chlorhydrique. Ce sont des fragments de rouille ferrugineuse (Robin). Le *noir de fumée*, qui forme la base de
presque tous les fards ou cosmétiques noirs, se présente
sous forme de grains noirâtres de 1 centième à 6, ou
même 18 centièmes de millimètre. Ces granules sont
anguleux, à angles mousses. Ils sont agglomérés en
forme de chapelets finement dentelés. Le noir de fumée
renferme encore des lamelles incolores, anguleuses, de
forme plus ou moins variée, présentant l'aspect de certains cristaux. Les acides sulfurique, chlorhydrique,
azotique n'altèrent en rien ces granulations. On les distingue donc aisément des granulations pigmentaires qui
sont dissoutes par l'acide sulfurique ou la potasse (voy.
p. 70). Le *charbon porphyrisé* diffère du noir de fumée en
ce que les granules qui le constituent sont de forme poly-
gonale anguleuse, à angles nets très-opaques, se présentant sous forme de tables triangulaires ou polygonales.
Ces fragments présentent parfois les ponctuations ou les

raies qui indiquent l'existence des cellules ou des vaisseaux provenant des végétaux qui ont servi à fabriquer le charbon. On distinguera donc aisément ces colorations noirâtres de celles que produisent certains fards souvent composés de préparations toxiques.

Les accumulations de *blanc de plomb* peuvent, par la formation de sulfure de plomb, donner naissance à une couche brune ou noirâtre qu'on observera assez fréquemment chez les ouvriers qui manient la céruse. Cette coloration noirâtre provient de la combinaison qui se fait entre la poussière plombique et les produits de décomposition de l'épiderme (sulfures, hydrogène sulfuré).

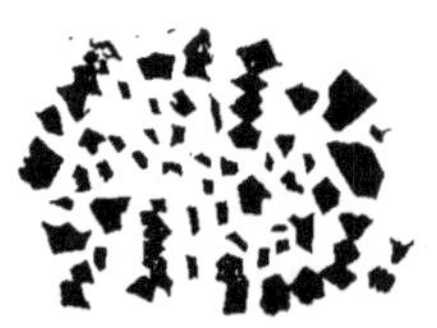

Fig. 52. — Granulations de noir de fumée provenant d'un cosmétique noir.

D'autres fois, certaines préparations mercurielles auront été employées. On reconnaîtra ces métaux en dissolvant l'enduit obtenu en raclant la peau dans un véhicule convenable (éther, alcool bouillant, etc.), puis en introduisant dans la solution une pile de Smithson. Le plomb ou le mercure métallique viennent recouvrir la lame d'or que l'on peut ensuite aisément examiner. Nous insisterons plus loin sur ce procédé.

Outre ces particules solides minérales ou végétales, formant à la surface de la peau des amas plus ou moins étendus, les crasses peuvent renfermer des produits d'exsudation ou d'excrétion desséchés sous forme de croûtes ou présentant l'aspect d'un vernis plus ou moins épais (voy. *Mucus*, p. 161). Tantôt ces croûtes seront incolores et résulteront alors d'une exsudation séreuse ayant déterminé une vésicule ou une bulle. La lymphorrhagie persistant, la paroi formée par les couches superficielles de l'épiderme corné cédera et le liquide s'étalera à la surface de la peau sous forme d'une croûte légèrement jaunâtre et luisante. En délayant le produit dans de l'eau, puis en l'examinant au microscope, on constatera qu'il consiste en mucus (p. 161), en débris épidermiques (p. 109) et en globules de lymphe (p. 158). D'autres fois, la croûte plus épaisse et d'apparence jaunâtre renfermera un grand nombre de leucocytes (p. 77) ; elle sera due alors à la rupture d'une pustule ; parfois, la croûte brunâtre ou noirâtre renfermera des globules sanguins plus ou moins déformés présentant le caractère de ceux que nous avons étudiés (p. 58).

Ces croûtes séreuses, purulentes ou hématiques peuvent accompagner les croûtes purement sébacées ou bien exister isolément. Elles se rencontrent dans toutes les maladies cutanées qui déterminent la formation de vésicules, de bulles ou de pustules. Elles n'ont donc, au point de vue purement anatomique, rien qui puisse servir à caractériser la maladie qui leur a donné naissance.

L'examen microscopique du liquide renfermé dans les vésicules ou les pustules n'éclairera pas davantage le diagnostic. Tantôt, en effet, on trouvera, au sein d'un sérum plus ou moins limpide, plus ou moins facilement coagulable, des cellules de volume variable ou des granulations moléculaires. Les cellules sont tantôt globuleuses, très-distendues par une masse transparente, colloïde, dans laquelle flottent des granulations réfractant fortement la lumière et non modifiées par l'acide acétique ; tantôt ces cellules renferment des noyaux en nombre plus ou moins considérable. Ceux-ci peuvent eux-mêmes se transformer en vésicules colloïdes. Ces éléments sont dus à la prolifération des couches les plus profondes du corps de Malpighi. — A côté d'elles, on trouve toujours un nombre plus ou moins considérable de leucocytes : c'est ainsi que, dans l'érysipèle, dès l'apparition des bulles auxquelles il donne souvent naissance, on peut y reconnaître un assez grand nombre de leucocytes. Il en est de même pour les vésicules vaccinales et varioliques, pour celles de l'herpès ou même celles que détermine la présence de l'*acarus scabiei*. L'examen du liquide retiré d'une pustule variolique à son début montre bien la formation de ces leucocytes. On trouve, en effet, dans le liquide obtenu après dilacération de la vésicule un assez grand nombre de ces grosses cellules vésiculeuses, remplies de leucocytes; ceux-ci deviendront bientôt libres au moment où la vésicule variolique se trouvera transformée en pustule. Outre ces leucocytes inclus dans des cellules plus grandes, la vésicule variolique renferme des leucocytes libres, des débris de cellules épidermiques, de la fibrine granuleuse, et quelques globules rouges du sang. Les granulations moléculaires sont les unes très-brillantes, réfractant fortement la lumière, solubles dans l'éther; d'autres solubles dans l'acide acétique et insolubles dans l'éther, dans l'acide gallique.

Ces éléments figurés existent dans tous les liquides retirés d'une vésicule ou d'une pustule, quelle que soit la maladie cutanée qui leur a donné naissance. Il sera sans doute presque toujours impossible de diagnostiquer par l'examen microscopique du contenu d'une vésicule ou d'une pustule la nature de la maladie qui l'a produite. Il arrive parfois cependant que certains caractères puissent mettre sur la voie d'un diagnostic. Ainsi la sérosité d'un vésicatoire examinée dans certaines maladies a pu donner de précieuses indications. Déjà nous avons décrit à propos du sang (p. 52), le procédé employé par Garrod et Charcot pour retirer, à l'aide d'un fil, les cristallisations d'acide urique du sérum sanguin. La même méthode pourra être employée pour analyser la sérosité des vésicatoires et donnera parfois des résultats tout aussi concluants. Nous devons ajouter pourtant que cette expérience délicate ne réussit pas toujours. Il est plus difficile encore de retrouver dans les vésicules ou les bulles les produits cristallisés de certains sels éliminés par la voie cutanée. A. Pàris dit avoir trouvé dans les vésicules formées par la *gale bédouine*, ou *lichen tropicus*, des cristaux de chlorure de sodium : ceux-ci auraient été éliminés par la sueur [1]. Lailler a pu reconnaître dans le liquide de quelques bulles de pemphigus des cristaux de phosphate ammoniaco-magnésien, etc. Ces recherches méritent d'être reprises.

Dans la *gangrène*, on a pu extraire des phlyctènes produites non-seulement des cellules épithéliales et adipeuses, des leucocytes, des globules de sang déformés, des cristaux d'acide gras, mais encore des corpuscules irréguliers, rhomboédriques, à teinte foncée, à contour net, qui ne sont autre chose que des débris épithéliaux imbibés de sang et colorés en rouge brunâtre, mais que l'on a considérés parfois comme suffisant pour caractériser la gangrène. Enfin, la présence de proto-organismes dans le liquide de certaines pustules a paru devoir aussi les caractériser.

Dans la *pustule maligne*, Davaine a démontré que la

---

[1] *Gaz. méd.* de Paris, 1866, p. 148.

sérosité extraite d'une pustule ou de la sérosité d'un vésicatoire, renfermait toujours des *bactéridies* (voy. p. 56); toutefois des expérimentateurs non moins consciencieux tels que Signol et tout récemment Vulpian ont reconnu la présence de ces bactéridies dans le sang d'animaux atteints d'affections toutes différentes (voy. p. 58). Des proto-organismes se rencontrent aussi dans la sérosité extraite des phlyctènes gangréneuses, des pustules d'ecthyma, etc. Elles ne sont pas plus caractéristiques que ne l'est, au point de vue de la pathogénie des maladies infectieuses, la présence de bactéries dans le sang. Nous n'insisterons donc pas sur l'examen de ces produits d'exsudation. Nous renverrons aussi aux chapitres qui traitent du sang, du pus, du mucus, des matières fécales, du sperme, des produits évacués par les organes génitaux de la femme, etc., pour l'étude des taches diverses que l'on peut rencontrer à la surface de la peau et qui sont formées par l'accumulation et la dessiccation de ces produits. Nous nous bornerons seulement à faire remarquer qu'à la surface cutanée, ces dépôts sont toujours mélangés à des amas de débris épidermiques ou de sébum.

ALTÉRATIONS DE LA SUEUR

Tandis que le sébum s'accumule souvent à la surface de la peau ou dans l'intérieur des follicules pileux, donnant ainsi naissance à des lésions faciles à reconnaître, la *sueur*, quelles que soient les modifications que subit son mode d'excrétion, ne donne à l'examen microscopique, aussi bien qu'à l'examen chimique, que des résultats presque toujours négatifs. La *bromidrose*, l'*hy-peridrose* et l'*anidrose* ne s'accompagnent que d'alté-rations épidermiques peu marquées dues, en grande partie, à la macération de l'épiderme par le flux exagéré de sueur (hyperidrose) ou bien, au contraire, à l'accumulation des débris épidermiques non ramollis et, par conséquent, difficiles à éliminer (ichthyose suite d'anidrose). Cependant on a prétendu trouver dans la sueur un principe analogue au lait, et l'on a décrit sous le nom de *galactidrose* une maladie caractérisée par l'épanchement à la surface cutanée d'une matière ressemblant au lait. Il est probable que l'on aura confondu ce produit de sécrétion avec celui des glandes sébacées, souvent liquide, et dans ce cas d'apparence laiteuse. Dans ces conditions, l'examen microscopique permettrait d'éviter une semblable confusion. La présence de cristaux de cholestérine dans ces matières sébacées les distingue d'ailleurs du lait qui n'en renferme pas.

Sous le nom d'*uridrose*, on a décrit une affection que détermine l'élimination de l'urée par les glandes sudoripares ; on sait que l'urée existe normalement dans la sueur, bien qu'en proportions assez faibles (environ 0,4 à 0,5 p. 1000) : on comprend donc que l'élimination de ce produit puisse augmenter, et il ne nous paraît pas impossible d'admettre qu'on ait pu rencontrer à la surface cutanée des paillettes blan-châtres, d'aspect farineux, que le microscope pourrait faire reconnaître pour des cristaux d'oxalate d'urée (V. *Urine*). Toutefois les cas d'uridrose sont excessivement rares. Drasche prétend avoir reconnu ces paillettes d'urée à la surface du corps des cholériques. Deininger, Kaup et Jürgensen ont vu cette cristallisation d'urée dans les cas d'anurie survenant dans le cours d'une scarlatine.

Nous comprenons moins les cas d'*hématidrose*. On pourrait admettre à la rigueur, qu'après une suractivité prolongée de la sécrétion sudoripare, du sang en nature fût mêlé au produit de la sécrétion. Toutefois on a dû le plus souvent confondre sous ce nom les hémorrhagies sous-cutanées qui se font dans certaines maladies adynamiques ; peut-être aussi a-t-on cru à une hématidrose , alors qu'on n'avait affaire qu'à une hémorrhagie déterminée volontairement par un traumatisme et dans un but intéressé. (V. Hébra, p. 95.)

Enfin sous le nom de chromidrose , ou *chromocrinie cutanée*, plusieurs auteurs ont décrit après Le Roy de Méricourt[1], Ordonez et Ch. Robin, une sécrétion sudorique anormale colorée par une matière brun foncé. Cette sécrétion, qui a son lieu d'élection aux paupières inférieures, donne naissance à des taches violacées que l'on enlève facilement à l'aide d'un linge imbibé d'huile. Si l'on examine au microscope le produit obtenu après avoir pressé la couche glandulaire au niveau de l'épiderme, on aperçoit des granulations lamelliformes, irrégulières, polygonales, de volume variable, à contour net, comme de minces fragments de gélatine desséchée ou de vernis écaillé, larges de 4 à 40 millièmes de millimètre. Leur coloration est d'un violet ardoisé tirant au bleu indigo, brunâtre dans les parties les plus épaisses. Ces granulations deviennent d'un bleu plus foncé par l'acide sulfurique; l'acide azotique les rend brunâtres, puis jaunâtres, et

---

[1] *Mémoire sur la chromidrose*, etc. 1 vol. in-8 extrait des *Annales d'oculistique*. Paris, 1864. J.-B. Baillière.

enfin les fait disparaître ; l'acide acétique fait pâlir, puis disparaître leur coloration bleue, mais ne les dissout pas ; l'ammoniaque ne les dissout pas non plus, mais ne fait pas reparaître la coloration qui avait disparu par l'action des acides.

Outre cette matière colorante, on trouve à la surface cutanée : 1° des cellules appartenant à la couche épithéliale interne des glandes sébacées. Elles sont irrégulières, renfermant des gouttelettes graisseuses, colorées en jaune ou brun foncé ; 2° des amas d'hématosine amorphe, cristallisant par l'éther. Cette matière colorante diffère par ses propriétés chimiques et son aspect microscopique des diverses poudres minérales ou végétales qui entrent dans la composition du fard et peuvent artificiellement être déposées à la surface de la peau.

Outre ces modifications pathologiques, on rencontre dans la sueur un assez grand nombre de métalloïdes ou de métaux éliminés après une médication interne. C'est ainsi que Bergeron et Lemattre ont reconnu l'élimination par la sueur des arsénites et des arséniates alcalins, du bichlorure de mercure, etc. Des observations semblables pourraient être faites en examinant, à l'aide du microscope, les produits éliminés par la sueur. Ainsi dans les kystes formés par la dilatation des canalicules sudoripares, kystes si bien décrits par Verneuil, on pourrait retirer à l'aide d'une ponction le liquide excrété et l'examiner au microscope.

MALADIES DÉTERMINÉES PAR LA PRÉSENCE DE PARASITES

Depuis que l'on étudie, à l'aide du microscope, les maladies cutanées, on a découvert un assez grand nombre de parasites végétaux ou animaux. Leur étude a éclairé d'un jour tout nouveau la pathogénie de ces affections et en a singulièrement modifié le traitement. Aussi ne saurait-on trop louer les ouvrages qui, comme ceux de Bazin, de Davaine, de Ch. Robin, etc., ont si minutieusement décrit les caractères des parasites qui se rencontrent à la surface du corps. Toutefois, il faut bien l'avouer, dans certaines circonstances la maladie cutanée existe avec tous ses caractères, et il paraît impossible de retrouver le parasite qui est censé lui donner naissance; d'autres fois le même parasite est retrouvé, alors que l'on étudie les produits qui se rencontrent à la surface du corps dans diverses maladies (*microsporon furfur*). Enfin il arrive souvent aussi que les débris parasitaires ne peuvent servir à affirmer l'espèce que l'on aurait à déterminer. Toutefois ces observations ne peuvent que nous engager à redoubler d'attention quand il s'agira d'étudier les maladies cutanées. Peu à peu le jour se fera, les espèces décrites seront mieux classées, et l'on pourra affirmer qu'à tel parasite correspond toujours une affection cutanée bien déterminée.

Dans cette étude des parasites cutanés, nous suivrons l'ordre généralement admis en étudiant d'abord les végétaux, puis les animaux parasites. Nous classerons les uns et les autres par régions au lieu de suivre un ordre plus conforme aux théories botaniques, mais moins utile au clinicien.

Les VÉGÉTAUX PARASITES de la peau humaine ont une organisation des plus simples. Ce sont des *champignons*, c'est-à-dire des organismes manquant de chlorophylle. Leurs éléments ont été rapportés à deux systèmes [1] : le système reproducteur comprenant les *spores* et les *filaments tubuleux réceptaculaires* ou *réceptacles ;* et le système végétatif qui ne renferme que du *mycélium*.

Les *spores* présentent l'aspect de granulations blanches réfractant fortement la lumière. Leurs dimensions varient entre 1 μ. et 6 μ.. Les acides concentrés coagulent le liquide qu'elles renferment, la teinture d'iode colore en vert leur membrane d'enveloppe.

Les *réceptacles* sont des cellules allongées sous forme de tubes quelquefois comme articulés. Il y en a des variétés infinies depuis le tube vide jusqu'au tube rempli de spores développées. D'autres fois les spores étant placées bout à bout comme les grains d'un chapelet, il semble n'y avoir pas de tube enveloppant.

Le *mycélium* se compose de cellules allongées sous forme de tubes plus ou moins étroits. Ils ont un diamètre de 2 μ. à 3 μ. Leur longueur et leurs bifurcations sont très-variables.

Tous les *épiphytes* semblent se loger de préférence au niveau des poils. Cependant on en rencontre aussi sous l'épiderme ; mais le plus souvent les poils sont leur siége de prédilection, et l'on donne le nom de *teigne*

Voy. Bazin, *Leçons théoriques et cliniques sur les affections cutanées parasitaires.* Paris, 1862, p. 26.

aux affections que leur présence détermine (Bazin).

Avant d'étudier, comme l'a fait Bazin, les diverses espèces de teigne, bornons-nous à signaler quelques parasites encore peu connus ; Hardy[1] croyait avoir reconnu dans l'*acné varioliforme* (*molluscum contagiosum*) des tubes ramifiés très-distincts, contenant dans leur intérieur ou à leurs extrémités des points sphériques ou ovoïdes, qui paraissaient être des spores. Ces éléments assez fréquents, même à l'état normal, dans les follicules sébacés et la matière qu'ils renferment, paraissent formés par l'accumulation d'aiguilles d'acides gras.

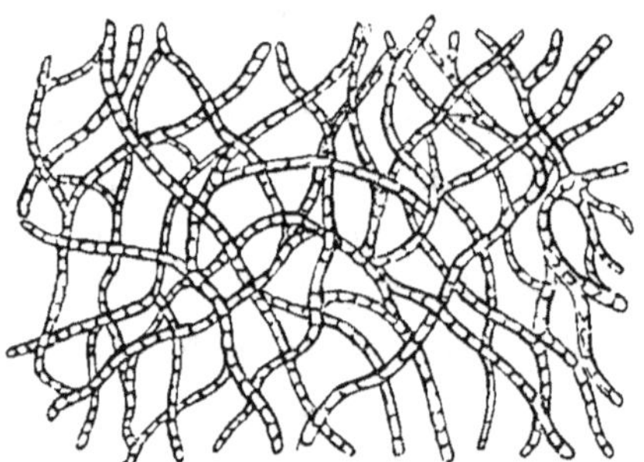

Fig. 35. — Aspergillus ; tubes du mycelium. (L. Beale).

Dans le conduit auditif externe, au milieu des nombreuses lamelles qui souvent, dans les cas d'otite externe aiguë, se mêlent au liquide de l'otorrhée, on rencontre des parasites appartenant au genre *aspergillus* (fig. 35). Depuis 1844, époque à laquelle Mayer[2] les décrivit pour la première fois, plusieurs observateurs, mais surtout Robert Wreden (de Saint-Péters-

<hr>

[1] Hardy, *Leç. sur les maladies de la peau*, 2° éd., p. 99.
[2] Müller's *Arch.*, 1844, p. 491.

bourg) [1], ont appelé l'attention sur ces parasites. On
les examine avec un grossissement de 300 à 500 diamètres, après avoir traité, par la potasse caustique, le
liquide purulent qui les contient. Ne pouvant entrer
dans de longs détails sur la description de ces aspergillus, nous renverrons les médecins qui voudraient
en avoir une idée un peu nette au mémoire du
Dr R. Wreden. Nous ne pouvons nous dispenser cependant, pour montrer l'intérêt de semblables études, de
signaler, en citant un exemple, le profit que l'on peut
tirer, dans ce cas, d'un examen microscopique. Les
myringites dues à la présence des *aspergillus* ne sont
pas rares, parce que les spores de cette algue, mêlées
d'autres spores de la moisissure (*penicillium*) peuvent
se trouver suspendues dans l'atmosphère des cham-
bres. Ce fait est démontré par l'observation suivante :
Madame B... était atteinte d'une myringite, et R. Wreden avait constaté la présence de l'aspergillus dans
la fausse membrane qui se développait au fond du conduit auditif externe. Voyant la maladie récidiver à plusieurs reprises, il eut l'idée d'infections nouvelles ;
« après avoir examiné la moisissure desséchée, d'un
vert brun, qui se trouvait sur les plafonds et les ren-
foncements des fenêtres blanchies à la chaux, il constata qu'elle différait du moisi blanc qui recouvrait les
murs peints à l'huile. La première se trouvait être le
penicillium glaucum, et le dernier était parfaitement
identique avec celui qui se développait dans l'oreille
de la malade, l'*aspergillus nigricans*. » Des essais de
culture prouvèrent, de plus, que « le champignon
retiré de l'oreille de madame B... et celui du mur,

---

[1] Congrès médical international de Paris. Août 1867, p. 696.

soumis à une culture sur deux tranches de citron, étaient parfaitement identiques et ne pouvaient être distingués l'un de l'autre. »

Gubler [1], observant une main blessée soumise à l'irrigation continue, y a découvert un parasite différent des champignons, et auquel il a donné le nom de *leptomitus epidermidis*.

Quant aux champignons mieux connus qui caractérisent les *teignes :*

Ils occupent, dit Bazin, la couche profonde de l'épiderme entre les cellules pavimenteuses et les cellules à noyaux. Bientôt la couche cornée de l'épiderme cède à la pression du cryptogame qui se montre à nu et sous des formes variables suivant l'espèce de teigne. Ce sont des croûtes jaunes et minces (*favus épidermique*) des lamelles d'un beau blanc de neige (*teigne tonsurante*), un duvet grisâtre (*pelade*). Le champignon qui germe sous l'ongle se comporte absolument de la même manière; il occupe le même siége anatomique. Ici la lame cornée offrira une grande résistance ; il faudra donc au parasite un temps plus long pour la perforer et paraître au dehors. » Quant aux poils, les parasites se comportent, à leur égard, de la même manière absolument. « Les spores se dirigeant vers la profondeur du follicule traversent les cellules pavimenteuses qui constituent ce canal et sont arrêtées par les conduits sécréteurs des glandes pileuses. Elles viennent se fixer, dans le canal épidermique, immédiatement au-dessus de l'orifice de ces conduits. De là elles s'étendent, s'accroissent, convertissent tout en leur propre substance. Tout est attaqué, détruit, transformé en matière champignonneuse, de sorte que le poil, examiné au microscope, offre des altérations remarquables. Les fibres longitudinales paraissent écartées et leurs intervalles remplis par des spores qui

---

[1] Cité par Woillez, *Dictionnaire de diagnostic*, 2ᵉ éd., p. 771.

pénètrent souvent jusque dans la partie médullaire ; en différents points on peut trouver des renflements circulaires, ovoïdes, tubériformes... quelquefois visibles à l'œil nu. (Bazin.)

Si l'on a égard au siége du parasite et à son mode de développement, on concevra combien il sera difficile de le reconnaître dès le début d'une teigne. D'un autre côté, les éruptions diverses qui précèdent ou accompagnent le développement de l'épiphyte, peuvent en masquer les caractères. Il est donc urgent de pouvoir, dès le début d'une semblable affection, examiner au microscope les parties malades et rechercher les spores, dont la présence affirme seule le diagnostic. Nous allons indiquer brièvement comment cet examen doit être fait pour chacune des formes de teigne que nous avons admise. Rappelons, une fois pour toutes, ce que nous avons dit (p. 20) en parlant des réactifs. La glycérine devra être employée dans ces recherches pour éclaircir les poils et faire apparaître les parasites végétaux.

Teigne faveuse. — Tout à fait au début, alors que le cuir chevelu se trouve recouvert d'une quantité assez abondante de débris squameux ou d'une éruption pustuleuse, on reconnaît déjà une altération des poils, qui paraît caractéristique. Les poils sont ternes, leur résistance est moindre, leur couleur devient grisâtre ou rougâtre. Si on les arrache pour les examiner au microscope, on constate que le bulbe du poil et son prolongement radiculaire renferment déjà quelques spores ou filaments tubuleux reconnaissables aux caractères que nous indiquerons dans un instant. Plus tard, l'altération devenant plus grave, on constate ce qui suit : « La tige seule peut paraître affectée, et, sur plusieurs points de sa longueur, on trouve des fragments de matière analogue à celle qui constitue les croûtes ; c'est également du favus ; de plus, le poil est terne, les deux substances corticale et médullaire sont moins distinctes que dans l'état normal, les fibres longitudinales paraissent plus grosses. Il n'est pas rare de trouver sur les membranes non plus seulement des spores, des tubes de mycélium, mais aussi de la matière faveuse en masse, déposée entre le prolongement radiculaire du poil et la tunique capsulaire interne. En même temps la tige offre la même altération, mais plus prononcée encore que celle dont nous venons de parler tout à l'heure. La capsule peut manquer ou bien on n'en trouve que des lambeaux. Le bulbe du poil et son prolongement radiculaire sont parsemés de spores et de filaments tubuleux. Enfin, quand l'altération est portée à son comble, le poil est atrophié, décoloré, les fibres longitudinales sont écartées ; dans leurs intervalles se voient des spores bien distinctes, et, sur les bords, des filaments tubuleux qui semblent sortir de l'épaisseur du cheveu. (Bazin.)

Le diagnostic se trouvera établi le plus souvent par l'examen des croûtes faveuses que l'on délaye dans un peu d'eau ou d'acide acétique, et que l'on examine à un gossissement de 500 diamètres. Dans ces cas, « on ne voit que des sporules, des tubes vides (mycélium) et des tubes chargés de sporules (sporidies). Les sporules ont un volume et une forme variables : les unes, plus petites, se distinguent à peine des granulations noires ; les autres ont jusqu'à 0^{mm},007 à 0^{mm},008 de diamètre et paraissent avoir deux enveloppes (gross., 800 diam.). Leur forme est ovoïde, quelquefois triangulaire et comme étranglée vers le milieu : il n'est pas rare de les voir réunies bout à bout en chapelet. Les tubes sont flexueux, simples ou ramifiés, vides ou chargés de spores et de granules : accolés les uns aux autres, ils forment des tiges plus ou moins larges et quelquefois comme articulées. » L'alcool, l'éther et le chloroforme ne dissolvent pas ces croûtes faveuses ; l'ammoniaque ne fait que les blanchir un peu.

Outre l'*achorion Schœnleinii*, dont nous venons d'in-

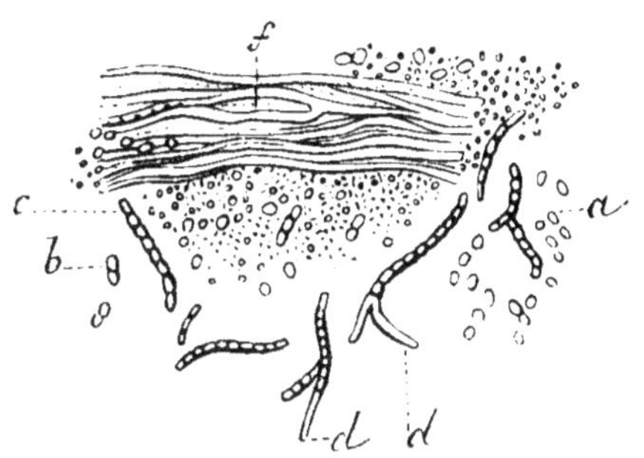

Fig. 54. — Parcelles de favus. (Bazin, pl. III). — *a*, Sporules isolées — *b*, sporules réunies — *c*, chaine de sporules — *d*, tubes vides — *f*, filaments tubuleux réunis — *g*, granules.

diquer les caractères, la teigne faveuse a quelquefois un autre épiphyte : la *puccinia favi*, découverte et décrite par M. Ardsten, qui l'a retrouvée dans le pityriasis. Il se compose de deux cellules conoïdes réunies par leur base.

Teigne tonsurante. — Le parasite qui donne naissance à la teigne tonsurante est caractérisé « par des sporules rondes ou ovales, transparentes incolores, à surface lisse, à intérieur homogène, variant entre $0^{mm},002$ et $0^{mm},008$; les spores naissent dans l'intérieur de la racine des cheveux sous forme d'un groupe de sporules rondes. Celles-ci donnent naissance à des filaments articulés qui, en se développant, rampent dans l'intérieur du cheveu en suivant son axe. Il a reçu le nom de *tricophyton tonsurans.* » (Lebert.) Cet épiphyte est donc presque exclusivement composé de spores. Ce-

pendant, d'après Bazin, les tubes de mycélium existe-
raient dès le début de la maladie aussi bien qu'à une
période avancée ; ils disparaîtraient au moment où le

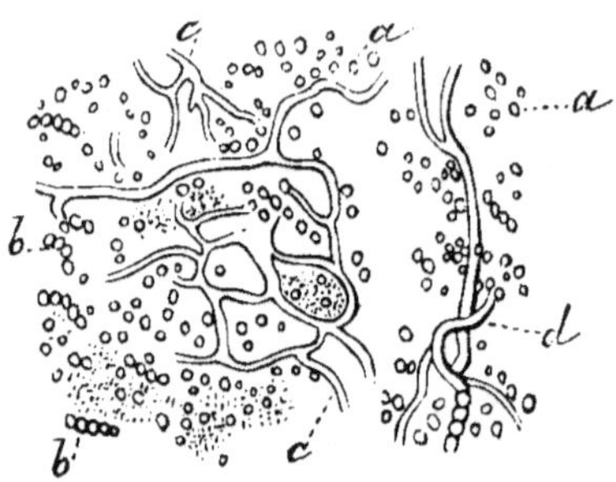

Fig. 55. — Poussière blanche qui revêt les cheveux brisés de l'herpès tonsurant (Bazin, pl. II). — a, sporules isolées — b, sporules
réunies — c, tubes vides — d, tube sporulaire.

cryptogame est dans toute la force de son développement.

L'affection[1] débute par l'altération des poils. Ils changent
de couleur, deviennent ternes, secs, très-cassants. Si l'on
peut arriver à les extraire, avec leurs bulbes, on constate
que, tout autour du poil et dans son épaisseur, existent des
spores quelquefois allongées et se rapprochant des tubes
de mycélium. Quelquefois aussi les poils présentent, de
distance en distance, des renflements olivaires ou tubéreux.
Plus tard, alors que les tonsures se forment, le parasite se
montre sur les poils brisés et sur l'épiderme. Il prend la
forme d'une gaîne amiantacée, blanc mat, recouvrant
presque complétement les poils. Sur l'épiderme, il forme
une substance floconneuse, blanche, qui ressemble assez
bien à l'hypersécrétion épidermique qui l'accompagne. On
la distingue par sa coloration plus blanche et par l'examen
microscopique. A cette période, les poils ne peuvent plus

____

[1] Voy. Bazin, *loc. cit.*, p. 170 et suiv.

être arrachés ; ils paraissent donc épiés à leurs deux extrémités. Les deux substances (corticale et médullaire) sont confondues, les fibres longitudinales sont écartées et leurs intervalles sont remplis de sporules. Le poil forme le centre d'une espèce de manchon composé exclusivement de spores.

A la troisième période de la maladie, le champignon détermine l'inflammation du follicule pileux : le pus, qui se sécrète dès lors en grande abondance, tue le champignon parasite. Les gaînes et les lamelles argentées disparaissent ; une éruption pustuleuse survient. Le tricophyton dès lors est difficile à apercevoir : les spores, quand on les trouve, sont inégales, petites et mêlées à un plus grand nombre de tubes de mycélium. D'après M. Bazin, à qui nous avons emprunté cette description, le *microsporon mentagrophytes*, de Gruby, ne serait autre que ce tricophyton arrivé à sa troisième période. Le *sycosis* parasitaire ne serait donc autre chose qu'une période plus avancée de la teigne tonsurante. Pour M. Robin, le microsporon n'existerait pas et l'erreur de Gruby proviendrait de ce qu'il a confondu avec des tubes de mycélium des lambeaux d'épiderme roulé sur lui-même. A cette troisième période, le follicule pileux enflammé peut s'oblitérer, ou bien, la sécrétion pileuse continuant, il donnera naissance à un poil rouge jaunâtre, très-grêle, dont l'examen microscopique nous montrera tous les éléments confondus.

Le cuir chevelu est le siége de prédilection du *tricophyton tonsurans*. Cependant nous avons déjà vu qu'on rencontrait ce parasite sur la face et le cou (deuxième période ou période pityriasique du *sycosis*). On le trouve encore, avec des caractères analogues, aux parties sexuelles, à l'aisselle, plus rarement sur le tronc et les membres.

Teigne pélade. — Elle est due à la présence du *microsporon Audouini*. C'est un épiphyte dont les spores sont plus petites, moins nombreuses que dans le trichophyton ; les trichomata sont plus nombreux.

La disposition du champignon, par rapport à la tige et à la racine du poil, est fort remarquable et bien différente de celle du trichophyton. Ainsi sur la tige, les spores forment quelquefois de petits groupes isolés ou affectent une disposition racémiforme. La tige elle-même présente de distance en distance des renflements ou nodosités sphériques ou ovoïdes, constitués par les fibres longitudinales dilatées et incurvées, au travers desquelles on aperçoit des amas de sporules. Dans les intervalles des renflements, le poil ne paraît pas malade. On ne constate de brisure sur les cheveux malades qu'au niveau des nodosités, qui se rompent à la manière d'un jonc. Quand l'altération cryptogamique est parvenue à son minimum d'intensité, les fibres du cheveu sont écartées dans toute leur étendue par les spores disposées en séries linéaires ; mais le cheveu est mince, transparent, aplati, et non en fascicules et en touffe comme dans la teigne tonsurante. Sur la racine, les désordres ne sont pas moins remarquables. Ainsi, le plus grand nombre des cheveux extraits des tonsures de la pelade ont un bouton sans capsule, tandis que, dans la teigne tonsurante ou l'herpès en desquamation, ils n'en ont pas puisqu'ils sont rompus aux deux extrémités. Dans la pelade, la racine du cheveu est recourbée en crosse ou droite et en massue ; le cheveu extrait de la circonférence des tonsures dans l'herpès offre souvent un renflement énorme qu'on peut comparer pour la forme soit à l'oignon, soit au navet, et si l'altération de la racine est portée aussi loin que possible, celle-ci présente l'aspect d'une fourche ou d'un trident. Le microsporon épidermique et le microsporon unguéal (si tant est qu'il existe) sont faciles à constater en examinant au microscope le duvet grisâtre qui recouvre les plaques dénudées de la pelade et la substance qui forme les points jaunes de l'ongle dans la même maladie ; mais on trouve toujours, avec les éléments cryptogamiques, un grand nombre de cellules épithéliales, tandis que le trichophyton se trouve à l'état de pureté dans les gaines blanches qui entourent les poils brisés de l'herpès en desquamation. » (Bazin.)

Le *microsporon Audouini* se retrouve, avec le *tricho-phyton ulcerum* (?) à la surface de certains ulcères cutanés.

Nous avons vu, plus haut, en étudiant les crasses que l'on rencontre à la surface cutanée, que certains dépôts paraissaient formés par les débris ou les déjections d'épiphytes ou d'épizoaires. Le seul parasite végétal décrit sous le nom d'*épidermophyton* par Bazin est le *microsporon furfur*. L'affection cutanée à laquelle il donne le plus souvent naissance porte le nom de *pityriasis versicolor*, mais on le rencontre également dans les chloasma, les éphélides, etc. Le cryptogame vit aux dépens de l'épiderme. Il est situé plus superficiellement que les végétaux que nous venons de décrire. Quand il existe sur les poils, il végète à leur surface, sans jamais pénétrer à leur intérieur. Mélangé

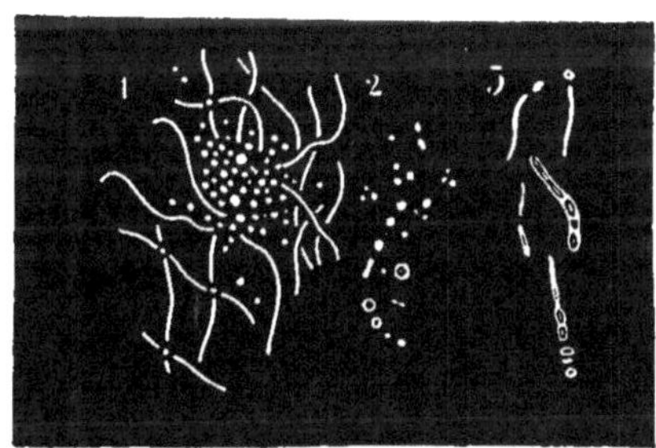

Fig. 36. — Microsporon furfur. (Moquin-Tandon.) — 1, mycélium et sporules — 2, spores — 3, spores en voie de développement.

à de nombreux débris épidermiques, le *microsporon furfur* passerait souvent inaperçu si l'on n'avait la précaution de traiter la préparation par de l'ammoniaque ; on se débarrasse ainsi de l'épiderme et l'on peut observer le parasite pityriasique (Robin). On constate dès lors que le *microsporon furfur* est formé « par un réseau très-riche composé de tubes ou de filaments droits ou contournés, simples ou ramifiés, avec des spores terminales. Ces filaments sont plus étroits que ceux de l'*oïdium albicans*; ils ne sont pas cloisonnés. Les spores sont sphériques, plus grosses que celles du *microsporon Audouini*. Elles réfractent fortement la lumière et paraissent, vues sur le champ du microscope, avoir un contour bilinéaire; elles ne renferment pas de granules à leur intérieur. » (Bazin.)

Nous avons déjà signalé, à propos du sang (p. 58) les différents microphytes que Hallier prétend avoir reconnus dans diverses maladies. Disons seulement que sur la peau des varioleux, des scarlatineux, des rubéoliques, des malades atteints de syphilis, de pellagre, etc., etc., on a découvert des sporules dont la description ne saurait être donnée, leur existence étant encore très-hypothétique.

PARASITES ANIMAUX. ---- Nous dirons peu de chose des *épizoaires* proprement dits. Vivant à la surface cutanée, visibles à l'œil nu, les différentes espèces de *poux* et la *puce (pulex irritans)* sont décrites dans tous les traités d'histoire naturelle. Les phénomènes qui accompagnent les lésions qu'elles produisent intéressent peu le micrographe.

La *chique (pulex penetrans)* est rare dans nos pays; elle pénètre sous la première couche de la peau, y apparaît comme un grain de poudre, se creuse une loge, puis, absorbant les liquides des tissus, se gonfle énormément. Bientôt surviennent des démangeaisons, des douleurs intolérables. Il faut extraire l'animal, sinon les œufs auxquels il donne naissance distendent

encore son abdomen ; il en résulte une inflammation
de la peau et un kyste se forme. C'est ce kyste dès lors
qu'il faut énucléer et extraire en totalité pour éviter la production d'ulcères d'assez mauvaise apparence[1].

Il est également rare que l'on ait affaire aux *tiques*, ou
rouget, acarien qui, des tiges des graminées qui lui servent habituellement de demeure, s'attache à la peau
surtout des jambes, des cuisses et du bas-ventre, aux
larves de muscides et d'*œstrides*, qui se rencontrent dans
les fosses nasales ou même sous la peau. Nous renvoyons pour la description de ces épizoaires aux différents traités d'histoire naturelle médicale.

Deux épizoaires, qui vivent dans l'épaisseur de l'épiderme doivent plus longuement nous arrêter. Ce sont
l'*acarus folliculorum* et l'*acarus scabiei*[2].

Connu sous les noms de *demodex follicularis* (Owen),
Simonea folliculorum (P. Gervais), *entozoon folliculare*
(E. Wilson), l'*acarus folliculorum* (Henle puis Simon)
peut exister, même à l'état physiologique, dans les
glandes sébacées. Il suffit, pour le trouver, de recueillir
les produits obtenus en extrayant le sébum des glandes
du nez. On racle, à l'aide d'un couteau, les fragments
de sébum qui apparaissent par une pression exercée
sur les ailes du nez ; on les ramollit à l'aide d'une
goutte de glycérine et on les étale sur le porte-objet.
A l'aide d'un grossissement de 300 à 400 diamètres,
on peut, lorsqu'il existe, reconnaître le parasite.

Dans sa forme la plus commune, l'*acarus folliculorum*

---

[1] Voy. Brassac, *Archives de médecine navale*, IV, 510.
[2] Voy. Hébra, *Traité des maladies de la peau*, trad. par Doyon.
Paris, G. Masson, 1872.

a de 85 μ. à 125 μ. de longueur et environ 25 μ. de largeur (voy. fig. 50).

La tête est pourvue de deux palpes latéraux et bifides et d'un proboscis long et tubuleux sur lequel on trouve un organe triangulaire composé de deux pointes ou défenses fines. La tête tient immédiatement au thorax, qui compose environ le quart de toute la longueur de l'animal. De chaque côté du thorax, il y a quatre pattes très-courtes, coniques, consistant en trois segments et portant trois griffes étroites à leurs extrémités libres. De la base de chaque patte, une crête s'étend transversalement à travers le thorax et ces bandes transversales sont reliées les unes aux autres par une crête longitudinale placée sur la ligne médiane. L'abdomen est environ trois fois aussi long que la poitrine. Les téguments présentent un grand nombre de constrictions qui ont l'air de lignes transverses placées en juxtaposition et donnent à ses rebords latéraux l'aspect d'une lime.

Une autre variété de cet animal est caractérisée par la brièveté de l'abdomen, qui peut ne pas être plus long que le thorax et qui, de toute façon, ne dépasse pas cette région de plus d'une demi-longueur. Dans une troisième variété, les pattes sont au nombre de trois seulement et l'abdomen est complétement lisse. Enfin une quatrième variété présente une forme cordée. Peut-être ces diverses apparences correspondent-elles à divers degrés du développement du parasite.

Quoi qu'il en soit, il paraît démontré que la présence de ce parasite ne détermine aucun symptôme évident, que, loin de produire les comédons ou d'occasionner la formation de pustules acnéiques, il ne s'observe pas plus fréquemment dans ces maladies cutanées que sur la peau d'individus parfaitement sains.

L'*acarus scabiei* (de Geer), appelé encore *A. exulcerans* (Linné), ou *sarcoptes hominis* (Raspail), n'existe presque jamais à la surface libre de la peau. Il se loge entre les couches de l'épiderme. La femelle y creuse un sillon dont elle occupe l'extrémité. Elle y apparaît sous forme d'un point blanc, brillant, de 1/2 millimètre de long sur 1/3 de millimètre de large environ. On peut assez facilement l'en extraire à l'aide d'une aiguille assez fine. Dans ce but, on déchire avec précautions l'épiderme à une petite distance de la papule ou de la vésicule sur le bord de laquelle on aperçoit l'éminence punctiforme déterminée par la présence du parasite. Poussée avec précaution, l'aiguille passe sous l'acare, qui s'y cramponne en restant immobile. On peut dès lors le porter sur le porte-objet du microscope. « Une autre méthode consiste à sectionner l'enveloppe de la vésicule et l'épiderme environnant à l'aide d'une paire de ciseaux de Louis à lame mince. La partie enlevée est placée sous le microscope avec un grossissement de 50 à 100 diamètres. Pour voir un sillon entier sous le microscope, il faut laver avec du savon et de l'eau la partie contenant le sillon : le médecin fixe dès lors la surface de la peau autour du sillon et coupe ensuite tout l'épiderme qui le renferme, d'un seul coup, avec une paire de ciseaux de Louis. La meilleure partie à choisir pour cette petite opération est le pénis. Il est bien de commencer l'incision au cul-de-sac du sillon (celui occupé par l'acarus) et de diriger ensuite l'instrument vers l'orifice d'entrée ; car, sans cette précaution, la pression des ciseaux pourrait très-probablement faire sortir l'acarus. Les lamelles épidermiques ainsi enlevées seront placées entre deux plaques de verre qui peuvent être légèrement pressées l'une contre l'autre ; et une fois cette préparation terminée sans l'addition d'aucun liquide, on l'examinera au microscope avec un grossissement de 60 à 100 diamètres. Si l'opération réussit, on apercevra dans le sillon, outre l'acarus femelle, environ 10 à 14 œufs, rangés sur une ligne les uns derrière les autres à partir de l'extrémité postérieure de l'acarus, puis de nombreuses coquilles et de petites fèces scybaliques noires. » (Hébra, trad. par Doyon, p. 165.) Un autre moyen de découvrir les acares dans le cas où la gale se complique d'eczéma consiste à faire bouillir les croûtes qui existent à la surface de la peau dans une solution de soude caustique. On détruit ainsi les corpuscules de pus et les parcelles épidermiques. Les acares restent intacts. Ce moyen de diagnostiquer la gale pourrait servir dans le cas où une éruption eczémateuse intense masque complétement les symptômes de la gale (Hébra, note de l'édition anglaise). Enfin on réussira souvent à isoler les acariens après avoir laissé tremper pendant quelque temps les croûtes dans un mélange d'eau, d'acide acétique et d'alcool (Robin).

Il est bon d'ailleurs, chaque fois que l'on examine un acarus ou des débris d'acariens, de le faire avec une grande attention, et en le comparant à une figure ou à une préparation typique de l'acarus de la gale, afin de ne pas confondre avec ce parasite de l'homme des acariens analogues qui, vivant dans des objets ou des substances qui servent à des usages journaliers, se trouvent souvent par hasard sur la peau, sur des plaies, sur des pinces à pansement et dans diverses déjections.

Ch. Robin parle d'un acarien qui lui fut envoyé par le docteur Royet et qui s'était multiplié en quantité innombrable dans les tas de blé nouvellement égréné; il avait déterminé un prurit ayant duré plusieurs jours sur les individus qui maniaient le grain ou vivaient dans le voisinage de ses amas. On trouvera dans l'ouvrage de Ch. Robin (*Traité du microscope*, 1871, p. 766), la description de cet animal ; qu'il nous suffise de dire que la forme allongée, la transparence de son corps, la disposition des pattes permettaient au premier coup d'œii de le distinguer de l'*acarus de la gale*.

D'autres espèces d'acariens, appartenant aux genres cheyletus, glyciphagus et tyroglyphus ont été décrits par Fumouze et Ch. Robin[1]. Les premiers ont été retrouvés à la surface du corps humain, dans les déjections, etc. ; ils provenaient, sans doute, de la farine de lin des cataplasmes. C'est aussi, dans le genre cheyletus qu'il faut faire rentrer le parasite désigné par Moquin-Tandon sous le nom d'*acaropse* et trouvé par Le Roy de Mericourt, dans le pus qui s'écoulait du conduit auditif externe. M. Laboulbène, qui a décrit ce parasite, en a donné tous les caractères[2].

Il est plus important de savoir reconnaitre, par l'examen des parasites trouvés à la surface du corps de l'homme, si l'on a affaire au *sarcopte* de l'homme ou bien à un parasite provenant d'un animal domestique et accidentellement déposé à la surface cutanée. Dans leur travail sur la psore, MM. Delafond et Bourguignon[3] ont prouvé, en effet, la contagion de la psore des animaux à l'homme. Ils ont démontré expérimentalement la transmission de la gale du cheval, du chien, du chat, du cochon, etc., lorsque ces animaux étaient

[1] *Journal de l'anatomie*, 1867, p. 505.
[2] Voy. *Journal de l'anatomie*, 1867, p. 508, note.
[3] *Traité pratique de la psore ou gale de l'homme et des animaux domestiques*, par O. Delafond et H. Bourguignon, dans les mémoires présentés par divers savants à l'Académie des sciences, 1862.

atteints d'une psore due au sarcopte commun. Bien plus, ils ont constaté que, transmise de l'animal à l'homme, la gale se développait avec une intensité des plus considérables. Il importe donc de savoir reconnaître l'acarus de l'homme, de savoir le distinguer des sarcoptes provenant de diverses espèces animales. Nous reproduisons plus loin, d'après Delafond et Bourguignon, outre les figures qui représentent les acares de l'homme, ceux du chien et du chat, que l'on est souvent exposé à voir se développer sur le tégument de l'homme. Voici maintenant la description de l'*acarus de l'homme*.

Le corps est ovale, en forme de tortue, dentelé sur ses bords latéraux : le dos est recouvert de petits appendices coniques, ressemblant assez bien à des écailles munies de soies : la peau est sillonnée de replis, de duplicatures diverses ; la tête a quatre paires de machoires et deux fortes palpes placées près des mâchoires et de même longueur. Les pattes sont au nombre de 8 ; elles sont grosses, courtes ; chez la femelle les deux dernières paires, celles qui sont postérieures, sont munies de longs poils et ne présentent pas ces suçoirs pédonculés que l'on remarque aux pattes antérieures : le mâle a deux suçoirs de plus à la quatrième paire de pattes ; la troisième seule est munie de poils. Le mâle est beaucoup plus petit que la femelle. Il présente en outre, à la partie inférieure de l'abdomen entre les pattes postérieures, des organes génitaux très-visibles. Les œufs sont ovoïdes ; les larves plus courtes et plus étroites que les œufs.

« Dans des cas exceptionnels de gale, probablement par suite de la présence d'une quantité notable d'acares (notamment de mâles), on remarque, outre les caractères ordinaires de l'affection, des amas épidermiques épais, semblables à du cuir. Ils recouvrent la paume

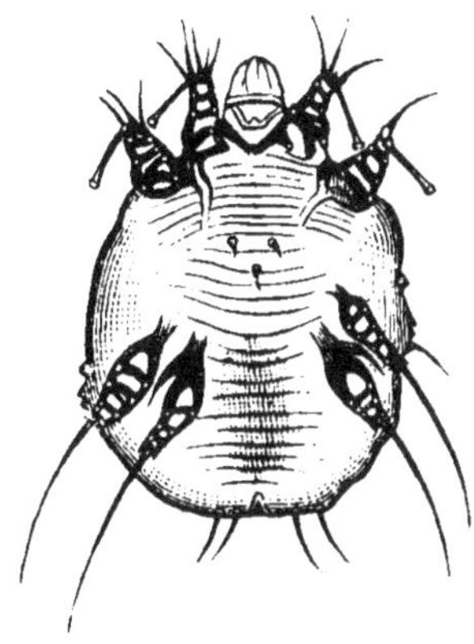

Fig. 57. — Acarus de l'homme (mâle), gross. 60 d.

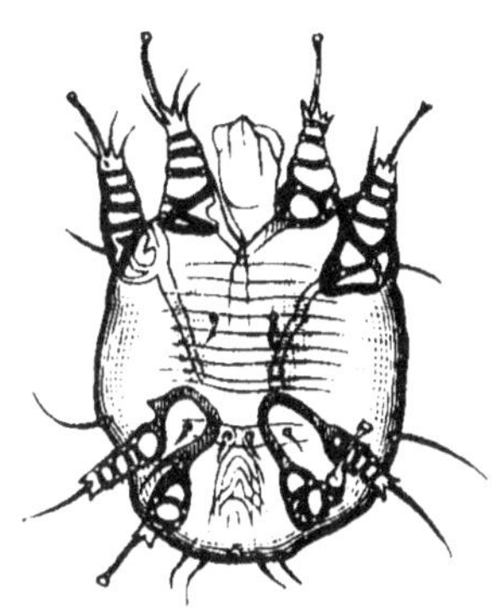

Fig. 58. — Acarus de l'homme (femelle), gross. 100 d.

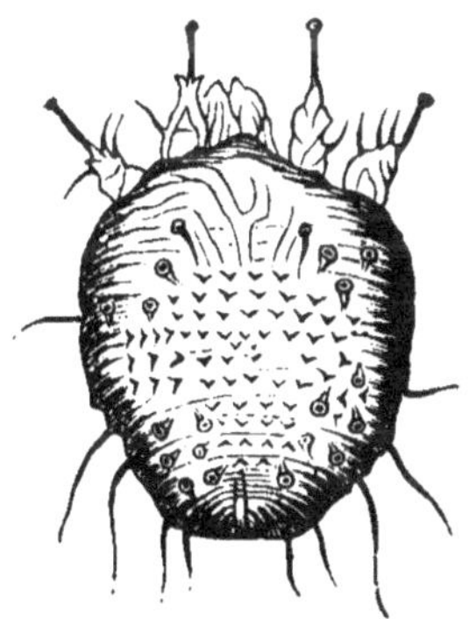

Fig. 59. — Acarus du chien, gross. 60 d.

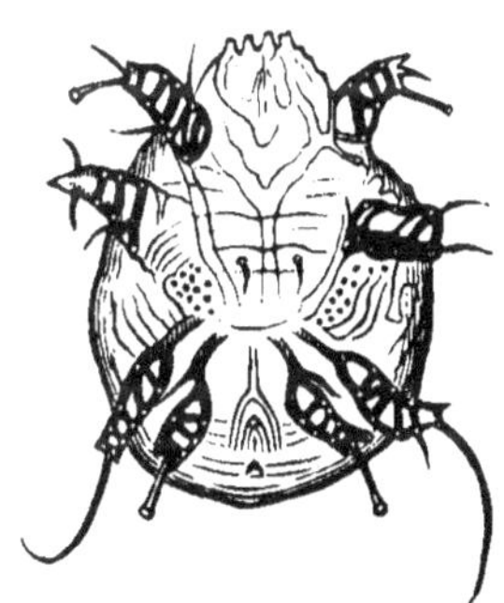

Fig. 40. — Acarus du chat, gross. 130 d.

(D'après Delafond et Bourguignon.)

des mains et la plante des pieds sous forme d'excroissances jaunes cornées. En même temps, les ongles subissent une dégénérescence : leurs lamelles se cassent, se racornissent et se détachent en partie des tissus auxquels elles devraient adhérer. Enfin sur d'autres régions du corps ainsi que sur la face, le pavillon de l'oreille et le cuir chevelu surviennent des croûtes que l'on distingue de celles d'un *eczema impetiginosum,* parce qu'elles contiennent des acares morts, des œufs, des fécès, et d'autres débris de ces animaux. » (Hébra). Cette forme de gale, observée surtout en Norwége sur des malades affectés d'*elephanthiasis Græcorum* (Danielssen et Bœck), n'a pu être diagnostiquée que par un examen microscopique approfondi.

Les préparations minutieuses qu'exige l'étude microscopique des acariens intéressent le naturaliste plutôt encore que le médecin. Nous renverrons donc le lecteur aux détails que Robin a consacrés à cette question. (*Traité du microscope*, pages 754 et suiv.)

IV. — EXAMEN DES COUCHES PROFONDES DE L'ÉPIDERME

FAUSSES MEMBRANES

Jusqu'à présent nous n'avons étudié que les produits accumulés à la surface de la peau saine ou recouverte de croûtes plus oů moins épaisses. Il nous faut maintenant décrire les éléments que l'on rencontre lorsque, le revêtement protecteur ayant été détruit dans une plus ou moins grande étendue, les surfaces ulcérées sont mises à nu ou recouvertes de néoformations. Le plus souvent l'examen du réseau de Malpighi, qui représente dès lors un revêtement analogue à celui des muqueuses, ne donnera que peu d'indications.

Prenons comme exemple ce qui se passe quand on vient à soulever puis à enlever la couche cornée de l'épiderme à l'aide d'un vésicatoire. Au début, la sérosité extraite ne montrera que des cellules épithéliales plus ou moins gonflées de liquide, un assez grand nombre de leucocytes et quelques rares globules de sang ; mais, au bout de peu de temps, se dépose à la surface épidermique à nu une couche glaireuse, jaune ambré, qui contient de la fibrine sous forme de filaments ondulés entre-croisés. Cette fibrine emprisonne dans ses mailles un plus grand nombre de leucocytes, des granulations moléculaires, des granulations graisseuses et des cellules épithéliales. Plus tard encore, la plaie laissée par le vésicatoire pourra se recouvrir d'une couche grisâtre, pulpeuse, très-riche en fibrine, en globules de pus et surtout en globules granuleux, infiltrés de matières grasses. Très-abondante au début, très-abondante aussi dans les cas où la plaie formée par un vésicatoire se recouvre d'une fausse membrane grisâtre, pulpeuse, l'accumulation des globules de pus diminue, au contraire, dans les cas où la plaie tend vers la cicatrisation. Ce que l'on remarque dès lors, c'est la diminution du nombre des globules de pus coïncidant avec l'augmentation du nombre des cellules épithéliales souvent anguleuses, allongées, renfermant un ou plusieurs noyaux.

Les surfaces des ulcères ne présentent pas de caractères plus tranchés. On voit cependant dans certains services de chirurgie, quand il y a encombrement, infection des salles, certaines plaies s'accroître incessamment, sans tendance à la cicatrisation, la surface de l'ulcère se recouvrir d'une fausse membrane plus ou moins épaisse, adhérente ou ne formant qu'une boue humide grisâtre (*pourriture d'hôpital*). D'autres fois, détruisant tous les tissus, sauf les gros vaisseaux, qu'elle paraît longtemps ménager, l'ulcération peut donner naissance à un produit gris noirâtre, sanieux, fétide, s'écoulant de la plaie en même temps que celle-ci gagne en profondeur (*forme ulcéreuse de la pourriture d'hôpital*). Si, dans les deux cas, on examine ce qu'on récolte à la surface de l'ulcère, on trouve que le produit de désagrégation moléculaire qui s'élimine incessamment contient une matière amorphe, sous forme de granulations élémentaires, de la fibrine en fibrilles dissociées, retenant dans ses mailles un grand nombre de leucocytes, des globules graisseux, des globules sanguins déformés, des cellules épithéliales, enfin et surtout des fibres de tissu conjonctif, des fibres élastiques, et des fibres musculaires dissociées, granuleuses, en voie de destruction. A ces éléments, qui prouvent que la *pourriture d'hôpital* n'est autre chose qu'un mode spécial de gangrène, s'ajoutent quelques parasites (vibrions, algues diverses), qui n'ont rien de constant, ce qui permet de distinguer la pourriture d'hôpital de certaines affections parasitaires. Pourquoi la pourriture d'hôpital ne survient-elle que dans certaines conditions spéciales d'encombrement? comment se transmet-elle d'un malade à un autre? quels sont les agents qui déterminent cette mortification rapide des tissus? Autant de questions difficiles à résoudre et qu'un examen ultérieur pourra seul élucider.

Les membranes *diphthéritiques* peuvent aussi envahir certaines plaies ; elles se distingueront des fausses membranes qui caractérisent la pourriture d'hôpital. Dans les fausses membranes diphthéritiques, en effet, la fibrine n'existe pas (Wagner). On observe, sans doute, en étudiant ces membranes, des fibrilles grêles, minces, très-étroites, irrégulièrement entre-croisées dans tous les sens, ou bien encore des amas linéaires de granulations fines ; mais si l'on vient à traiter ces fausses membranes par une solution faible de carmin (Wagner), ou à l'aide de picro-carminate d'ammoniaque (Cornil et Ranvier), on constate que l'exsudat qui a donné naissance à la formation pseudo-membraneuse n'est point fibrineux, mais paraît surtout riche en mucine. On peut, comme l'a fait Wagner, constater que ces fausses membranes se décomposent rapidement en blocs irréguliers, ramifiés, s'engrenant les uns dans les autres. Ces blocs seraient formés par des cellules épithéliales infiltrées d'une substance albuminoïde ayant perdu leur noyau et leur membrane d'enveloppe et présentant dès lors toutes les modifications intermédiaires entre les cellules épithéliales normales et les blocs anguleux et ramifiés dont le réseau forme la presque totalité de la membrane diphthéritique. Outre ces cellules épithéliales, la matière amorphe qui existe en proportions très-notables emprisonne des globules de pus les uns normaux, d'autres gonflés, granuleux, infiltrés de gouttelettes graisseuses, une assez grande quantité de graisse sous forme de globules réfractant fortement la lumière, solubles dans l'éther et l'essence de térébenthine, quelques globules sanguins souvent déformés, des cristaux d'acides gras, enfin un grand nombre de vibrioniens [1]. Jamais on ne trouve dans ces fausses membranes les fibres élastiques ou les fibres

[1] Consulter à ce sujet le remarquable travail du Dr Laboulbène, *Recherches cliniques et anatomiques sur les affections pseudomembraneuses.* Paris, 1861.

9.

musculaires dont on reconnaît si nettement l'aspect strié en étudiant les produits de la pourriture d'hôpital. Letzerich avait prétendu que les membranes diphthéritiques étaient caractérisées par l'existence d'un parasite végétal auquel il avait donné le nom de *zygodesmus fuscus* [1]. D'après de nouvelles recherches, l'aspect filamenteux que l'on observe parfois en examinant les fausses membranes diphthéritiques est tout accidentel et ne saurait impliquer la présence d'un parasite. Ce que Hueter et Tomassi avaient pris pour des monades n'est autre chose qu'un amas de noyaux de cellules. (*Centralblatt für Wissensch.*, n° 33, 1870.)

Nous avons indiqué plus haut (p. 125) les résultats obtenus en examinant le produit des phlyctènes que produit la gangrène. A la surface des ulcères qui en sont la conséquence, on observe les produits de nécrobiose des divers éléments constitutifs des tissus. Ce sont : des granulations graisseuses et des cristaux de margarine, d'acide stéarique, de cholestérine qui en dérivent et qui sont mêlés à des cristaux de leucine et de tyrosine ; des fibres musculaires striées et infiltrées de granulations pigmentaires brunâtres ; des fibres de tissu conjonctif et des fibres élastiques. Des cellules épithéliales ratatinées, déformées, infiltrées de matières colorantes rouges ou brunâtres ; des cristaux d'hématoïdine provenant de la décomposition des globules rouges du sang ; des globules blancs, les uns normaux, les autres plus ou moins granuleux, irréguliers, anguleux, d'autres ayant subi la métamorphose caséeuse, se rencontrent en proportions variables à la surface de ces ulcères. Souvent on y trouve les *corpus-*

----

[1] *Arch. de Virchow*, 1868 et 1869.

cules dits *gangréneux*, c'est-à-dire de petits points noirs, ronds, carrés ou triangulaires, sans forme cristalline bien déterminée, insolubles dans l'alcool et l'éther, inattaquables par la plupart des acides et des bases, et résultant d'une infiltration des éléments anatomiques plus ou moins déformés par une matière colorante spéciale ; des granulations pigmentaires noirâtres, douées de mouvement brownien et composées de sulfure de fer ; enfin des cristaux de divers sels (sulfate et carbonate de chaux, phosphate ammoniaco-magnésien, urates et butyrates d'ammoniaque, etc.), et une myriade d'infusoires (vibrions et bactéries.) (Voy. M. Raynaud, article GANGRÈNE, *du nouveau Dictionnaire de médecine et de chirurgie pratiques.*)

L'étude des produits obtenus en raclant certaines tumeurs ulcérées à la surface de la peau peut mettre sur la voie du diagnostic et engager le médecin à s'éclairer davantage encore en examinant des fragments durcis à l'aide de divers réactifs et étudiés au moyen de coupes. Le trocart explorateur de Küss, ou celui de Duchenne [1] (de Boulogne), pourront servir dans ces cas à extraire des parcelles de la tumeur que l'on veut étudier, et à dissocier celles-ci sur le porte-objet du microscope. Nous ne pouvons cependant donner ici des descriptions que l'on trouvera dans les traités spéciaux d'histologie, et qui nous forceraient à décrire avec détails presque toutes les espèces de tumeurs ; toutefois, bien que le raclage de la surface de section d'une tumeur ne suffise pas à la définir, cette inves-

---

[1] *Traité de diagnostic* de Racle, 4e édit., p. 688.

tigation peut devenir très-utile et mérite que nous en disions quelques mots [1].

Si l'on vient à racler, à l'aide d'un scalpel, la surface d'un *cancroïde*, on obtient des grumeaux opaques qui ne se mélangent pas à l'eau. Ces grumeaux présentent des cellules de forme variée, les unes aplaties, déformées, plissées, d'autres fusiformes, quand elles sont vues de profil ; quelques-unes sphériques, distendues par une vésicule colloïde, d'autres enfin contenant plusieurs noyaux ; parfois on trouve dans ces grumeaux des globes composés de cellules épidermiques disposées en couches concentriques comme les feuilles d'un oignon. Dans certaines formes d'épithéliomes (*épithéliome perlé*), on obtient par le raclage de petites perles très-régulièrement arrondies, formées de lamelles épidermiques soudées montrant des noyaux atrophiés que l'on distingue très-nettement en colorant la préparation à l'aide du carmin. Dans l'*épithéliome tubulé*, on trouve des segments cylindriques à bords réguliers, habituellement parallèles, à extrémités limitées par des bords sinueux, irréguliers, résultant d'une cassure ; ces cylindres sont composés d'épithéliums pavimenteux à cellules très-petites, limitées par un bord dentelé, à noyaux très-apparents (Cornil et Ranvier).

Le suc lactescent du *carcinome* renferme une quantité considérable de cellules de formes, de dimensions, d'aspect excessivement variables. Les unes sont polygonales à angles aigus, d'autres sphériques, quelques-unes à raquettes, plusieurs fusiformes. Leurs noyaux

[1] Consulter à ce sujet le *Manuel d'histologie pathologique* de Cornil et Ranvier.

sont généralement multiples; ils contiennent des nucléoles très-volumineux. Ces cellules peuvent se gonfler,
changer de forme; quelquefois elles sont toutes semblables, de sorte que ni leurs caractères pris isolément
ni leur variété de forme ne peuvent servir à diagnostiquer la tumeur dont elles proviennent. En effet, d'autres
tumeurs (sarcome encéphaloïde) peuvent donner naissance à un suc laiteux tout à fait semblable au suc dit
cancéreux, et bien que les cellules qui le constituent
n'aient jamais la diversité de forme des cellules du
carcinome, il est indispensable de recourir à l'examen
du stroma de la tumeur pour affirmer le diagnostic.
Toutefois l'étude des produits obtenus par le raclage
aura souvent suffi pour déterminer le médecin à une
investigation plus approfondie.

L'inflammation du derme et du tissu cellulaire sous-
cutané donne naissance à des abcès dont le contenu a
été étudié (p. 81); dans les phlegmons diffus, aux éléments qui caractérisent le pus viennent souvent s'ajouter les produits de la mortification du tissu cellulaire.
Si l'on examine ces masses qui ressemblent assez bien
à des écheveaux de fil, on y constate un amas de
fibres connectives enchevêtrées.

L'inflammation des follicules pileux et des glandes
sébacées donne naissance au *furoncle*. Le *bourbillon*,
qui s'élimine au bout de quelques jours, est composé
d'une masse considérable de leucocytes mêlés à de
grosses cellules épithéliales déformées, remplies de
graisse et à des fibres élastiques : ces éléments sont
agglutinés par un tissu feutré composé d'une masse
amorphe, de fibres connectives et de fibrine à l'état
fibrillaire. (Voy. *Pus*, p. 87.)

Parmi les lésions cutanées, il en est qui intéressent

les réseaux lymphatiques sous-épidermiques et donnent ainsi lieu à une *lymphorrhée* ; d'autres fois la *lymphe*, accumulée dans des réseaux variqueux ou sécrétée en proportions anormales, s'écoulera à la surface de la peau et pourra être recueillie. Plusieurs observateurs ont pu, dans tous ces cas, extraire une quantité de lymphe assez considérable pour pouvoir l'analyser par les procédés chimiques. Examinée au microscope, la lymphe extraite des vaisseaux sous-cutanés ou obtenue en délayant dans l'eau les croûtes lymphorrhagiques présente un assez grand nombre de leucocytes. « Dans la lymphe encore fraîche, ils sont comme resserrés, à contour net, à surface brillante comme celle d'un petit globule d'argent mat ; leur diamètre ne dépasse guère 7 μ. à 8 μ. A côté de ceux-là, qui sont en général les plus nombreux, il y en a d'autres qui n'ont que 4 μ. à 5 μ. (*globulins*). Ils ne diffèrent des précédents que par ce fait que, sous l'influence de l'eau et de l'acide acétique, il s'y forme un ou plusieurs noyaux plus gros, relativement à la masse du globule, que ceux des grands leucocytes. » (Robin.) Lorsque le liquide extrait des vaisseaux lymphatiques arrive au contact de l'air, la plasmine se dédouble et la formation de fibrine donne naissance à la croûte lymphorrhagique. En même temps, « les leucocytes se gonflent, deviennent plus transparents, laissent apercevoir leurs granules intérieurs. Pendant et après la coagulation, ils se déforment par production incessante d'expansions sarcodiques ou amibiformes très-étendues dont ils se hérissent. » (Robin.) Outre ces éléments, la lymphe renferme toujours quelques globules de sang et quelques granulations graisseuses.

Les altérations de la lymphe sont peu connues et

ont surtout été étudiées dans les lymphatiques viscéraux alors que, sous l'influence d'une inflammation ou d'une dégénérescence des organes qui leur donnent naissance, les vaisseaux lymphatiques sont remplis de leucocytes ou de cellules épithéliales prismatiques.

En énumérant les parasites cutanés nous avons déjà cité le *leptomitus epidermidis*, décrit par Gubler. Un autre parasite a été signalé dans le tissu cellulaire de diverses parties du corps : c'est la *filaire de Médine*, ou *dragonneau*. La femelle de ce vers nématoïde est « longue de 50 centimètres à 4 mètres, large de 1 millimètre à 1^{mm},15, filiforme, un peu amincie en arrière, blanche avec deux lignes longitudinales opposées, larges, correspondant à l'intervalle de deux masses musculaires longitudinales; la bouche est orbiculaire, pourvue de quatre poils opposés en croix ; la queue subaiguë est recourbée en crochet; l'œuf éclôt à l'intérieur du corps de la mère. » (Davaine.)

DES PRODUITS DES MEMBRANES MUQUEUSES

Les produits que l'on rencontre à la surface des membranes muqueuses peuvent être examinés directement lorsque celles-ci (muqueuse de la bouche, de l'isthme du gosier, etc.) sont accessibles; dans d'autres cas, ils sont mélangés à des matières d'origine diverse et expulsés avec les crachats, les vomissements, les matières fécales, etc. Caractérisés par la présence du mucus et de certains épithéliums, ces produits doivent être étudiés en même temps que les membranes qui leur donnent naissance. Nous dirons donc en quoi consiste le *mucus*, quelles sont ses propriétés physiologiques, ses altérations pathologiques, et les réactions qui le caractérisent lorsqu'on vient à l'examiner au microscope. Passant ensuite en revue les diverses membranes muqueuses de l'économie, nous résumerons ce que nous savons de leur structure normale en faisant suivre cet exposé de l'étude des produits qu'on rencontre à leur surface.

I. — DU MUCUS CONSIDÉRÉ EN GÉNÉRAL

MUCUS PHYSIOLOGIQUE

Toutes les surfaces recouvertes d'épithélium donnent naissance à un produit plus ou moins liquide, doué des mêmes propriétés générales dans toutes les régions et que l'on nomme *mucus*. Le mucus est aux surfaces muqueuses ce que la desquamation furfuracée de l'épiderme est à la surface cutanée. Bien plus, quand la couche cornée de l'épiderme n'existe pas, la peau, identique alors à une muqueuse, donne naissance à un véritable mucus; c'est ainsi que la peau des poissons fournit rapidement sans glandes spéciales une quantité considérable de mucus sur toute sa surface; c'est ainsi que la peau humaine se comporte elle-même lorsque, l'épiderme ayant été détruit ou notablement altéré, elle donne naissance à ce liquide muqueux qui suinte si abondamment dans les affections cutanées.

Au niveau des muqueuses proprement dites, ce liquide est beaucoup plus abondant, parce que la surface qui le produit est beaucoup plus étendue qu'on ne le croirait au premier abord : elle forme, en effet, des dépressions, des glandes qui multiplient énormément sa superficie; ces glandes étant revêtues d'un épithélium identique à celui de la surface libre de la muqueuse, leur produit ne diffère point du déchet épithélial qui recouvre les muqueuses. C'est là ce qui caractérise les *glandes muqueuses*. A proprement parler, elles ne sont pas des glandes, parce qu'elles ne sécrètent pas de produit spécial : cette distinction est bien marquée pour la bouche (glandes *muqueuses* distinctes des *salivaires*), pour l'estomac (glandes *muco-gastriques* distinctes des *pepto-gastriques*), pour l'intestin, etc., etc.

Nous n'avons pas à préciser le mode suivant lequel se produit le mucus ; qu'il résulte d'une désassimilation par laquelle les cellules épithéliales rejettent en excès des principes qu'elles ont formés par un emprunt assimilateur fait au sang (Ch. Robin), ou qu'il représente simplement le contenu même et les débris des cellules superficielles enlevées par une chute incessante, toujours est-il que le mucus se compose d'un liquide plus ou moins épais ou filant tenant en suspension des éléments figurés.

Le liquide du mucus contient une substance organique coagulable qui, par suite, peut être examinée au microscope et qu'il importe de distinguer de la fibrine, avec laquelle elle pourrait être confondue au premier abord : c'est la *mucosine;* il est facile d'étudier cette substance en prenant du blanc d'œuf; le blanc d'œuf, en effet, et par son origine et par sa constitution, peut être pris comme un mucus type, surtout au point de vue de la mucosine. On voit alors que cette matière, plus ou moins filante, plus ou moins tenace et glutineuse, présente parfois, avant l'action de tout réactif, un aspect strié. Les stries sont parallèles, ou bien onduleuses, et même entre-croisées s'il y a des couches différentes de cette substance interposées accidentellement. Si l'on ajoute des traces d'acide acétique, cet état strié devient encore plus visible. D'après ces caractères, on pourrait confondre de la mucosine très-épaisse avec de la fibrine, quoique cependant l'acide acétique n'exagère pas l'aspect strié de la fibrine ; mais si l'on poursuit l'action de cet acide, les différences deviennent évidentes ; tandis que la fibrine, de même que les fibres connectives, se gonfle et prend un aspect homogène, la mucosine, au contraire, tend à se rétracter, et son aspect strié devient bien plus évident. Souvent le mucus est très-concret, de sorte que l'on trouve à la surface des muqueuses une couche épaisse comme une fausse membrane : la réaction précédente est donc très-importante pour permettre dans ces cas de reconnaître qu'on a affaire à de la mucosine, et ne pas confondre ces fausses membranes avec les exsudats fibrineux. Elle est également importante en médecine légale, où l'on a souvent à examiner des mucosités que l'on pourrait prendre pour des liquides spermatiques. Parmi les caractères particuliers du sperme, que nous étudierons plus loin, nous devrons donc signaler que la liqueur spermatique ne contient que peu de substance qui devienne striée sous l'influence de l'acide acétique. « La spermatine se gonfle dans l'eau comme les mucosités, mais elle n'est pas rendue striée par l'acide acétique. » (Ch. Robin.)

La *mucosine* présente certaines particularités selon les circonstances et les lieux où elle se produit : lorsque le mucus est très-aqueux, la mucosine traverse facilement un filtre ; lorsqu'il est très-épais, elle reste presque en totalité sur le filtre : de là la division, proposée par quelques auteurs, de mucosine filtrable et non filtrable (Frey). La mucosine du mucus conjonctival, par le simple contact de l'eau, devient demi-solide et blanche, comme de l'albumine coagulée ; aussi, lorsqu'on vient à faire passer un courant d'eau sur la conjonctive, pendant une conjonctivite, cette eau coagule la mucosine hypersécrétée et détermine la production d'une membrane opaque : la réaction de l'acide acétique sur cette fausse membrane, étudiée au microscope, permettra de ne pas la confondre avec une fausse membrane diphthéritique, confusion qu'on a faite souvent, et sur laquelle Ch. Robin a attiré l'attention des pathologistes. La mucosine du mucus des fosses nasales est très-épaisse, et se présente souvent sous l'aspect de plaques desséchées : l'acide acétique rend ces plaques plus transparentes, mais aussi les rend plissées et striées d'une manière remarquable. La mucosine produite par la surface muqueuse de l'arbre aérien est plus homogène et ne prend par l'acide acétique qu'un aspect strié peu prononcé. Sous ce rapport, la mucosine produite par des muqueuses très-voisines peut cependant présenter de grandes différences : ainsi, pour l'utérus, le mucus du col est épais, gélatiniforme, tenace, très-lent à se gonfler dans l'eau : celui du corps, au contraire, est demi-liquide, peu visqueux, très-miscible à l'eau. La mucosine de la muqueuse du gros intestin est visqueuse, et en flocons finement striés ; ici encore elle prend souvent l'aspect tout à fait concret, et l'on trouve dans les selles de longs filaments d'une matière muqueuse, blanchâtre (surtout chez les personnes âgées), ressemblant un peu à des pseudo-membranes diphthéritiques (Ch. Robin.) Parfois on a pris ces filaments pour des débris de la muqueuse intestinale mortifiée : on conçoit combien l'usage du microscpe sera utile pour redresser ces interprétations erronées et éclairer sur la véritable nature du produit expulsé : « J'en ai vu, dit Ch. Robin, qu'on me donnait pour des lambeaux de l'intestin mortifié qui aurait été rejeté en entier. » On a aussi confondu parfois ces masses avec des parasites intestinaux, etc.

La partie liquide du mucus renferme encore en dissolution des sels d'origine minérale, et des principes cristallisables d'origine organique, principes qui peuvent se précipiter et former dans le mucus des grumeaux amorphes ou des cristaux ; mais cette précipitation se fait toujours en entraînant quelques éléments du mucus, de sorte qu'après avoir dissous les calculs par les réactifs chimiques appropriés, on trouve un résidu organique qui rappelle et l'aspect et les propriétés du mucus concret. Nous citerons seulement les *rhinolithes*, qui se reproduisent assez souvent dans le mucus des fosses nasales, et plus encore dans celui des sinus annexes à ces cavités ; les *dacryolithes*, ou calculs des larmes, que forme le mucus des voies lacrymales. Les calculs blancs de nature calcaire qui se produisent dans la vésicule biliaire, et qu'il ne faut pas considérer comme produits par la bile, ces calculs, qui sont parfois représentés par une matière blanche, pulvérulente et pâteuse, proviennent du mucus cholocystique (Ch. Robin). On ne les trouve, en effet, que dans les vésicules qui sont pleines de mucus et ne renferment plus de bile, parce que depuis longtemps elles ont cessé d'être en communication avec le canal hépatique. Il est important d'être fixé sur l'origine précise de tous ces produits plus ou moins anormaux que l'on retrouve dans les matières fécales.

Les éléments figurés que renferment les mucus sont des cellules épithéliales et des débris de cellules épithéliales, des gouttes de graisse et des leucocytes.

Les cellules et les débris de cellules épithéliales sont caractéristiques de chaque mucus ; elles permettent, en effet, de reconnaître la nature de la muqueuse qui a fourni ce produit ; nous ne les décrirons pas ici ; en se reportant à la courte description et aux figures que nous donnons de la structure des divers épithéliums, on trouvera tous les éléments nécessaires, surtout en ayant égard à l'aspect des cellules superficielles des épithéliums stratifiés, pour reconnaître presque à coup sûr la provenance des débris épithéliaux d'un mucus, et par suite la provenance de ce mucus lui-même.

Les *granulations* et *gouttelettes graisseuses* se trouvent dans le mucus soit en amas, soit disposées en séries ; il faut reconnaître que le plus souvent ces granulations graisseuses sont un produit étranger au mucus; ainsi dans le mucus conjonctival, où elles ne sont pas rares, elles viennent très-probablement du produit sébacé des glandes de Meibomius ; dans les lamelles de mucus du gros intestin, ces granulations sont encore plus abondantes, et représentent un résidu des matières grasses ingérées, car leur quantité varie selon la nature de l'alimentation ; elles résultent peut-être aussi d'une dégénérescence graisseuse des cellules de l'épithélium intestinal, dégénérescence qui, d'après certaines théories de l'absorption, se ferait physiologiquement après chaque digestion, et amènerait la chute des cellules cylindriques de l'intestin grêle. Ces granulations graisseuses peuvent donc être considérées comme un élément normal, et elles ne constituent un indice de non-absorption de la graisse que quand elles sont trop abondantes. Dans ce cas, les corps gras cristallisent souvent et forment au milieu du mucus des globes qui ont jusqu'à un ou deux dixièmes de millimètre d'épaisseur, et qui sont composés par des aiguilles d'acide stéarique et margarique (Ch. Robin). « Ces amas sont apercevables à l'œil nu et ont été pris, par des personnes qui n'en connaissaient pas l'existence presque normale, pour des productions cryptogamiques ayant telle ou telle signification pathologique dans les cas de dysenterie et de choléra : ce sont simplement de petites masses formées par une intrication de cristaux aciculaires autour d'une goutte d'huile comme centre. » (Ch. Robin.)

Les *leucocytes*, que l'on trouve dans tout mucus, sont identiques aux globules blancs du sang, aux globules du pus. Quelle que soit leur origine, qu'ils se forment par genèse, selon la théorie de Ch. Robin, qu'ils représentent de jeunes cellules épithéliales arrêtées dans leur développement, selon celle de Virchow, qu'ils ne soient autre chose qu'un noyau hypertrophié de cellule épithéliale devenu libre par la rupture de celle-ci (Henle, Morel), ou bien enfin qu'ils proviennent de tissu conjonctif sous-jacent ou des organes lymphoïdes (His, Frey), toujours est-il que tous les histologistes, malgré cette divergence d'opinion au point de vue de l'origine, sont tous d'accord pour reconnaître que ces éléments dont on avait voulu faire une espèce à part, sous le nom de *corpuscules muqueux*, sont identiques aux globules blancs du sang ou aux éléments de la lymphe et du chyle par leur aspect, leur volume et leurs caractères anatomiques. Ces leucocytes sont souvent gonflés par l'eau, lorsque le mucus est très-aqueux, par exemple dans le mucus buccal qui se mêle à la salive. Ils se chargent parfois des granulations graisseuses qui nagent dans le mucus, comme ils se chargent dans les mêmes circonstances des particules colorantes ou pigmentaires qu'ils rencontrent ; ainsi les leucocytes du mucus de l'arbre respiratoire sont souvent plus ou moins remplis de particules noires qui ne sont autre chose que du charbon, comme on peut facilement le démontrer par les réactions (Voy. *Pigments* et *Mélanine*, p. 48), et, en effet, ces particules noires sont plus abondantes chez les fumeurs, chez les personnes exposées à des fumées épaisses et abondantes.

Les leucocytes existent toujours dans tout mucus, mais ils peuvent y être assez rares ; c'est alors un signe que la muqueuse est dans un état parfaitement normal. Le mucus qui, à l'état normal, contient le moins de leucocytes est le mucus vaginal. La moindre irritation de la surface muqueuse amène une production plus abondante de leucocytes, et ceux-ci peuvent devenir si nombreux qu'ils changent tout à fait l'aspect normal du mucus ; c'est ainsi que l'on trouve toutes les transitions entre le mucus physiologique et le muco-pus.

Les globules rouges du sang sont très-rares dans le mucus normal ; ils n'en constituent, en aucun cas, un élément normal (excepté chez la femme, dans le mucus des organes génitaux, pendant la période menstruelle) ; mais certaines muqueuses très-vasculaires, comme la pituitaire, présentent des vaisseaux si rapprochés de l'épithélium, qu'il est presque impossible de recueillir à leur surface, dans les conditions les plus normales, un mucus qui ne contienne pas quelques hématies ; ces globules rouges proviennent de petites hémorrhagies capillaires. Leur présence est encore plus facile à expliquer, si l'on admet la diapédèse des éléments figurés du sang au travers des parois des capillaires et des petites veines.

MUCUS PATHOLOGIQUE

Muco-pus. — Nous avons vu que les globules blancs, ou leucocytes, ou globules muqueux, constituent un élément figuré constant dans le mucus normal ; mais nous avons vu aussi que l'abondance de cet élément est très-variable selon les diverses espèces de mucus. Il faut signaler de suite la grande abondance des globules blancs dans tout mucus produit par une surface muqueuse sous l'influence de l'état inflammatoire et catarrhal. Que dans ces cas les métamorphoses des éléments épithéliaux soient plus rapides, ou bien que le liquide transsudé de ces surfaces soit plus favorable à une hypergénèse de leucocyte, c'est ce que nous ne pouvons chercher à décider ici; toujours est-il que dans ces conditions les globules muqueux deviennent rapidement si abondants qu'ils communiquent au mucus un aspect blanchâtre particulier qui lui a valu le nom de *muco-pus*. Du reste, dans ces circonstances, les globules blancs présentent toujours les caractères que nous avons étudiés précédemment; ils subissent à la longue les mêmes altérations et peuvent donner lieu aux mêmes confusions que les globules du pus; ici encore ils peuvent présenter la dégénérescence graisseuse, et s'offrir sous la forme de *globules granuleux de Glüge*; c'est ce qu'on observe par exemple dans l'écoulement lochial et particulièrement vers les dernières époques de cette production muqueuse.

TRANSFORMATIONS DES CELLULES ÉPITHÉLIALES. — Mais outre l'abondance des globules blancs, les produits fournis par les surfaces épithéliales dans les cas d'inflammation sont encore caractérisés par la présence de cellules altérées, qui, si elles ne sont pas toujours libres au milieu du liquide, sont du moins faciles à obtenir par un léger raclage du revêtement épithélial.

La forme la plus simple de ces altérations épithéliales est ce qu'on a appelé l'*infiltration séreuse* ou *albumineuse*, ou la *tuméfaction trouble des cellules*. On voit alors les éléments épithéliaux soit par excès, soit par trouble de nutrition, se présenter sous l'aspect de cellules gonflées, remplies d'un liquide albumineux contenant des granulations fines solubles dans l'acide acétique (Ranvier). Dans ces cas, on voit en même temps, que le noyau ou le nucléole des cellules se sont eux-mêmes gonflés et remplis d'un liquide albumineux, de façon à prendre une forme franchement vésiculeuse.

Parfois la substance qui infiltre et gonfle ainsi les cellules présente un aspect plus épais, plus cohérent; elle est précipitée par l'acide acétique; on y retrouve tous les caractères de la *mucine*. C'est alors ce qu'on appelle l'*infiltration muqueuse*.

Cette matière analogue, sinon identique à la mucosine, peut enfin se présenter sous une forme qui lui a valu le nom de substance *colloïde*, plutôt par son aspect général que par des réactions microchimiques bien caractérisées ; cette matière transparente, gélatiniforme et tremblotante, ne précipite pas par l'acide acétique ; elle se rapproche sous ce rapport de la fibrine. Elle est incluse dans des cellules épithéliales qu'elle gonfle, déforme, et rend irrégulièrement vésiculeuses : tels sont les corps nommés *physalides* par Virchow (cellules physaliphores); mais elle peut encore se répandre d'une manière diffuse dans toute la masse de l'épithélium et des produits épithéliaux : tel est le cas des *inflammations diphthéritiques*; alors les cellules épithéliales elles-mêmes sont déformées, elles ont pris un aspect « vitreux, transparent ; elles montrent des prolongements, qui se colorent très-facilement dans le picro-carminate d'ammoniaque et se gonflent très-légèrement dans l'acide acétique. » (Ranvier.) Quand cette substance col-

loïde forme de petites masses amorphes indépendantes
des cellules, ou ne renfermant que des débris cellulaires
méconnaissables, elle peut être prise facilement pour de
la fibrine concrète : tels sont les *cylindres*, dits *fibrineux*,
qui proviennent de la surface épithéliale des tubes urinifères, et que nous étudierons comme un des éléments les
plus caractéristiques de certaines urines pathologiques.

La *dégénérescence amyloïde* constitue aussi un processus pathologique général qui peut atteindre presque
tous les éléments anatomiques ; mais, localisée de préférence dans les éléments musculaires de la vie organique, et surtout dans les fibres cellules des petits
vaisseaux, cette dégénérescence est trop rarement spéciale aux produits épidermiques pour que nous y insis-
tions ici. Nous en parlerons à propos des granulations
à couches concentriques de la prostate et des vésicules
séminales, granulations qui peuvent se retrouver dans
les liquides excrétés. Il suffira d'indiquer pour le moment
que la substance amyloïde est caractérisée par la propriété
de se colorer en rouge acajou par l'action de l'eau iodée.

C'est par ces diverses dégénérescences, à l'état simple ou diversement combinées, que les surfaces muqueuses donnent naissance, avec adjonction de produits
transsudés des vaisseaux, aux diverses formes d'*exsudats pathologiques*. La constitution de ces exsudats, et
surtout leurs modes de production, ne sont point encore
choses parfaitement établies, et leur classification même
se ressent du désaccord qui règne encore sur ce point
entre les anatomo-pathologistes ; mais, en dehors des
questions théoriques, les notions pratiques que nous
venons de résumer permettront toujours de caractériser
nettement ces produits, en les classant par exemple avec
L. Ranvier, en :

Exsudat séreux, qui, en général, ne contient que de l'albumine, c'est-à-dire qui ne se coagule ni spontanément, ni par l'action de l'acide acétique ;

Exsudat muqueux, caractérisé par l'action de l'acide acétique sur la mucosine ;

Exsudat fibrineux et *exsudat hémorrhagique*, que l'étude des éléments du sang caractérise suffisamment ;

Exsudat croupal et *exsudat diphthéritique*. Ici les termes ont déjà une valeur moins rigoureuse ; mais en général on doit entendre par *exsudat croupal* un exsudat composé d'un mélange de fibrine et de mucine concrètes englobant des éléments cellulaires dégénérés, et par *exsudat diphthéritique* celui qui est formé de cellules dégénérées, larges, à bords déchiquetés, facilement colorées par le picro-carminate d'ammoniaque. (Wagner, Ranvier.— Voy. plus haut, p. 153.) Il ne faut pas confondre ces *exsudats pseudo-membraneux diphthéritiques* avec les produits de ce que les Allemands appellent l'inflammation diphthéritique ; ces derniers produits sont ceux d'une gangrène moléculaire successive (Ranvier), comme on le constate dans l'ulcération des chancres phagédéniques. Cette forme de gangrène paraît être le résultat d'une infiltration des tissus par de la fibrine qui comprime les vaisseaux et arrête la nutrition ; il s'élimine alors, sous forme de membranes, des couches entières de ces tissus mortifiés, qui, vu la présence de la fibrine, rappellent l'aspect et les réactifs des véritables fausses membranes dites d'exsudats. Du reste, l'anatomie pathologique de tout ce qui porte le nom de diphthérite est encore fort controversée, et la valeur même de ce mot prête à la confusion, les Allemands en faisant un terme d'anatomie pathologique, et les Français un terme de pathologie générale.

II. — MUQUEUSE DIGESTIVE

MUQUEUSE DE LA PARTIE SUS-DIAPHRAGMATIQUE DU TUBE DIGESTIF

Anatomie.

Nous n'avons pas à décrire ici les tissus qui forment la première partie du tube digestif; la structure même de ces parties ne doit nous arrêter que quant aux éléments de leurs surfaces, c'est-à-dire à leur membrane de recouvrement, à leur muqueuse, avec les glandes qui en dépendent. Ces parties sont, en effet, les seules qui puissent donner lieu physiologiquement à des produits libres, se prêtant à un examen microscopique immédiat.

Indiquons cependant, qu'au niveau de la langue, le chorion de la muqueuse est si intimement uni aux muscles, qu'un grand nombre de fibres musculaires se prolongent jusque dans son épaisseur, et que par suite il ne sera pas rare de voir une ulcération ou une crevasse de la langue arriver jusqu'aux éléments musculaires, et permettre par exemple d'obtenir des débris de fibres striées.

La muqueuse de la *bouche*, de la *langue*, de l'*isthme du gosier*, du *pharynx* et de l'*œsophage*, jusqu'au niveau du cardia, est recouverte d'un épithélium pavimenteux stratifié (fig. 41) d'une épaisseur moyenne de 220 à 450 μ. Les cellules qui composent cet épithélium sont analogues à celles de l'épiderme et disposées en couches semblables; ainsi nous trouvons d'abord une couche de cellules cylindriques placées perpendiculairement à la surface du chorion, puis plusieurs couches de cellules à dimensions à peu près égales dans tous les sens; ces diverses couches, dont la disposition rappelle celle des couches correspondantes de l'épiderme, sont aussi composées de cellules identiques à

10.

ce que nous avons appelé la *couche de Malpighi* de la peau.
L'épithélium de la muqueuse ne diffère de l'épiderme de la
peau que par la nature des cellules qui forment les couches
superficielles ; tandis que nous avons trouvé dans l'épiderme
ces cellules superficielles dures, desséchées, réduites à des

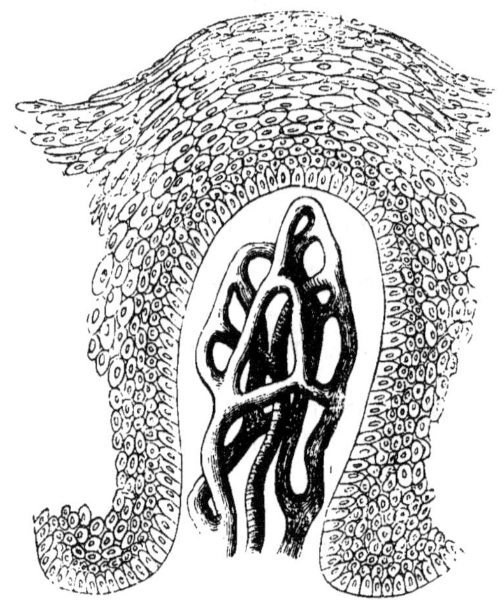

Fig. 41. — Papille simple de la gencive d'un enfant, pourvue de
vaisseaux multiples et d'un épithélium, gross. 250. (Kœlliker.)

lamelles de substance cornée, sans noyaux (couche cornée,
furfur épidermique), dans les couches correspondantes de
l'épithélium, nous trouvons des cellules aplaties, il est vrai,
et sous forme de lamelles (lamelles épithéliales), mais se
composant encore très-manifestement d'une enveloppe distincte et d'un contenu transparent, souvent chargé de
granulations graisseuses. De plus, ces cellules conservent
toujours leur noyau ; il est vrai que ce noyau est en voie
d'atrophie : il est petit, aplati, sans cavité distincte ni
nucléole. Ces cellules distinctes ou collées en lamelles

épithéliales se desquament incessamment comme la couche
superficielle de l'épiderme, et forment pour ces régions,
l'élément figuré caractéristique du mucus (fig. 42).

L'épithélium de la muqueuse bucco-pharyngienne se mo-

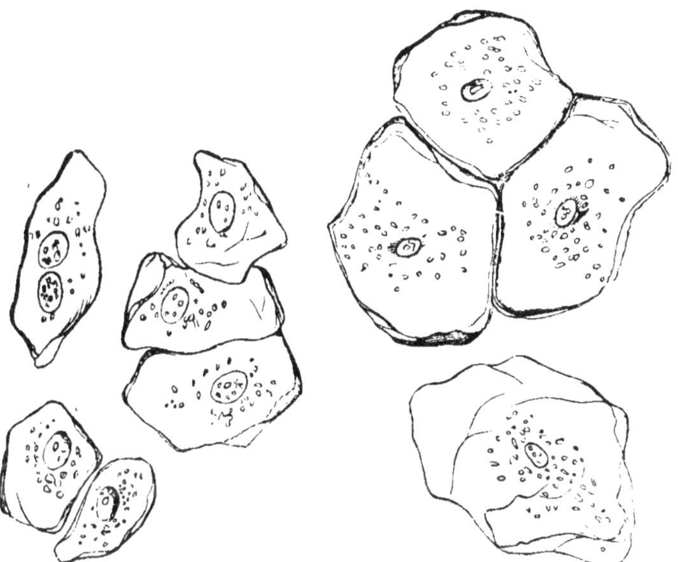

Fig. 42. — Cellules épithéliales de la cavité buccale de l'homm
gross. 550. (Kœlliker.)

ifie en certains points pour revêtir soit des *papilles*, soi
ddes *dépressions glandulaires*.

Papilles. — Les papilles se trouvent presque uniquement
sur la face dorsale de la langue, ou du moins celles de la
langue sont les seules qui méritent de nous arrêter par les
particularités de leur épithélium ; et même, parmi les trois
formes que présentent les papilles linguales, papilles *cali-
ciformes*, *fongiformes* et *filiformes*, ces dernières seules
doivent fixer notre attention (fig. 43). La couche superficielle des cellules épithéliales qui les recouvre prend un
développement et une disposition particulières, en même
temps que la structure même de ces cellules n'est pas

identique à celle des cellules muqueuses des surfaces voisines : « Ces cellules épithéliales, en couches épaisses, se

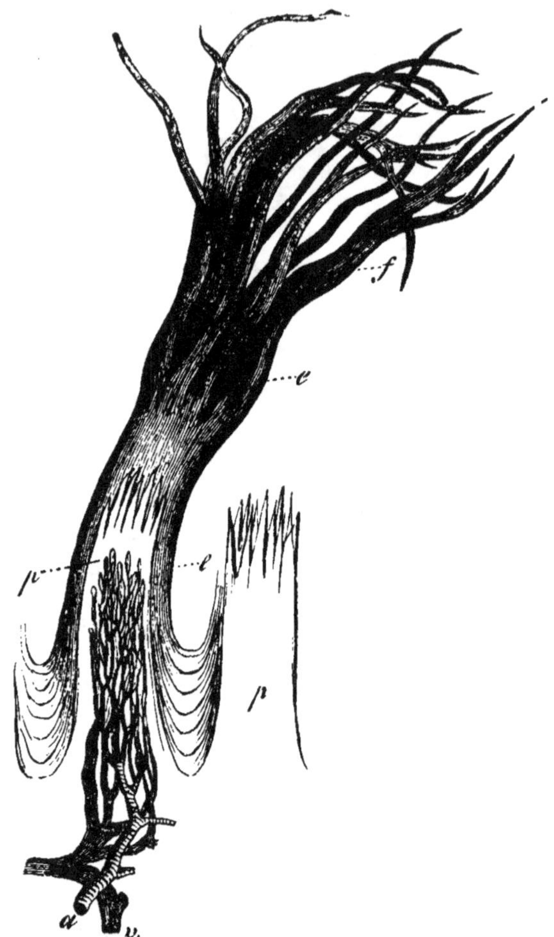

Fig. 43. — Deux papilles filiformes de l'homme, dont une avec son épithelium, gross. 35 d. (d'après Todd - Bowmann) — *p*, papille — *a*, *v*, vaisseaux artériels et veineux — *e*, revêtement épithélial — *f*, filaments épithéliaux.

divisent, à leur extrémité en un certain nombre de filaments longs et fins de 22 à 45 μ, terminés en pointe et subdivisés à leur tour. Ces filaments, qui peuvent atteindre jusqu'à $1^{mm},4$ et $1^{mm},5$ de longueur, donnent à l'ensemble de la papille l'aspect d'un pinceau très-fin. Les couches les plus superficielles de cet épithélium, par leur grande résistance aux alcalis et aux acides, se rapprochent beaucoup des lamelles épidermiques et ne consistent, leurs filaments surtout, qu'en petites écailles cornées munies çà et là de prolongements spéciaux ; elles présentent souvent une portion centrale plus dense, et une portion corticale composée de lamelles imbriquées comme les tuiles d'un toit ; si bien que l'ensemble représente assez bien un poil. » (Kœlliker). Ces sortes de végétations en forme de poil se font très-vite et peuvent aussi tomber très-vite pour se renouveler dans un temps plus ou moins éloigné ; or, comme les papilles filiformes sont les plus nombreuses sur toute la surface de la langue, il en résulte que leur état de développement modifie singulièrement l'aspect de cet organe : tantôt, ces papilles étant très-développées, la langue est couverte comme d'une végétation velue, et il semble que l'on pourrait en *tondre* ou en *faucher* la surface ; c'est la langue *hirsuta* ou *villeuse*, qu'il n'est pas rare de rencontrer dans certaines maladies ; tantôt au contraire, les papilles filiformes sont atrophiées et la langue paraît lisse, unie, rouge, et comme enflammée. Ces variations se constatent non-seulement d'un individu à l'autre, mais aussi sur un même individu, du jour au lendemain, et même sans que ces variations correspondent toujours à un trouble pathologique.

Enfin l'aspect ramifié et velu des papilles filiformes peut être encore exagéré par la présence d'une végétation parasitaire dont nous parlerons avec plus de détail à propos des produits anormaux. Indiquons seulement que, dans ces cas, les fins prolongements du revêtement épithélial sont revêtus d'une sorte de gaîne granulée très-distincte, de sorte que le prolongement se compose d'une partie centrale et d'une partie corticale ; la partie centrale est manifestement composée de cellules épithéliales, comme le démontre l'action de la potasse ou de la soude, quelque ratatinées et cornées que soient ces cellules ; la partie cor-

ticale granulée, constitue la matrice d'un cryptogame filiforme, qu'on rencontre aussi souvent sur les dents, le
leptothrix buccalis de Ch. Robin (fig. 44).

Il suffit du reste de racler fortement la langue avec le dos
d'un couteau pour obtenir de ces filaments végétaux, de ces

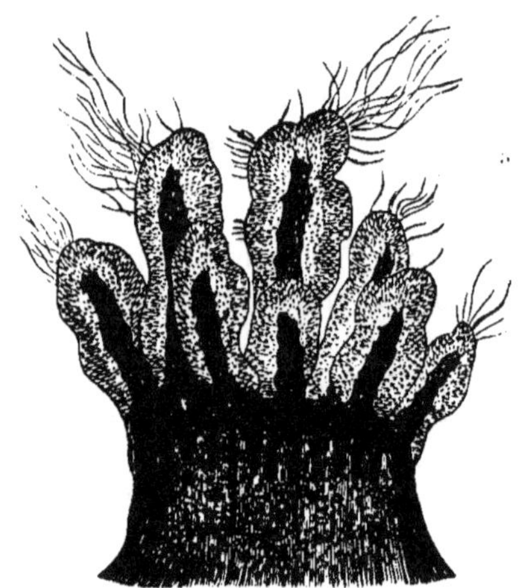

Fig. 44. — Papille filiforme dont les prolongements épithéliaux,
ici très-fins, sont entourés de la matrice des cryptogames
d'où sortent même quelques fils. (Kœlliker).

algues, implantées dans des amas de gangue amorphe granulée, farinée, de restes alimentaires et de débris de cellules épithéliales.

Les dents, vu leur mode de formation, vu leur sensibilité
exquise, pourraient être aussi considérées comme des
sortes de papilles. Leur structure compliquée ne permet pas
que leur étude trouve place ici, mais comme parfois leur
couche superficielle, la plus dure et la plus fragile à la fois,
peut se briser et donner lieu à de petits fragments sur la
nature desquels le microscope aura à se prononcer, nous
nous contenterons de fixer en quelques mots la nature des
éléments de l'émail. La cassure d'un fragment d'émail
montre (fig. 45) que ce revêtement extérieur de la *couronne*
de la dent se compose de prismes ou *fibres* de l'émail, pris-

mes à six pans, qui, lorsqu'on parvient à les isoler, se présentent, vu leur cassure irrégulière, sous la forme de petites aiguilles, dans lesquelles l'action de l'acide chlorhydrique fait apparaître des stries transversales groupées de distance en distance, de sorte que l'on pourrait croire parfois avoir sous les yeux d'énormes fibrilles musculaires (fig. 46) : « En prolongeant davantage l'action de l'acide chlorhydrique on voit les fibres pâlir et les stries transversales s'effacer; il ne reste plus alors qu'une charpente très-fine, dans laquelle on croit souvent reconnaître très-distinctement des tubes. » (Kœlliker.)

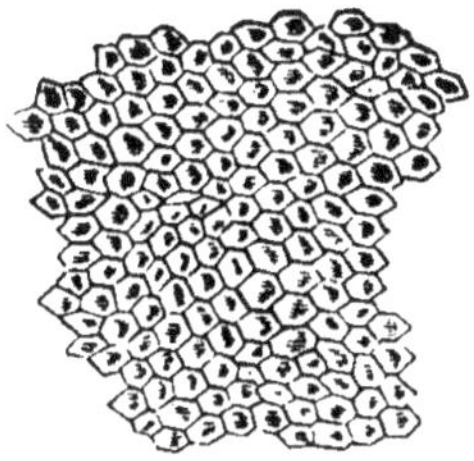

Fig. 45. — Surface de l'émail montrant les extrémités des fibres de cette substance, gross. 250. (Kœlliker.)

Les *glandes* de la cavité buccale se divisent en *glandes muqueuses*, *glandes salivaires* et *glandes folliculeuses*.

Les *glandes muqueuses* se composent de culs-de-sac plus ou moins ramifiés et pelotonnés, dans lesquels la couche épithéliale pénètre pour les revêtir en s'amincissant, de sorte qu'au niveau même des culs-de-sac, le revêtement épithélial consiste en une seule couche de cellules, semblables à celles des couches profondes de l'épithélium buccal. Telles sont les glandes de la face interne des lèvres et des joues, de la voûte palatine, du voile du palais (surtout à la face antérieure), les glandes de la base, des bords et de la pointe de la langue. (Voy. *Mucus* en général.)

Les *glandes salivaires* se composent de culs-de-sac renfermant un revêtement épithélial dont les cellules seraient pourvues de prolongements particuliers (Giannuzzi), comme le représentent les fig. 47, 48, cellules et prolongements sur la nature desquels on n'est pas encore fixé, et sur lesquels nous ne nous arrêterons pas, car on ne les rencontre jamais dans le produit de sécrétion de ces glandes. Les canaux excréteurs sont revêtus d'un épithélium cylindrique qui, d'après Pflüger, se distingue par cette particularité « que la moitié externe des cellules au delà des noyaux est striée parallèlement à leur axe, et sous l'influence de divers réactifs se divise en fines fibrilles qui, d'après Pflüger, seraient variqueuses. » (Kœlliker). — Telles sont les glandes parotide, sous-maxillaire et sublinguale. — Les éléments figurés que le microscope fait découvrir dans les produits

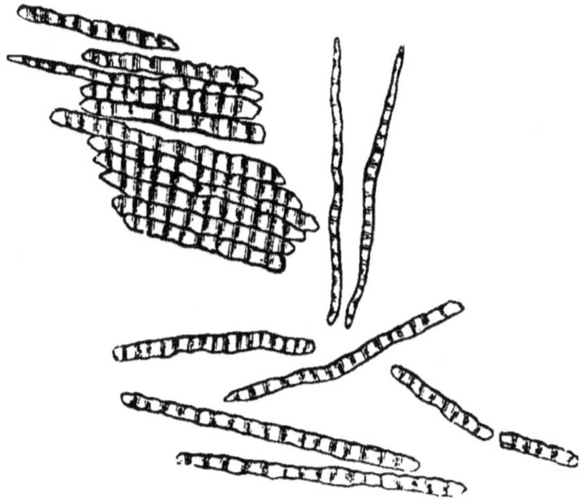

Fig. 46. — Fragments de fibres de l'émail, telles qu'on les obtient en traitant cette substance par l'acide chlorhydrique faible, gross. 350 d. (Kœlliker.)

de sécrétion de ces glandes sont rares et ne présentent rien de caractéristique pour chacune d'elles ; seule la salive parotidienne est assez riche en carbonate de chaux pour que le refroidissement donne lieu à un précipité de sel. précipité qui se fait souvent dans la cavité buccale, et, mêlé à des substances organiques coagulables, contribue pour la plus grande part à produire le tartre dentaire ; aussi ce tartre s'accumule-t-il de préférence sur les dents qui correspondent à l'embouchure du canal de Sténon. Il ne faut pas confondre le tartre dentaire, qui dérive essentiellement de la salive, avec l'enduit pulpeux, blanchâtre, qui se forme en peu de temps entre les dents, à la surface des gencives (de même qu'entre les papilles linguales), et que Ch. Robin et Magitot ont nommé *Dépôt gengivo-dentaire*. Ce dépôt est formé par du mucus demi-solide (voy. *Mucus*), passé à l'état grenu, retenant des détritus alimentaires en voie de putréfaction ; en le dissociant on y reconnaît les éléments du

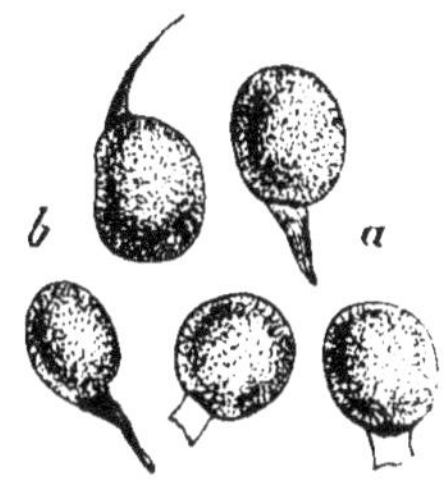

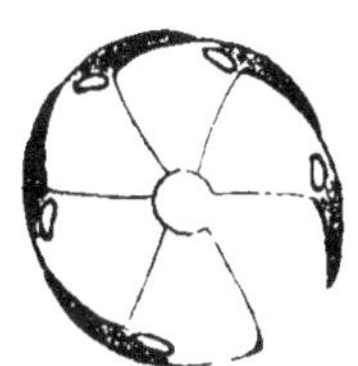

Fig. 47. — Cellules épithéliales des vésicules glandulaires de la sous - maxillaire du chien, munies de prolongements en pédicules, qui se présentent de profil (*b*) ou de face (*a*). — (Kœlliker.)

Fig. 48. — Vésicule glandulaire de la sous-maxillaire, démontrant la disposition des prolongements des cellules salivaires. — Une de ces cellules a été enlevée — fig. schématique. (Kœlliker.)

mucus, de nombreux vibrions, et des leptothrix disposés comme ceux que nous avons décrits pour les papilles filiformes de la langue (Ch. Robin). Toutes ces salives ne sont pas également liquides ; mais il ne faudrait pas croire que la viscosité de la salive sublinguale, par exemple, tienne à une grande quantité de *mucine* que l'on pourrait caractériser au microscope après l'avoir précipitée et concrétée par l'acide acétique ; ces salives ne contiennent que peu ou pas de mucus ; leur élément albumineux est toujours la *ptyaline* ou une forme albuminoïde voisine ; or chaque variété de cette substance organique pouvant fixer une quantité d'eau de constitution plus ou moins grande, la ptyaline aura la propriété de laisser très-fluide la salive parotidienne, de rendre filante la sous-maxillaire, et très-visqueuse la sublinguale (Robin). — La salive renferme encore quelques cellules cylindriques détachées des canaux excréteurs, et quelques globules blancs ou leucocytes : l'étude de ces leucocytes dans la salive pure n'a pas encore été faite chez l'homme ; chez les animaux, elle a porté les physiologistes à distinguer deux sortes de ces éléments figurés, les premiers doués de déformations amœboïdes très-prononcées (Œhl, Schiff), les seconds (*corpuscules salivaires* proprement dits), immobiles, et présentant seulement, sous un fort grossissement, un mouvement brownien des molécules qu'ils contiennent ; il est probable que ces deux formes ne sont que deux états différents des leucocytes, encore vivants dans le premier cas, morts dans le second ; ce serait une différence identique à ce que nous avons vu pour les globules du pus, selon que ce liquide vient de se former ou qu'il existe déjà depuis quelques jours. Cependant quelques physiologistes sont portés à attribuer un rôle particulier dans le pouvoir saccharifiant de la salive aux corpuscules amœboïdes de Œhl (Schiff, Rouget). — Encore une fois ces études n'ont pas été faites sur l'homme ; on n'a examiné avec soin les éléments figurés de la salive de l'homme que dans la salive mixte, et, dans ces cas, les leucocytes sont identiques à ceux que l'on trouve sur toutes les surfaces et dans toutes les cavités muqueuses.

Les *glandes folliculeuses* se composent d'un ou de plusieurs culs-de-sacs dans lesquels pénètre l'épithélium de la muqueuse; en même temps, le chorion de la muqueuse subit l'infiltration lymphatique et se transforme en tissu adénoïde (His), soit d'une manière diffuse, soit par petits départements sphériques bien circonscrits, de manière à constituer des follicules clos identiques à de petits ganglions lymphatiques, ou plutôt aux follicules de la substance corticale des ganglions lymphatiques. Telles sont les amygdales, telles sont les dépressions moins développées qui occupent la base de la langue (fig. 49). Nous avons donc deux produits à examiner ici : celui des follicules et celui des dépressions, des culs-de-sac de la muqueuse. Celui des follicules est identique au contenu des ganglions lymphatiques. Le produit des culs-de-sac de la muqueuse se compose de desquamations épithéliales, mêlées de nombreux corpuscules muqueux ; de plus, à ce produit vient se joindre celui des glandes muqueuses qui s'ouvrent au fond des dépressions de la muqueuse ; enfin, les follicules les plus super-

ficiels se rompent souvent, et mêlent leur contenu aux
éléments précédents ; de là, le détritus caséeux et granuleux, souvent fétide, par suite de décomposition, qui remplit parfois les dépressions des organes folliculeux, et surtout celles de l'amygdale, le plus volumineux des organes

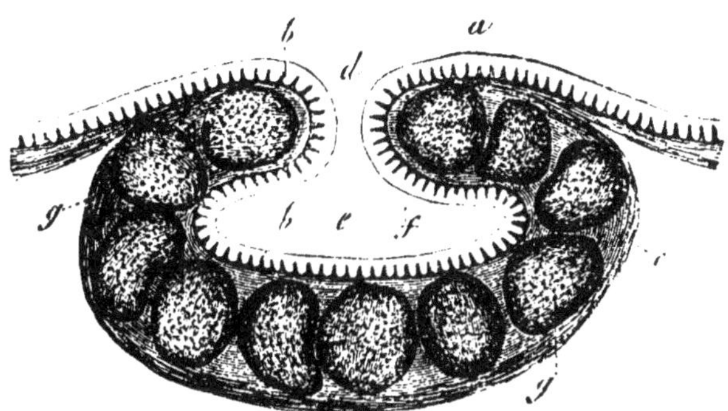

Fig. 49. — Follicule de la racine de la langue humaine (Kœlliker)
— *a*, épithélium qui le tapisse — *b*, papilles — *c*, surface externe du follicule et enveloppe de tissu conjonctif — *e*, cavité
du follicule — *f*, épithélium du follicule — *g*, capsule (gross.
30 d.).

de ce genre. Le détritus des amygdales renferme souvent
des vibrions et des leptothrix, implantés dans une matrice
amorphe granulée, formée de débris épithéliaux et de résidus alimentaires, comme le dépôt gengivo-dentaire que
nous avons décrit au niveau des dents, et celui que l'on
trouve englobant et prolongeant les papilles filiformes de la
langue (voy. p. 178).

La *muqueuse du pharynx* est recouverte d'un épithélium
identique à celui de la cavité buccale, si ce n'est vers la
partie supérieure, qui par sa structure et par ses rapports,
mérite le nom d'arrière-cavité des fosses nasales ; en ces
points, c'est-à-dire à la partie postérieure du voile du palais,
au pourtour de l'orifice des trompes d'Eustache, et à la voûte
du pharynx, la muqueuse présente un *épithélium vibratile*,
comme celui des fosses nasales. — La muqueuse du pharynx
est en général dépourvue de papilles ; elle présente des

glandes *muqueuses* et des glandes *folliculeuses;* ces glandes et surtout ces follicules sont abondants vers la partie supérieure ; en arrière de l'orifice des trompes, les glandes folliculeuses forment souvent une espèce de *tonsille pharyngienne,* dans les dépressions de laquelle s'accumulent des amas caséeux, puriformes, identiques à ceux de l'amygdale.

La *muqueuse de l'œsophage* ne présente rien de remarquable ; elle est recouverte par un épithélium pavimenteux identique à celui de la bouche et présente quelques glandes muqueuses peu nombreuses, et quelques follicules clos isolés plus rares encore ; sous ce dernier rapport, il paraîtrait y avoir de grandes différences selon les individus.

PRODUITS DE LA CAVITÉ BUCCALE

La muqueuse buccale est revêtue, comme nous venons de l'indiquer, d'un épithélium pavimenteux stratifié qui se desquame incessamment. Les produits de cette chute épithéliale, mélangés à de la salive, forment un enduit que l'on pourrait appeler physiologique et qui recouvre la langue, les gencives, la paroi interne des joues, etc. Cet *enduit buccal* est d'ordinaire incolore, transparent, alcalin, assez peu visqueux. Il se rassemble sur les bords de la langue et se reconnaît aux bulles d'air qui le soulèvent et lui donnent assez souvent l'aspect d'une écume blanchâtre. Si on l'examine au microscope, on y trouve les cellules épithéliales aplaties, déformées, repliées sur elles-mêmes de la muqueuse buccale (voy. fig. 42) ; ces cellules forment de larges plaques polygonales présentant presque toujours un noyau petit, sans nucléole, ne renfermant que quelques granulations. Parfois, surtout dans les cas d'inflammation légère, ces cellules épithéliales se gonflent, deviennent globuleuses. Leur noyau peut alors mesurer 5 à 7 μ. Outre ces lamelles épithéliales, l'enduit normal de la bouche renferme toujours quelques leucocytes gonflés par la salive et dont on aperçoit très-nettement le noyau et les granulations moléculaires ; il contient, en outre, presque toujours des éléments étrangers (débris d'aliments, poussière, etc.) et surtout des parasites. Nous décrirons plus loin ces différents produits. Si nous nous bornons à examiner ce que deviennent les enduits épithéliaux, voici ce que nous constatons :

L'*enduit buccal* peut s'accumuler en quantités plus ou moins considérables dans les conditions physiologiques et former à la surface de la langue une couche blanchâtre, molle, étendue principalement à la base de la langue, laissant parfois les bords et la pointe intacts et, par conséquent, d'une coloration rouge qui fait contraste avec l'aspect grisâtre des parties voisines. Cet enduit étant enlevé à l'aide d'une spatule, on n'y trouve souvent, dans le cas où il s'accumule à la suite de l'abstinence, que les éléments épithéliaux caractéristiques de la desquamation buccale, unis à quelques leucocytes, à quelques granulations protéiques et à quelques fragments de *leptothrix;* le même aspect s'observe quand on examine les enduits qui surviennent après une alimentation épicée, l'usage de l'alcool, du tabac ; mais on constate, dans ces derniers cas, un nombre de leucocytes plus considérable. Vient-on à observer les *enduits* dits *muqueux* qui forment à la surface de la langue une couche blanchâtre ou gris jaunâtre, crémeuse, parfois très-épaisse, souvent colorée par la bile (embarras gastrique), on voit, sous le champ du microscope, que les lamelles épithéliales, imbriquées, adhérentes les unes aux autres, sont unies par une matière granuleuse, amorphe, facile à dissocier, formée par du mucus semi-concret, granuleux, retenant les éléments épithéliaux, des débris alimentaires, des leucocytes et un grand nombre de *vibrions* et d'algues du genre *leptothrix*. Si le malade, dont la langue se recouvre d'un enduit semblable, dort la bouche ouverte, s'il n'a soin, à l'aide de gargarismes, de délayer et d'enlever l'enduit muco-épithélial qui s'est ainsi formé, celui-ci se dessèche, se fendille ; des excoriations surviennent et le sang épanché donne à l'enduit lingual une coloration jaunâtre, rouge brunâtre ou même noirâtre. Les *fuliginosités* ainsi produites sont très-riches en parasites ; on y rencontre aussi tous les produits que laisse à sa suite le sang épanché hors des vaisseaux et plus ou moins décomposé (p. 60). On reconnaîtra aisément ces produits et il sera impossible de confondre ces colorations brunâtres avec celle que laisse à sa suite l'usage d'aliments riches en matières colorantes (chocolat, fruits, réglisse, etc.). Certains observateurs expérimentés ont été parfois trompés par des supercheries de ce genre : il importait donc de les signaler.

Les *parasites* que l'on rencontre, mêlés aux produits de la desquamation épithéliale de la langue et au mucus buccal, sont très-fréquents et n'ont rien de caractéristique. En raclant, à l'aide d'un manche de scalpel, la base de la langue, toujours recouverte d'un enduit plus ou moins épais, on trouve que les cellules épithéliales sont hérissées de touffes de filaments transparents, très-longs, très-tenus, droits ou légèrement courbés, formant des « faisceaux serrés, feutrés, parfois ondulés. Ces faisceaux sont simplement courbés en demi-cercles ou décrivent des flexuosités nombreuses entre les amas d'épithélium..... Ailleurs, ils ont l'aspect de petites baguettes rigides, droites ou coudées qui ne sont que la première période du développement de ces végétaux. Souvent ils sont détachés par les mouvements de la langue ou de la mastication avant qu'ils aient pu atteindre toutes leurs croissances. » (Ch. Robin.) (Voy. fig. 51.)

Ces masses de *leptothrix buccalis* sont parfois implantées sur une gangue amorphe formée par un détritus de matières alimentaires en voie de putréfaction et réunies par de la salive, soit par un détritus de cellules épithéliales ou de mucus en voie d'altération. Outre ces parasites, l'enduit buccal renferme toujours un grand nombre de vibrions très-petits et parfois des spores de *cryptococcus cerevisiæ*. Cette algue, dont la présence n'a aucune signification pathogénique, se compose de cellules ovales, disposées bout à bout, en chapelets composés de 5 à 5 cellules, plus grandes que les spores de l'*oïdium albicans* et renfermant toujours un ou deux corpuscules brillants, réfractant fortement la lumière.

Enfin, dans certains cas où la langue présente une coloration noire analogue à celle de l'encre, formant des taches diffuses ou irrégulières, d'un aspect tomenteux, filiforme, paraissant siéger dans les gaines épithéliales des papilles, M. Maurice Raynaud (*Arch. méd.*, 1869, n° 77) a cru reconnaître l'existence de spores réunies par petits amas de 4 ou 5, sans trace de tubes sporophores, ressemblant assez bien aux sporules du trycophyton de l'herpès circiné. Ces sporules n'ont pas été retrouvées dans plusieurs cas analogues observés par MM. Gallois, Balbiani, Gubler. (Voy. Soc. biolog., 1871.)

L'enduit *buccal* n'existe pas seulement à la surface de la langue : les gencives, la paroi interne des joues, la surface externe et le collet des dents en sont presque toujours recouverts. Le produit obtenu en raclant la surface des dents présentera donc des caractères identiques à ceux de l'enduit buccal. Toutefois, les parcelles alimentaires, les détritus granuleux provenant de la décomposition des aliments ou des cellules épithéliales, enfin les parasites appartenant au genre *vibrio,* se rencontreront, en plus grande abondance, dans l'enduit blanchâtre, pulpeux, fétide qui recouvre les dents. On y retrouvera aussi les produits du *tartre dentaire* que nous étudierons plus loin (p. 193). La voûte et le voile du palais, le pharynx, les amygdales sont recouverts d'un dépôt analogue ; les cryptes des amygdales sont remplies de petites concrétions blanchâtres dont la composition élémentaire est la même que celle des enduits buccaux (mucus grenu, décomposé et existant sous forme de masses amorphes englobant des cellules épithéliales, des leucocytes et des molécules graisseuses en nombre plus considérable dans les cryptes des amygdales).

Sur la voûte palatine, chez les enfants nouveau-nés, on observe parfois [1] des masses épithéliales enkystées sous forme de petits grains blanchâtres, arrondis, contenant une grande quantité de cellules épithéliales aplaties, lamelleuses, semblables à celles qui se desquament à la surface de la muqueuse.

Lorsque, sous l'influence d'une cause traumatique ou spécifique, la muqueuse buccale vient à s'enflammer, l'hyperémie et la prolifération cellulaire peuvent donner

---

[1] F. Guyon et Em. Thierry, *Arch. de physiologie,* 1869, p. 568.

naissance à la formation d'exsudats, en même temps
que des ulcérations superficielles ou profondes s'obser-
veront à la surface de la langue, des gencives, de la
paroi interne des joues.

Dans la *stomatite mercurielle*, la muqueuse boursou-
flée, grisâtre, intacte ou ulcérée, est souvent recouverte
d'une fausse membrane grisâtre, gélatiniforme, constituée par une matière amorphe unie à de la fibrine sous
forme de filaments fibrillaires ondulés qui retiennent
des cellules épithéliales déformées, des granulations
moléculaires, des globules de graisse, un grand nombre
de leucocytes et de globules de sang plus ou moins altérés. La salive qui s'écoule en grande abondance renferme du mercure que l'on pourra recueillir et isoler à
l'aide d'une petite pile de Smithson.

La *gingivite des fumeurs, des verriers*, etc., présente
des fausses membranes analogues.

Dans le *liséré plombique*, le dépôt des particules métalliques occupe la couche profonde de l'épiderme ; il
n'est visible que par un phénomène d'optique, par la
réflexion de la lumière sur la surface blanche, transparente du collet des dents (Magitot).

Dans les ulcérations produites par le *tartre stibié*,
l'examen au microscope du produit obtenu en raclant
la surface des ulcères, pourra parfois présenter des
cristaux qui suffiront pour caractériser ce sel toxique.
(Voy. p. 215.)

Dans la *stomatite aphtheuse*, M. J. Worms dit avoir
trouvé des globules sphériques, très-grands ($0^{mm},01$ à
$0^{mm},04$) agrégés de manière à rappeler l'aspect du parenchyme hépatique. Ces globules sont très-transparents, analogues aux gros globules de lait, bien que
réfractant moins la lumière.

11.

Les enduits *pultacés* qui se déposent sur le pharynx et les amygdales, dans les cas de fièvre grave avec adynamie profonde (fièvre typhoïde, scarlatine, etc.), ressemblent assez aux fausses membranes du muguet pour qu'un examen microscopique devienne souvent indispensable. Ces fausses membranes pultacées contiennent : une matière amorphe avec granulations moléculaires agitées de mouvement brownien, des matières grasses, peu ou point de fibrine, un petit nombre de leucocytes, enfin de nombreux filaments de leptothrix sans traces du parasite du muguet.

La *stomatite ulcéro-membraneuse* donne aussi naissance à des fausses membranes grisâtres qui s'accumulent sur le bord des ulcérations alvéolaires ou bien encore à la face interne des joues, sur le bord labial, sur la langue. Ces fausses membranes jaunâtres renferment : des fibres de tissu connectif sous forme de faisceaux allongés, d'autres entrecroisées, devenant pâles, diffluentes sous l'influence de l'acide acétique ; des fibres élastiques ; des lamelles d'épithélium pavimenteux ; on n'y constate point de fibrine. Le détritus grisâtre que l'on recueille à la surface des ulcérations contient : des granulations moléculaires douées de mouvement brownien, des globules de pus, à plusieurs

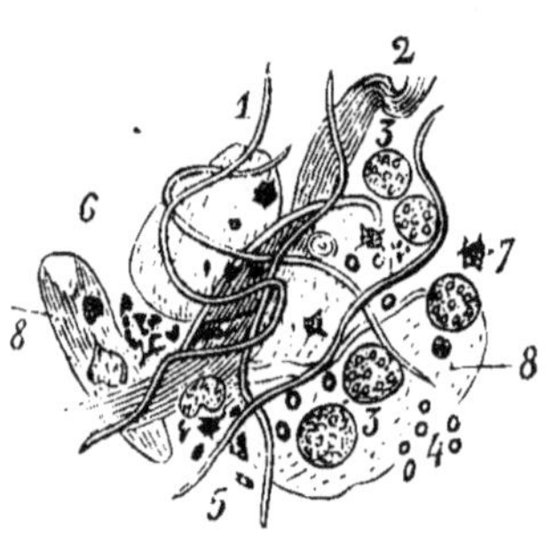

Fig. 50. — Stomatite ulcéro-membraneuse : — 1, fibres élastiques — 2, fibres de tissu conjonctif — 3, leucocytes — 4, globules de graisse — 5, débris de tartre dentaire — 6, vibrions 7. globules rouges altérés — 8, cellules épithéliales.

noyaux, quelques-uns hypertrophiés et granuleux ; des globules rouges souvent déformés, dentelés sur les bords ; des lamelles d'épithélium ; enfin un grand nombre de bactéries, de vibrions, de leptothrix et des débris de tartre dentaire (Laboulbène). Quant aux pseudo-membranes de l'angine et de la stomatite herpétique, on n'a pu encore les distinguer des fausses membranes *diphthéritiques* que nous avons étudiées (p. 152).

Les plaques de *muguet* sont caractérisées par un parasite spécial décrit par Ch. Robin sous le nom d'*oïdium albicans*, et que M. Quinquaud propose de désigner sous le nom de *Syringospora Robinii*. Ce parasite s'obtient aisément lorsque l'on vient à racler la surface des ulcérations que l'on constate sur les côtés de la langue, à sa face inférieure ou vers les dernières molaires. Son mycélium se compose de troncs nombreux, de tubes rampant sous l'épithélium. Ces *tubes* sont fistuleux, à cloisons assez nombreuses. Ils sont remplis de granulations moléculaires nageant dans un protoplasma incolore. Les extrémités de tous ces cylindres se renflent en vésicules. Les *spores* sont ovalaires, quelquefois sphériques, quelques-unes très-volumineuses. Les grains de l'oïdium exécutent dans la cavité de la cellule des mouvements très-rapides. L'acide acétique, en pâlissant les cellules épithéliales, rend les champignons plus évidents ; l'acide phénique ne les tue pas (Quinquaud). L'épithélium est granuleux, infiltré de graisse ; souvent il contient plusieurs noyaux, quelquefois libres, parfois deux à trois fois plus gros que les spores. Celles-ci diffèrent, comme nous l'avons vu, des spores du *cryptococcus cerevisiæ* par l'absence de deux globes brillants que renferme toujours ces dernières. Le mycélium n'adhère qu'aux couches les

plus superficielles de l'épiderme. Le muguet n'est pas
le symptôme de telle ou telle maladie, ni l'indice de
sa gravité. Il se lie à la diminution de la sécrétion sa-

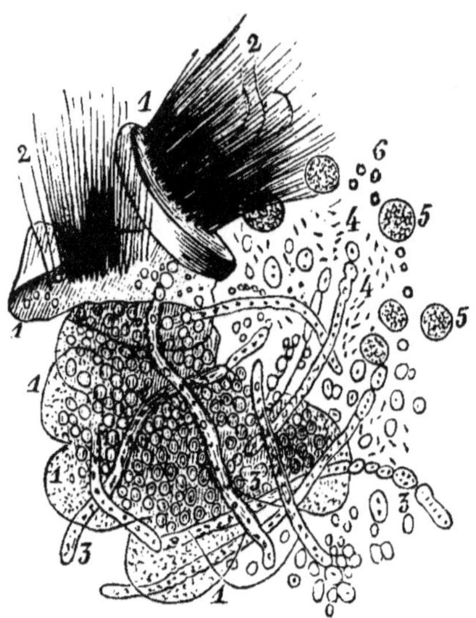

Fig. 51. — Parasites de la bouche — 1, Plaques d'épithélium pavimenteux, — 2, filaments de leptothrix buccalis — 3, spores et
filaments receptaculaires de l'oïdium albicans — 4, vibrioniens — 5, globules de pus — 6, granulations graisseuses.

livaire avec demi-sécheresse de la bouche et accumulation de produits de desquamation épithéliale. La
seule condition de son développement est la présence
d'une couche épithéliale imprégnée de substances su-
crées ou amylacées, fermentescibles et, par consé-
séquent, acidifiables (Gubler).

Le *sang* et le *pus* peuvent se rencontrer mélangés à
tous les dépôts formés par l'enduit buccal. Le sang est
d'ordinaire, plus ou moins altéré, les globules présentant l'aspect dentelé, crénelé que nous avons signalé
à plusieurs reprises.

Divers dépôts salivaires viennent s'ajouter à l'enduit buccal accumulé sur les gencives, au niveau du collet des dents. Le *tartre dentaire* (Ch. Robin) est grisâtre noirâtre, très-dur, apparaissant sous forme de concrétions anguleuses, irrégulières, réfractant fortement la lumière, mêlées à quelques fragments lamelleux, isolés ou à des globules sphéroïdaux, mamelonnés, grenus ou homogènes à l'intérieur, rarement striés. Les grains calcaires sont rapidement attaqués par l'acide chlorhydrique et l'acide acétique qui provoquent un dégagement gazeux. Ils sont composés de mucus uni à des phosphates et à des carbonates de chaux.

Les *graviers salivaires* sont irréguliers, mamelonnés, transparents, ou bien arrondis et ovoïdes, jaunâtres, offrant les réactions des granulations calcaires : quelques-uns sont composés d'aiguilles très-fines imbriquées par couches, noirâtres, hérissant la surface du calcul. Les *calculs salivaires*, proprement dits, peuvent être examinés à l'œil nu et analysés par les procédés de la chimie. Leur poussière est composée de grains irréguliers, prismatiques, jamais lamelleux ni globulaires comme ceux du tartre. Ils sont rapidement attaqués par les acides. (Ch. Robin.)

Dans la *carie dentaire* on trouve une masse pulpeuse, molle, à réaction acide, composée d'éléments qui proviennent des dents (prismes d'émail réunis en faisceaux, isolés ou brisés, à contours très-irréguliers et foncés, granuleux, quelquefois brisés), de cellules épithéliales déformées, de matières grasses, de tartre dentaire et de parasites du genre *leptothrix* (Magitot)[1].

---

[1] *Mémoires de la Soc. de biologie* et *Journal de physiologie*, 1866.

Outre les parasites que nous avons déjà signalés, la muqueuse linguale peut renfermer dans son parenchyme un cysticerque que l'on a désigné sous le nom de *Cysticercus cellulosæ* (Davaine, p. xxi), et parfois le dragonneau, ou *Filaire de Médine*. (p. 159.)

MUQUEUSES GASTRIQUE ET INTESTINALE

Anatomie et physiologie

La muqueuse de toute la partie sous-diaphragmatique du tube digestif est tapissée par un *épithelium cylindrique,* depuis le cardia jusqu'à l'orifice anal. Ces cellules ne forment qu'une seule et simple couche qui repose immédiatement sur le chorion de la muqueuse; cependant on peut apercevoir au point d'implantation des cellules cylindriques des éléments plus petits, de forme plus ou moins polyédrique, destinés sans doute à reproduire les cellules cylindriques lorsque celles-ci sont détachées de la muqueuse. Cette chute des cellules prismatiques est très-fréquente : d'après certaine théorie de l'absoption (Küss), elle constituerait même un phénomène physiologique auquel est soumise à chaque digestion toute la muqueuse de l'intestin grêle : il est donc très-important d'étudier l'aspect de ces cellules détachées, leur forme normale, et les modifications qu'elles subissent par suite de l'imbibition, de la macération et sous l'influence de certains réactifs.

Les cellules cylindriques sont des éléments de 22 à 26 μ de long sur 6 à 9 μ de large : elles sont à 5 ou 6 pans, de sorte que vues d'en haut, c'est-à-dire par leur extrémité libre, elles représentent, par leur juxtaposition, une élégante mosaïque (fig. 52 *c*); l'extrémité par laquelle elles adhèrent au tissu sous-jacent est plus ou moins effilée. Ces cellules adhèrent très-fortement entre elles, de sorte qu'elles se détachent d'ordinaire par petits lambeaux, plus rarement en éléments isolés. Elles sont formées d'un protoplasma granuleux, con-

tenant beaucoup de mucine, comme le montre l'action de
l'acide acétique, et un noyau clair, vésiculaire ovalaire. Le
tout est renfermé dans une enveloppe qui, au niveau de la
partie libre de la cellule, s'épais-
sit en un bourrelet, dit bourrelet de la base ; par la juxtaposition des cellules, les bourrelets
voisins forment comme une couche particulière, une cuticule au-
dessus de l'épithélium cylindrique. Ce bourrelet de la base paraît finement strié, et en effet les
recherches sur les animaux inférieurs (insectes) permettent facilement de constater qu'il est percé
de fins canalicules. L'eau imbibe
rapidement ces cellules et produit
d'abord une sorte de hernie de
la matière muqueuse (fig. 54, A);
si l'action de l'eau continue, le
plateau peut être soulevé, le contenu de la cellule refoulé vers la
pointe, de sorte que la cellule cylindrique se présente fortement
renflée (fig. 54 , C); cet aspect
peut encore s'exagérer (comme
en D). Le plateau lui-même, sous
l'action de l'eau et de la macération, se gonfle : si l'on ajoute
de l'acide acétique, il paraît se dé-

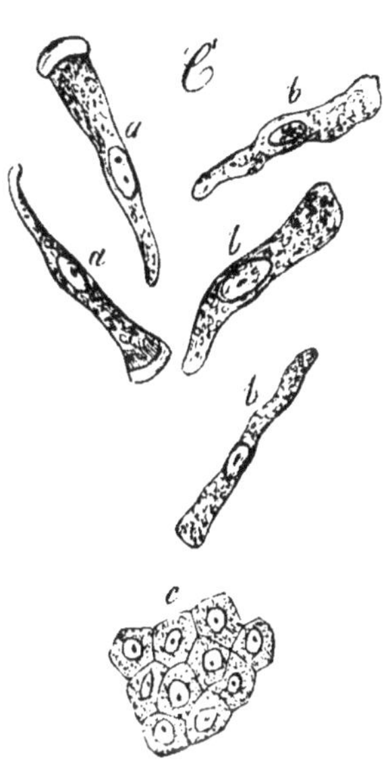

Fig. 52.—Cellules épithéliales
des villosités, gross. 550
(Kœlliker) — a, dont la
membrane est gonflée —
b, dont la membrane gon-
flée est tombée — c, quelques cellules vues d'en
haut.

doubler en une multitude de bâtonnets juxtaposés (comme
en B, fig. 54), de sorte que l'on croit avoir sous les yeux
une cellule à cils vibratiles : enfin le plateau peut se détacher en restant soudé aux plateaux de cellules voisines,
de façon à représenter un lambeau de cuticule libre. Malgré
la chute du plateau, la cellule prismatique ne reste pas
ouverte au niveau de la base, ce qui prouve qu'en ce point
la membrane d'enveloppe est double, ou, mieux, que le
plateau est une couche surajoutée à la membrane générale

en un point particulier ; mais la cellule prend alors des formes particulières sous l'influence de l'imbibition : la

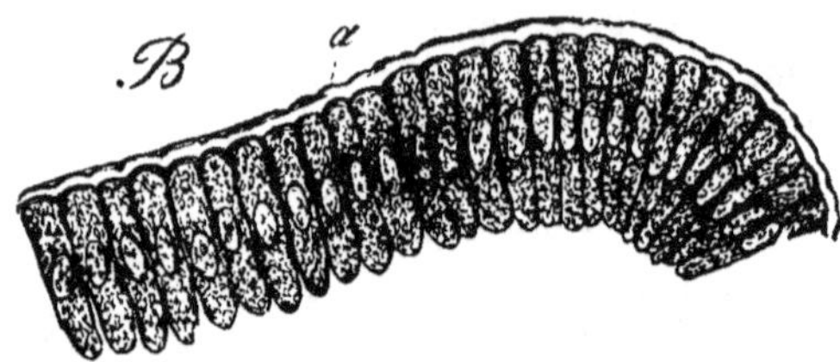

Fig. 53. — Cellules épithéliales de l'intestin grêle, encore adhérentes les unes avec les autres (gross. 300 d.) — *a*, membrane gonflée par l'eau (Kœlliker).

figure 54, D, donne une idée de ces cellules renflées et hydropiques à une extrémité, avec noyaux et protaplasma

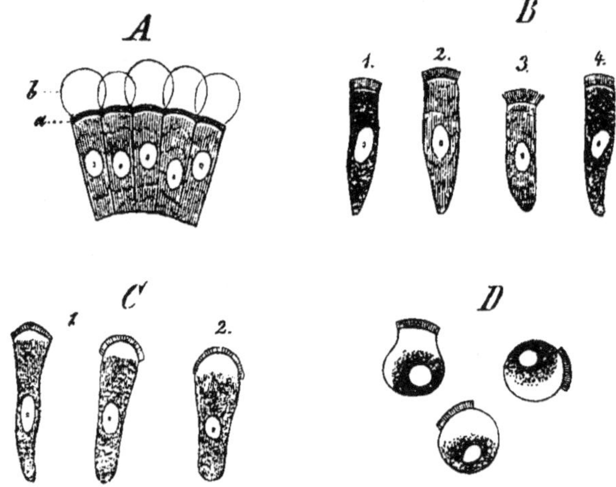

Fig. 54. — A, Cellules épithéliales de l'intestin, traitées par l'eau (*a*, plateau épais et strié — *b*, goutte transparente du contenu, sortie sous l'influence de l'eau) ; — B, cellules isolées — C, cellules semblables, à paroi supérieure soulevée par l'action de l'eau. — D, les mêmes, après l'action prolongée de l'eau.

refoulés. Ces cellules ainsi modifiées ont été prises souvent pour des éléments normaux particuliers ; contentons-nous d'indiquer que c'est là probablement ce que Gruby et Delafond ont décrit sous le nom d'*épithélium capitatum*, ce que plusieurs auteurs appellent cellules de Letzerich, du nom d'un histologiste qui a insisté sur leur description. Nous devons cependant ajouter que cette question est encore réservée jusqu'à un certain point, et que quelques micrographes admettent, en effet, au milieu des cellules cylindriques, des cellules particulières, à formes renflées, qu'ils regarderaient volontiers comme des glandes unicellulaires (Kœlliker, Ranvier).

L'épithélium cylindrique tapisse non-seulement toutes les parties unies de la muqueuse digestive, mais encore ses saillies et ses dépressions ou glandes : ses saillies sont les *villosités*, sortes de prolongements digitiformes, très-riches en vaisseaux sanguins et lymphatiques, vu leur rôle essentiellement absorbant, et coiffées d'un capuchon complet de cellules prismatiques : parfois le capuchon épithélial d'une villosité peut se détacher en entier et être retrouvé ainsi dans les selles. Les villosités n'existent que dans l'intestin grêle, depuis le pylore jusqu'à la face supérieure de la valvule iléo-cœcale.

Dans la plupart des glandes, l'épithélium de la muqueuse reste cylindrique. Telles sont les glandes de Lieberkühn, les glandes dites muco-gastriques de l'estomac, les glandes en tube du gros intestin et la glande biliaire elle-même : en effet, ce n'est que vers les extrémités terminales, encore mal connues, des canaux biliaires, que l'épithélium change de nature ; partout ailleurs, dans la vésicule, dans le canal cholédoque, dans les canaux hépatiques, l'épithélium des voies biliaires est cylindrique comme celui de l'intestin. Dans les autres glandes, l'épithélium, cylindrique dans les canaux excréteurs, se modifie au niveau des culs-de-sac sécréteurs ; ainsi au niveau des glandes pepsiques il se compose de grandes cellules polygonales pâles, finement granulées, à noyau très-distinct, mais sans membrane d'enveloppe bien visible (cellules à pepsine) ; au niveau des glandes de Brunner et des culs-de-sac du pancréas, l'épithélium devient semblable à celui des glandes en grappe de la bouche et de l'œsophage. Nous ne parlerons pas des follicules clos isolés ou agminés (plaques de Peyer) de l'intestin ; leur partie fondamentale, les follicules lymphatiques, présentent des éléments analogues à ceux que nous avons étudiés dans les cavités buccales et pharyngiennes.

La muqueuse gastro-intestinale donne naissance à des produits spéciaux et à des mucus qui diffèrent peu du mucus que nous avons étudié d'une manière générale.

Dans l'estomac, le mucus est sécrété, comme nous l'avons vu, par des glandes distinctes de celles qui donnent naissance au suc gastrique. Ces glandes fonctionnent isolément, c'est-à-dire que la muqueuse gastrique produit du mucus et ne produit pas de suc gastrique, ou bien donne naissance à du suc gastrique et ne produit que très-peu de mucus.

Dans l'intestin grêle, le mucus proprement dit se mélange continuellement au produit des glandes de Brunner et de Lieberkühn, de sorte que le *suc entérique* représente, au point de vue microscopique, un mucus plus ou moins dilué.

Dans le gros intestin, la sécrétion muqueuse est très-prononcée et forme à la surface de la muqueuse une couche visqueuse douée d'une certaine ténacité ; ce mucus est souvent excrété sous la forme de flocons distincts, plus ou moins volumineux. (Voy. *Mucus* en général.)

Les liquides de sécrétion spéciale versés normalement dans le tube intestinal sont : le suc gastrique, le suc pancréatique et la bile.

Le *suc gastrique*, s'il n'est pas mêlé à du mucus, est un liquide parfaitement limpide dans lequel on ne trouve aucun élément figuré ; il contient seulement

quelques granulations libres et tout à fait accidentellement des cellules épithéliales prismatiques de l'estomac.

Le *suc pancréatique* normal ne contient non plus en
suspension aucun élément anatomique ; sa matière albuminoïde, la pancréatine n'est pas comparable à la
mucosine ; du reste, on n'a pas besoin de microscope
pour la caractériser et l'on a une réaction chimique
bien plus nette, découverte par Cl. Bernard, c'est l'action du chlore qui colore la pancréatine en rouge : la
pancréatine est la seule substance organique qui présente cette réaction.

La *bile*, outre les éléments figurés qu'elle peut renfermer elle-même, jouit de la propriété de colorer vivement tous les éléments anatomiques au contact desquels elle se trouve : les débris de cellules, les fragments
d'épithélium concentrent la matière colorante de la
bile en s'en imprégnant, de sorte que parfois l'étude
microscopique des particules en suspension dans un
liquide pourra y faire reconnaître la présence de la
bile, ou du moins de sa matière colorante, lorsque
l'examen à l'œil nu y faisait à peine soupçonner sa présence. Enfin, on pourra rendre la coloration encore
plus évidente par l'action de l'acide azotique, qui exa-
gérera la couleur verte des éléments imprégnés de
bile ; on verra, en continuant l'action du réactif, cette
couleur verte virer peu à peu au bleu, au violet et finalement au rouge.

La bile, en dehors des éléments du mucus qui s'y
mêle dans la vésicule biliaire, ne renferme en suspension que des éléments pour ainsi dire accidentels, et
qui n'ont rien de caractéristique, ou bien des corps qui
se forment par la précipitation et la décomposition des

principes tenus en dissolution dans la bile toute fraîche. Les premiers éléments sont : des granulations moléculaires, tantôt isolées, parfois réunies en plaques verdâtres (de Blainville, Ch. Robin); des gouttelettes d'huile d'un jaune verdâtre; des cellules d'épithélium prismatique provenant des gros conduits excréteurs du foie et de la vésicule biliaire (mucus). Parmi les corps qui se forment par la décomposition de la bile avec la précipitation de ses éléments dissous, les plus importants sont : la taurine, qui se dépose parfois spontanément, ou dont on détermine la précipitation par l'action des acides et de la chaleur (qui décompose l'acide taurocholique) ; la taurine se présente alors sous la forme de prismes rhomboïques à six pans, terminés en pointe; parfois ces formes cristallines sont moins nettes, moins volumineuses, et se groupent en petites masses ou gerbes irrégulières.

Vient ensuite la cholestérine, dont nous avons déjà parlé (voy. Peau et Kystes sébacés). Mais dans le cours normal de la bile, c'est-à-dire lorsqu'elle est versée dans l'intestin pour jouer dans la digestion son rôle encore bien mystérieux, ce n'est pas de la cholestérine qui se dépose et que l'on retrouve sous forme de cristaux lamellaires mêlés aux matières fécales : dans l'intestin, la cholestérine soit par dédoublement, soit par fixation d'eau, se transforme en *séroline* (Boudet), qui se présente d'ordinaire sous la forme de débris blancs nacrés, solubles dans l'éther comme la cholestérine. Enfin, quoique la matière colorante de la bile normale reste d'ordinaire dissoute, et se dépose rarement et seulement sous forme de particules amorphes, les nombreux dérivés de cette matière colorante, et particulièrement la bilifulvine ou bilirubine, forment parfois

des cristaux à peu près identiques, comme aspect et
comme composition, à l'hématoïdine (voy. p. 63); on
ne peut du reste encore dire précisément si ces cristaux
de bilirubine proviennent de la matière colorante de la
bile ou de celle du sang. Dans le cours normal de la
bile dans l'intestin, et pendant son mélange avec les
produits de la digestion stomacale, une partie de la
matière colorante de la bile exerce son action tincto-
riale (voy. plus haut) sur les débris alimentaires qui
vont former les matières fécales; en même temps, une
portion de la matière colorante se précipite à l'état de
grains arrondis et ovoïdes jaunes verdâtres, larges de
5 à 30 millièmes de millimètre (Ch. Robin). C'est surtout dans le méconium du fœtus que l'on peut bien
étudier ces grains, remarquables par leur couleur d'un
beau vert à la lumière transmise empruntée à des
nuages blancs; vus à la lumière jaune orange de la
lampe, ils prennent une teinte violacée ou grise à reflets violets qui est moins caractéristique (Ch. Robin);
on peut, par l'acide azotique, produire sous le microscope dans ces grains de biliverdine les réactions
colorées bien connues et caractéristiques de la matière
colorante biliaire (réaction de Gmelin).

VOMISSEMENTS

Le *vomissement*, évacuation brusque, convulsive, de
matières solides ou liquides parvenues naturellement
ou accidentellement introduites dans l'estomac et rejetées par la bouche, ne fournit en général, lorsqu'il est
considéré isolément, que des données séméiologiques
assez peu précises. Ni son abondance, ni sa fréquence,

ni même la nature des matières qui le composent, ne prouvent son origine. Il importe cependant d'examiner avec soin les matières rejetées par le vomissement. Ajouté à d'autres signes, celui-ci, en effet, peut préciser le diagnostic. Il en est des vomissements comme des crachats, des matières fécales, de l'urine. Alors que, dans une maladie où les inductions diagnostiques abondent, l'étude des produits excrétés peut paraître inutile, il arrive trop fréquemment que cette étude, souvent difficile, souvent délicate, suffirait, si elle était faite consciencieusement pour éclairer le médecin. Dans les vomissements dus à des intoxications, dans ceux que déterminent le cancer de l'estomac, l'alcoolisme, etc., l'examen des produits rejetés par la bouche peut souvent mettre sur la voie du diagnostic.

Les matières vomies peuvent contenir :

1°) Les produits de sécrétion de la muqueuse stomacale, produits qui se mélangent à de la salive, presque toujours sécrétée en abondance.

2°) Des matières alimentaires ayant subi un commencement de digestion ou à peine modifiées sous 'influence des sucs nutritifs.

3°) Des produits accidentellement déversés dans le ventricule stomacal et rejetés par le vomissement (bile, calculs biliaires, etc.; matières stercorales plus ou moins liquides).

4°) Du sang et du pus.

5°) Des lambeaux pseudo-membraneux.

6°) Des animaux ou végétaux parasites, des corps étrangers, des sels métalliques, etc.

I. Les vomissements *glaireux, pituiteux* (gastralgie, cancer de l'estomac au début, alcoolisme, hystérie, vomissements du début de la grossesse, etc.), sont pres-

que exclusivement composés de mucus stomacal et de
salive. Ce mucus stomacal est filant, alcalin, gris jaunâtre, renfermant quelques flocons pseudo-membraneux ou quelques débris de matières alimentaires. La
salive presque pure, sécrétée en quantité d'autant plus
abondante qu'il y a en même temps irritation stomacale, est accumulée dans l'estomac après des mouvements répétés de déglutition, puis rejetée au dehors
(pyrosis). Les vomissements salivaires proprement dits
sont très-pauvres en éléments figurés. Le microscope
ne peut y reconnaître que quelques rares leucocytes
mélangés à des cellules épithéliales pavimenteuses (provenant de la bouche), et à quelques cellules globuleuses, infiltrées de granulations et présentant un
arge noyau périphérique. Ces cellules paraissent provenir des canalicules des glandes salivaires. Le mucus,
traité par l'acide acétique, présente assez difficilement
l'aspect strié qui le caractérise : cet aspect se reconnaît
aisément toutefois dans les masses glaireuses, parfois
assez cohérentes qui nagent au milieu du liquide vomi.
Dans les vomissements pituiteux du début de la grossesse, on trouve un assez grand nombre de cellules
épithéliales, parfois accolées les unes aux autres, des
leucocytes granuleux, un assez grand nombre de gouttelettes de graisse, enfin des débris alimentaires.

Les *vomissements cholériques* contiennent, au milieu
d'un liquide très-séreux, fluide, à réaction alcaline, très-
rarement coagulable par la chaleur ou les acides, des
granules riziformes et quelques flocons de mucus. Les
grains riziformes contiennent quelques leucocytes agglutinés par le mucus et un assez petit nombre de cellules épithéliales déformées, granuleuses, infiltrées de
graisse. Des cellules analogues, qui paraissent provenir

de l'épithélium de la muqueuse stomacale altéré comme dans l'intestin et en voie de dégénération granulo-graisseuse, nagent dans le sérum ambiant, où l'on remarque aussi un grand nombre de granulations, les unes protéiques, les autres graisseuses, et des parasites que nous signalerons plus loin.

II. Mélangées en proportions assez faibles aux vomissements que nous venons de décrire, les matières alimentaires peuvent constituer presque la totalité des matières vomies. Il est souvent difficile de reconnaître, dans ces cas, les éléments figurés qui entrent dans la composition des matières évacuées. Pour y parvenir, il faudra diluer les produits rejetés par le vomissement, puis laisser la masse ainsi étendue d'eau reposer dans un vase; en enlevant, à l'aide d'une pipette, les diverses couches du liquide, on obtiendra une série de préparations qui pourront être facilement étudiées. Les vomissements alimentaires devront cependant être examinés, surtout au point de vue des matières alimentaires qu'ils renferment. Parfois, en effet, les matières vomies sont rejetées presque immédiatement après avoir été introduites dans l'estomac, elles seront alors à peu près intactes, et l'on s'en assurera aisément par l'examen microscopique. D'autres fois, la masse pulpeuse, rougeâtre, acide, rejetée par le vomissement, ne contiendra que des fibres désagrégées, ayant presque complétement perdu leur aspect strié, des granulations moléculaires en grand nombre, des masses graisseuses plus ou moins divisées, etc. Il sera nécessaire parfois de rechercher quelles sont les substances qui ont été digérées, quelles sont celles qui sont rendues presque immédiatement sans avoir été attaquées par le suc gastrique. Dans les vomissements qui surviennent dans les

premiers temps de la grossesse, dans les vomissmeents
des hystériques, etc., il peut n'exister que de la salive
et du mucus gastrique; d'autres fois, certains éléments
passant sans provoquer aucun malaise, d'autres sont
tout à fait réfractaires à la digestion et peuvent toujours être reconnus dans les vomissements soit à l'œil
nu, soit au microscope. Mélangé à ces aliments mal digérés, le mucus stomacal et la salive se reconnaissent
moins aisément que dans les vomissements glaireux de
la pituite; ou peut toutefois retrouver dans le liquide
qui surnage ces déjections quelques cellules d'épithéliums prismatiques plus ou moins déformées, plus ou
moins granuleuses. Enfin, souvent ces vomissements
sont mélangés de bile.

III. La bile, dont la coloration et la quantité varient
essentiellement dans les vomissements dits *bilieux,*
colore en vert, en jaune, quelquefois même en brun
plus ou moins foncé les masses glaireuses, muqueuses, évacuées par le vomissement. On reconnaît la bile
aux changements de coloration qu'elle présente en
présence d'acide azotique; ses réactions microscopiques sont beaucoup plus délicates et moins précises.
(Voy. p. 199.) Les vomissements bilieux renferment
souvent des cristaux de taurine (p. 200) qu'il est parfois assez difficile de reconnaître. On les retrouve cependant dans les parties supérieures du liquide qui a
servi à diluer les matières vomies. Enfin, un examen
à l'œil nu ou à la loupe suffit parfois pour reconnaître
des calculs biliaires (p. 227). Les matières biliaires,
plus ou moins décomposées ou mélangées de matières
alimentaires, peuvent répandre une odeur stercorale
qui fait supposer l'existence d'un *étranglement interne.*
Les vomissements stercoraux proprement dits ne ca-

ractérisent pas cette grave affection. On les observe, en effet, dans certains cas d'hystérie, alors que des matières fécales ont été avalées; on les constate même dans les cas où un obstacle momentané (compression d'une anse intestinale) s'oppose à l'évacuation par le rectum des matières déjà en partie digérées. Les matières fécales déjà presque solides n'existent que très-rarement dans ces vomissements. Mais la présence des résidus alimentaires très-altérés, leur odeur caractéristique, parfois la présence de cellules prismatiques agglutinées formant par leur agglomération une masse qui simule une coiffe de villosités intestinales, suffisent pour faire supposer que des matières provenant de l'intestin grêle ou même du gros intestin ont été évacuées par le vomissement.

IV. Le *sang*, lorsqu'il existe dans les matières vomies, peut être absolument pur et présenter les caractères qui le font aisément reconnaître (p. 24 et suiv.) (hémorrhagies abondantes). Il est souvent coagulé et, dans ce cas, l'examen à l'œil nu suffit pour le distinguer. D'autres fois, il est noirâtre, d'une coloration qui rappelle le marc de café, la suie délayée dans l'eau, etc. Bien que cette coloration s'observe parfois dans l'hémoptysie, elle est le plus souvent caractéristique de l'hématémèse. L'examen microscopique, en constatant la présence de globules plus ou moins déformés par un contact prolongé avec les liquides de l'estomac (p. 60), en permettant de reconnaître la fibrine dans les lambeaux pseudo-membraneux, éliminés en même temps (p. 51), fera aisément reconnaître le sang ainsi altéré des divers produits de coloration noirâtre. Ce liquide renferme d'ordinaire un grand nombre de granulations amorphes provenant de débris alimentaires aisés à distinguer des globules sanguins, quelque déformés, quelque dissociés qu'ils puissent être. D'ailleurs, quelque altéré qu'ait été le sang, il présente toujours quelques globules sinon intacts, du moins faciles à reconnaître. Dans le *cancer de l'estomac*, à ces matières hématiques noirâtres s'ajoutent souvent des produits pouvant mettre sur la voie du diagnostic. Pour les reconnaître, il faut laisser longtemps séjourner les matières vomies, les délayer dans de l'eau pure, puis décanter et examiner au microscope les flocons qui nagent dans le liquide. Souvent alors il arrivera, dans les cas de cancer, de retrouver au milieu du muco-pus des cellules très-volumineuses, de formes et de dimensions variables : les unes, sphériques, rondes, polygonales ; les autres à raquettes, à extrémités effilées ; d'autres fusiformes ; toutes renfermant un ou plusieurs noyaux. Ces éléments, déjà signalés (p. 156), peuvent faire supposer l'existence d'une ulcération cancéreuse et permettent de distinguer le cancer stomacal de l'ulcère rond ou de la gastrite chronique avec érosions hémorrhagiformes, qui tous deux peuvent donner naissance à des vomissements noirs.

Le *pus*, mélangé en abondance à un mucus filant, opaque par places, très-visqueux, peut indiquer l'existence d'un abcès dont le contenu a été avalé. Parfois on rencontre beaucoup de leucocytes dans les vomissements de la gastrite chronique (phlegmoneuse) ; d'autres fois, leur présence indique qu'un abcès provenant d'organes voisins (foie, rein, rate, tissu cellulaire de l'abdomen) s'est ouvert dans l'estomac. Les caractères de ces leucocytes sont ceux que nous avons déjà signalés (p. 84). Dans les vomissements, ils sont mêlés à des globules de sang, à des fragments alimentaires, quelquefois à des débris d'hydatides.

V. Les lambeaux pseudo-membraneux éliminés par les vomissements seront distingués par les caractères que nous avons signalés en étudiant les fausses membranes que l'on rencontre à la surface de la muqueuse buccale (p. 190). Des plaques de muguet, des fausses membranes diphthéritiques, des débris d'hydatides seront ainsi aisément reconnus.

VI. Parmi les parasites que l'on rencontre dans les vomissements, il en est un dont l'importance avait été singulièrement exagérée par les observateurs. La *sarcine* (*Merismopedia ventriculi* Ch. Robin) considérée autrefois comme caractéristique des vomissements qui surviennent dans le cancer stomacal, a été rencontrée depuis dans un assez grand nombre de maladies (gastrite chronique, ulcères, cancer de l'estomac, tuberculose, etc.). On la retrouve non-seulement dans les vomissements, mais encore dans les fecès et même dans certains parenchymes. Cet entophyte de la classe des champignons est composé de plaques quadrangulaires plus ou moins aplaties, sous forme de masses cubiques dont chaque face est partagée en 4 saillies par deux lignes transparentes perpendiculaires l'une à l'autre. Ces cellules renferment un noyau jaunâtre. Elles sont accolées les unes aux autres, de manière à

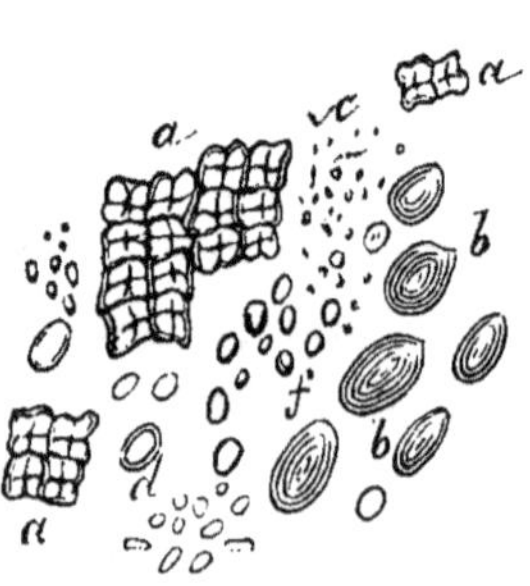

Fig. 55. — Produits de vomissements (d'après L. Beale) — *a*, sarcine — *b*, grains d'amidon — *c*, vibrioniens — *d*, sporules diverses — *f*, gouttes de graisse.

constituer des masses composées de 8, 16 ou un plus grand nombre d'éléments.

Outre la sarcine, d'autres parasites végétaux, déjà décrits, tels que l'*oïdium du muguet* (p. 191), le *leptothrix buccalis* (p. 186), des sporules de confervoïdes du genre *torula*, quelques sporules encore mal définies que l'on a signalés dans le choléra (p. 232), se rencontrent dans les vomissements.

On y retrouve aussi quelques entozoaires. Bien que la portion supérieure du tube digestif en soit exempte, ceux-ci peuvent accidentellement parvenir dans l'estomac et être évacués par une simple régurgitation (ascarides) ou mélangés aux produits des vomissements (débris d'hydatides, etc.). Nous étudierons les caractères de ces parasites en parlant des matières fécales (p. 235). Disons seulement ici que toutes les matières des vomissements présentent, au bout de peu de temps, un nombre assez considérable de protozoaires, déjà signalés sous le nom de *bactéries*. Ces protozoaires ne paraissent pas exister dans le suc gastrique, mais se développer dans les matières en voie de décomposition.

Les *corps étrangers* que l'on trouve dans les vomissements se reconnaissent presque toujours à l'œil nu. Cependant, dans les cas d'empoisonnement, certains métalloïdes ou métaux toxiques peuvent nécessiter un examen microscopique. Bien que les résultats auxquels nous sommes arrivés, en appliquant la dialyse à l'étude des matières vomies, ne soient pas encore très-nets, nous croyons devoir indiquer immédiatement la méthode à suivre et les recherches à faire dans les cas où l'on soupçonnera un empoisonnement.

Les matières vomies à la suite d'un empoisonnement nécessitent un examen immédiat. Le clinicien, après avoir reconnu, d'après les symptômes de l'intoxication, quel est le genre de poison auquel il peut avoir affaire, ne devra pas manquer de recueillir les matières évacuées par le vomissement et de les étaler sur une assiette en les délayant sous un léger filet d'eau. On reconnaîtra ainsi, soit à l'œil nu, soit à l'aide d'une loupe, des corps étrangers, parfois des cristaux, qu'il sera nécessaire d'étudier avec soin. Nous allons donc indiquer sommairement de quelle utilité pourra être, dans tous ces cas, l'examen microscopique. Nous nous hâtons cependant de rappeler que les réactifs chimiques et une étude minutieuse, après destruction de la matière organique, sont le plus souvent indispensables pour arriver à la certitude. Toutefois l'examen immédiat, fait à l'aide du microscope, pourra donner quelques indications précieuses et engager le médecin à provoquer une expertise chimique approfondie.

Lorsque, dans les matières évacuées par le vomissement, on aura reconnu des grains blanchâtres durs, peu solubles dans l'eau froide, solubles dans l'eau bouillante, et que l'examen clinique aura fait soupçonner un empoisonnement par l'*acide arsénieux*, on pourra immédiatement, même sans avoir besoin d'appareils compliqués, se faire une idée des caractères du poison à examiner. On déposera un ou deux de ces cristaux dans un verre de montre que l'on échauffera lentement à l'aide d'une lampe à alcool. Dès lors la sublimation pourra donner naissance à des vapeurs dont l'odeur alliacée mettra sur la voie du diagnostic. Il sera plus sûr encore de recouvrir la capsule ou le verre de montre d'une plaque porte-objet du micro-

scope. En examinant celle-ci peu d'instants après, on
la verra recouverte de beaux cristaux octaédriques ou
tétraédriques transparents. Ces cristaux sont peu solubles dans l'alcool et tout à fait insolubles dans l'éther.
On pourra les dissoudre dans l'eau bouillante et constater dès lors que cette solution décolore le perman-
ganate de potasse et se colore en vert par l'addition
d'une goutte de sulfate de cuivre ammoniacal. Veut-on
plus de précision encore, on pourra mélanger ces cristaux à un peu de carbonate de soude et les placer à
l'extrémité d'un tube effilé à la lampe et bouché, mettre
plus haut quelques morceaux de charbon et chauffer à
la lampe; le charbon étant rouge, on chauffe l'extrémité
du tube et l'on obtient un peu plus loin un anneau brillant
analogue à celui de l'appareil de Marsh. Le tube étant
brisé un peu loin que l'anneau, on chauffe celui-ci et l'on
peut, en le déplaçant, recevoir sur le verre porte-objet
un anneau d'arsenic non oxydé. Si l'on brise, au contraire, les deux extrémités du tube, on aura sur la
plaque porte-objet, le courant d'air qui se produit ayant
oxydé l'arsenic, des cristaux octaédriques d'acide arsénieux. Or, dans les deux cas, l'examen microscopique
affirmera le diagnostic. Dans l'anneau déplacé, le centre seul est composé d'une couche épaisse et assez peu
nette de corpuscules à reflets métalliques; à la périphérie, les cristaux octaédriques se retrouvent et suffisent à eux seuls pour distinguer une tache obtenue à
l'aide de l'acide arsénieux d'une tache antimoniale [1].

Dans les cas où, n'ayant pu retrouver dans les matières vomies les cristaux ou les poussières blanchâtres
caractérisant l'acide arsénieux, on soupçonne cepen-

---

[1] Voy. Helwig, *das Mikroskop in der Toxicologie*. Mains, 1865.

dant un empoisonnement par ce toxique, on pourra combiner les résultats fournis par la dialyse avec ceux que donne l'examen microscopique. On introduira les matières vomies dans le dialyseur de Graham (V. Briand et Chaudé, p. 656)[1], ou plutôt encore dans une baudruche qu'on laissera plonger dans un verre rempli d'eau distillée. En ajoutant à des matières provenant de déjections, à des crachats, par exemple, une goutte d'une solution à $\frac{1}{100}$ d'acide arsénieux, nous avons retrouvé dans l'eau du dialyseur les cristaux caractéristiques de l'acide arsénieux. Il est vrai que, dans les matières vomies, les sulfures d'arsenic formés ou bien encore le mélange intime de l'acide arsénieux avec les corps gras pourront empêcher la dialyse.

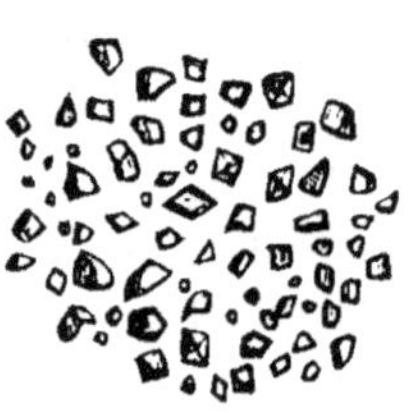

Fig. 56. — Cristaux d'acide arsénieux obtenus par dialyse et évaporation. — Gross. 500 d. —

Quoi qu'il en soit, l'eau que l'on veut examiner, après y avoir laissé séjourner pendant dix à douze heures les matières contenues dans une baudruche, sera évaporée lentement, puis examinée au microscope. Souvent on reconnaîtra les cristaux octaédriques d'acide arsénieux. Helwig affirme que, dans une solution à $\frac{1}{60000}$, on peut encore les retrouver. Enfin, lorsque tous ces procédés auront été insuffisants, l'examen direct des matières vomies ou l'étude microscopique des anneaux obtenus à l'aide de l'appareil de Marsh pourront encore mettre sur la voie d'un diagnostic que confirmeront les analyses plus rigoureuses de la chimie toxicologique.

---

[1] Briand et Chaudé, *Manuel complet de médecine légale*, etc. 8ᵉ édit. J.-B. Baillière, 1869.

Le même procédé peut être appliqué à l'étude de tous les poisons cristallisables. Le *tartre stibié*, qui est soluble dans l'eau, passe assez facilement par dialyse et pourrait être reconnu dans l'eau évaporée. Toutefois, les cristaux *tétraédriques, octaédriques* ou *cubiques*, auxquels il donne naissance, sont assez difficiles à reconnaître. Helwig prétend que le procédé par sublimation suffit pour faire distinguer l'antimoine de l'arsenic. Un fragment d'antimoine ne donnerait point, par sublimation, les cristaux octaédriques si aisés à obtenir par la sublimation de l'acide arsénieux. On pourrait même ainsi diagnostiquer sur une tache obtenue à l'aide de l'appareil de Marsh si l'on a eu affaire à de l'antimoine ou à de l'arsenic. Nous avons bien constaté que les fragments de tartre stibié ne se volatisaient point comme ceux de l'acide arsénieux; mais, dans le liquide des crachats ou des vomissements, nous avons très-difficilement retrouvé la présence de l'antimoine.

Quant aux *métaux*, le plus souvent l'analyse chimique sera préférable à l'examen microscopique; le mercure lui-même, qui passe assez facilement par dialyse et qui, à l'état de bichlorure, serait aisément reconnu au microscope, peut être plus facilement encore diagnostiqué à l'aide des papiers réactifs imaginés par les chimistes [1]. L'emploi d'une petite pile de Smithson pourra cependant être utile et déceler le mercure ou le plomb sous forme de gouttelettes métalliques visibles à la loupe. Au lieu de la pile de Smithson, on peut employer une pile ordinaire ou, mieux encore, l'appareil imaginé par Flandin et Danger. (Voy. Briand et Chaudé, p. 682.)

[1] Voy. Byasson, *Journal de physiologie*, 1872.

L'application de l'électricité aux recherches microcopiques et la construction d'appareils pratiques analogues à ceux de Plœssl, Chevalier, etc.[1], pourra permettre de rechercher, au microscope, les divers alcaloïdes dont l'étude est si difficile dans les cas d'empoisonnement. A l'aide d'une pile faible, agissant sur l'appareil de Chevalier, on pourra déterminer au pôle négatif l'agglomération de cristaux de morphine, de strychnine, de digitaline, etc., et reconnaître ceux-ci à l'aide du microscope. Dans un cas d'empoisonnement, on pourra procéder de la manière suivante. Les matières évacuées (vomissements, fécès, etc.) seront étalées sur une feuille de verre et examinées à la loupe ; on recherchera ainsi les débris de végétaux, les parcelles minérales ou cristallines, etc., qui pourront mettre sur la voie du diagnostic. Cela fait, on traitera de petites portions des matières évacuées par l'eau, par l'alcool, l'éther, le chloroforme, l'alcool amylique, l'éther acétique, etc. On sait, en effet, que les divers alcaloïdes sont solubles dans quelques-uns seulement de ces réactifs. Chacune des portions ainsi traitées sera filtrée, puis concentrée par évaporation. Une goutte du liquide sera ensuite déposée sur l'objetif du microscope et traitée à l'aide d'un faible courant électrique. Le plus souvent, les alcaloïdes apparaîtront sous forme d'aiguilles ou de cristaux qui pourront, soit par leur forme cristalline, soit par leurs réactions microchimiques, mettre sur la voie du diagnostic. Rappelons seulement que la *morphine*, soluble dans l'alcool amylique et l'éther acétique, cristallise en prismes transparents incolores, que l'on peut facilement étudier en

[1] Voy. Robin : *du Microscope*, p. 744.

laissant évaporer la solution sur le porte-objet du microscope.

Les sels de morphine seront décomposés par la pile, et l'on pourra dès lors obtenir, avec l'empois d'amidon et l'acide iodique, une coloration bleue qui brunit sous l'influence de l'ammonique. La *strychnine*, qui est soluble dans l'alcool étendu, l'alcool amylique et le chloroforme, cristallise en octaèdres ou en prismes incolores. Les sels de strychnine sont précipités en blanc par le sulfocyanure de potassium, et donnent naissance à la formation d'aiguilles cristallines. La strych-

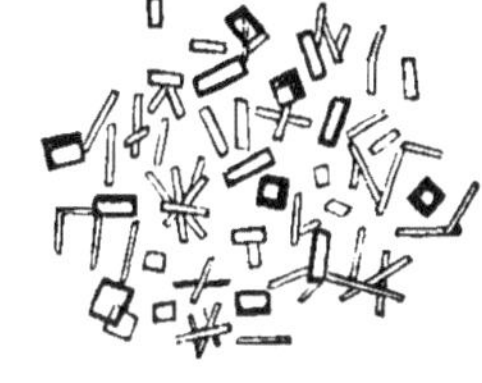

Fig. 57. — Cristaux de chlorhydrate de morphine obtenus par évaporation sur le porteobjet du microscope.— Gross. 500 d. —

nine isolée se reconnaîtra à l'aide d'acide sulfurique unie à quelques traces d'oxyde puce de plomb. On obtiendra ainsi une belle coloration bleue, puis violette, rouge, et enfin jaune. — Nous ne pouvons insister davantage sur ces recherches; mais nous renvoyons, pour l'étude des formes cristallines des divers alcaloïdes, à l'ouvrage du docteur Helwig, ouvrage que nous avons déjà signalé, et dont les belles planches photographiques pourront servir de guide dans ces recherches toujours délicates.

Ce que nous avons dit des caractères de la muqueuse intestinale, et ce que nous dirons plus loin en étudiant les résidus alimentaires dans les fécès, nous permettra d'être très-courts en signalant les résultats que donne l'étude du produit des fistules intestinales (*anus contre nature*). La recherche de la bile et celle du suc pancréatique ne pourront, en effet, être faites qu'au point de vue chimique, et l'on devra se borner, le plus souvent, à examiner les débris alimentaires (v. p. 222). Le *chyme*, très-fluide dans les premières parties de l'intestin grêle, devient consistant et prend une odeur stercorale dans les dernières parties du jéjunum et surtout dans l'iléon. Le plus souvent il renfermera des cellules végétales et des grains d'amidon intacts ou à peine modifiés, des fibres musculaires désagrégées, ayant perdu pour la plupart leur striation transversale, des globules graisseux en grand nombre, quelquefois même des quantités assez considérables de larges gouttes de graisse, des granulations élémentaires animées de mouvement brownien, etc. L'examen des cellules épithéliales nageant dans le liquide ou extraites en raclant la surface d'une anse intestinale herniée ne pourra que très-difficilement donner une idée du point où s'est faite l'ulcération intestinale.

MATIÈRES FÉCALES

L'examen microscopique des matières fécales peut devenir indispensable, dans un assez grand nombre de cas, pour contrôler, rectifier ou préciser ce que n'a pu apprendre l'examen macroscopique. Il sera nécessaire d'avoir recours à ce moyen d'investigation dans la plupart des maladies de l'appareil digestif, et il est probable que s'il était employé plus fréquemment, si la composition anatomique des fécès était aussi bien connue que les réactions chimiques de l'urine, la pathogénie des différentes formes de la dyspepsie serait mieux élucidée.

Pour examiner au microscope les matières fécales liquides,

il importe de les laisser reposer afin de pouvoir porter son attention aussi bien sur le dépôt que sur les matières tenues en suspension dans un liquide.

Quand les matières sont liquides, il faudra donc laisser séjourner les produits évacués dans un vase conique ; les parties liquides qui surnageront devront être examinées comme nous l'indiquerons dans un instant ; les résidus accumulés au fond du vase seront l'objet d'un examen plus approfondi. Lorsque les matières sont de la consistance d'une pâte tenace, peu friable, s'étalant sans couler, il sera nécessaire non-seulement d'examiner des parcelles de cette matière solide, mais encore de les délayer dans de l'eau pure et de procéder ensuite comme si l'on avait affaire à des matières liquides. Enfin dans les cas où l'on aura soupçonné l'existence de corps étrangers d'un volume assez considérable (*calculs*, etc.), il pourra devenir indispensable de tamiser les matières en les délayant sur un tamis à mailles assez étroites. On recueillera dès lors les particules solides assez volumineuses pour être examinées isolément.

Dans tous ces cas, il est utile, sinon nécessaire, de désinfecter les matières à examiner à l'aide d'un réactif qui, sans altérer la texture des éléments figurés, puisse faire disparaître en partie l'odeur repoussante que présentent les déjections pathologiques. Cette odeur, qui varie avec la nature de l'alimentation, sera surtout combattue en ajoutant aux matières à examiner une solution d'acide phénique ($\frac{1}{1000}$) en songeant toutefois à l'action exercée par une semblable préparation sur les protozoaires (vibrions, bactéries, etc.) dont l'acide phénique, la créosote, etc., arrêtent les mouvements. L'odeur des matières fécales est d'ailleurs presque nulle dans le choléra, la glycosurie, etc.

L'examen *macroscopique* des matières fécales peut donner quelques renseignements au médecin. Le plus souvent, assez consistantes, adhérentes aux vases qui les renferment, se moulant sur les surfaces intestinales qu'elles ont à traverser, les déjections alvines deviennent d'un calibre excessivement mince, après un jeûne prolongé, lorsque l'intestin a perdu momentanément son calibre primitif (maladies chroniques); parfois elles sont aplaties en forme de ruban (tumeurs intestinales) ; dans d'autres cas (dysenterie, constipation opiniâtre), des matières dures en forme de boulettes analogues aux excréments de brebis sont évacuées en même temps qu'un liquide diarrhéique quelquefois sanguinolent.

La coloration des matières fécales varie aussi dans l'état de santé : souvent brune ou même noirâtre, elle peut devenir grisâtre (ictère), blanchâtre (alimentation lactée), verdâtre (alimentation herbacée, calomel), noirâtre (fer), jaunâtre (rhubarbe), etc. Chez les enfants dont les selles sont normalement plus liquides, plus blanches, moins fétides, la coloration verdâtre, très-fréquente également, paraît due à la présence de quantités notables de biliverdine sous forme de granules que le microscope permet de reconnaître. Cette coloration verdâtre disparaît d'ailleurs au moment de la putréfaction.

Le microscope permet de reconnaître dans les fèces normales certains éléments caractéristiques ; les matières évacuées par l'extrémité inférieure du gros intestin renferment en effet : 1° les produits de desquamation des cellules épithéliales qui tapissent toute l'étendue du tube digestif ; 2° les résidus non absorbés des humeurs excrémento-récrémentitielles versées à la surface de l'intestin ; 3° des détritus alimentaires en proportions variables. A ces éléments normaux s'ajoutent, dans des conditions pathologiques, des corps étrangers ou des parasites dont nous aurons à étudier la provenance et la composition.

I. MÉCONIUM. — Le type le plus simple des fèces normales constitue le *méconium* [1]. Au moment de la naissance, ce produit brun, verdâtre, visqueux, tenace, ne renferme, en effet, que les produits de desquamation de l'intestin du fœtus et les résidus des humeurs excrémentielles déversées à sa surface. C'est ainsi que l'examen du méconium permet d'y constater :

[1] Voy. Robin, *Traité des humeurs.*

1° Un mucus transparent, très-tenace, strié, se gonflant lentement sous l'eau et englobant tous les éléments figurés que renferme le méconium.

2° Des débris figurés : cellules épithéliales prismatiques, rares et isolées au moment de l'accouchement, beaucoup plus nombreuses, sous forme de gaines épithéliales des villosités vers le quatrième ou le cinquième mois de la grossesse. Ces cellules, plus ou moins déformées, à noyau ovoïde, très-granuleuses, sont teintées en jaune verdâtre par la bile.

3° Des granulations protéiques ou des granulations graisseuses en nombre plus ou moins considérable.

4° Un grand nombre de grumeaux globuleux, ovoïdes ou polyédriques, souvent agglutinés les uns aux autres, faciles à dissocier, d'une coloration verdâtre, rarement jaune verdâtre, plus rarement encore violacée. Traités par l'acide azotique, ces granules prennent une coloration violacée très-nette. Quelquefois, mais rarement, ils peuvent offrir la série des colorations qui caractérisent la *biliverdine*. Ces éléments caractérisent le méconium; ils existent toujours, lui donnent sa coloration verdâtre, tandis que la coloration grise, que l'on observe parfois, paraît due à l'accumulation de cellules épithéliales prismatiques ou pavimenteuses.

5° Enfin le méconium renferme assez souvent des cristaux de cholestérine; ils sont petits, sous forme de lamelles transparentes à bords et à angles très-nets (fig. 58). Ils n'existent que pathologiquement dans les fécès évacuées pendant la vie extra-utérine (Robin).

Les fécès d'un enfant à la mamelle jusqu'au dixième ou douzième jour renferment encore une très-grande quantité de grains de biliverdine, bientôt mélangés de grumeaux caséiformes composés de globules de lait granuleux, demi-transparents, agglutinés les uns aux autres.

Les fécès normales renferment, outre les résidus alimentaires que nous étudierons dans un instant, des éléments analogues à ceux que l'on trouve dans le méconium.

1° Le *mucus* forme des amas grisâtres, lents à se gonfler sous l'eau, donnant à celle-ci une consistance mucilagineuse et un aspect trouble dû aux particules figurées qu'il englobe. Il est peu strié, même après addition d'acide acétique.

2° Les *éléments figurés* qu'il renferme sont presque toujours déformés. Tandis que dans le méconium on trouve souvent des gaines entières de villosités (voy. fig. 55), celles-ci ne se rencontrent dans les fécès de l'homme adulte qu'à l'état pathologique. On trouve, le plus souvent, dans le liquide qui a servi à délayer les matières fécales : des cellules ovoïdes ou prismatiques infiltrées de molécules graisseuses ou des noyaux libres enveloppés de masses irrégulières d'un protoplasma amorphe ; souvent des leucocytes granuleux d'un volume assez considérable à un ou plusieurs noyaux.

3° Les granulations moléculaires, très-fines, toujours animées de mouvement brownien, sont : les unes grisâtres, solubles dans l'acide acétique (granulations protéiques) ; d'autres réfractant fortement la lumière, à contour brillant, solubles dans l'éther (granulations graisseuses), pouvant s'accumuler de manière à former de véritables gouttelettes graisseuses ; d'autres enfin, plus volumineuses que les précédentes, s'observant surtout quand les matières ont séjourné pendant quelque temps au contact de l'air, très-rares à apparaître quand elles ont été traitées par l'acide phénique, très-abondantes dans les cas pathologiques, constituent les éléments figurés que nous avons déjà décrits sous les noms de *bacterium punctum* (voy. p. 55), *bacterium catenula*, etc. (voy. *Fécès path.*, p. 252).

4° Les grumeaux amorphes verdâtres, formés par des accumulations de matière biliaire, très-fréquents dans le méconium dont ils sont caractéristiques, ne s'observent dans les fécès que lorsque la bile a été déversée en quantité très-abondante dans l'intestin (polycholie). Rarement il est possible d'obtenir, avec l'acide azotique, autre chose que la coloration jaunâtre qui décèle l'existence de matières azotées.

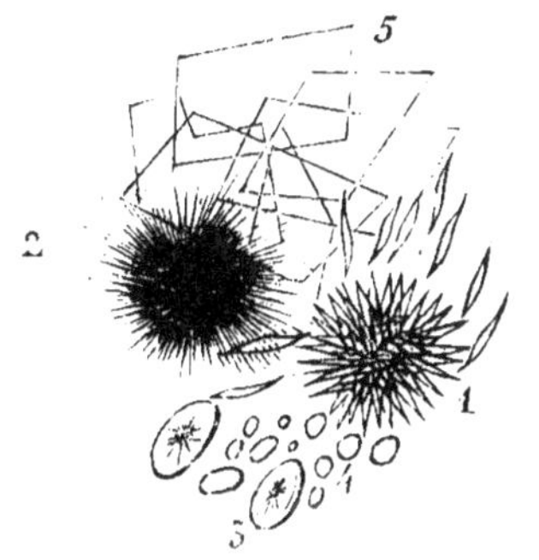

Fig. 58. — Cristaux d'acides gras — 1, acide stéarique — 2, acide margarique — 3, vésicules adipeuses contenant des cristaux d'acide margarique — 4, gouttes de graisse — 5, cristaux de cholestérine.

5° On n'observe pas de cristaux de cholestérine ; mais, par contre, les fécès normales renferment des aiguilles jaunâtres ou même des masses globuleuses constituées par des accumulations de cristaux aciculaires d'acides stéarique, margarique, oléique, etc., (fig. 58).

6° Enfin les selles normales renferment toujours quelques filaments de l'algue décrite par Ch. Robin, sous le nom de *leptothrix*.

Outre ces éléments, qui proviennent des parois intestinales, les fécès contiennent, même à l'état normal, des *résidus alimentaires*, absolument réfractaires à la digestion ou n'ayant pu être complétement liquéfiés sous l'influence des sucs digestifs.

Parmi les produits végétaux réfractaires à la digestion, nous citerons la *cellulose*, que l'on peut recon-

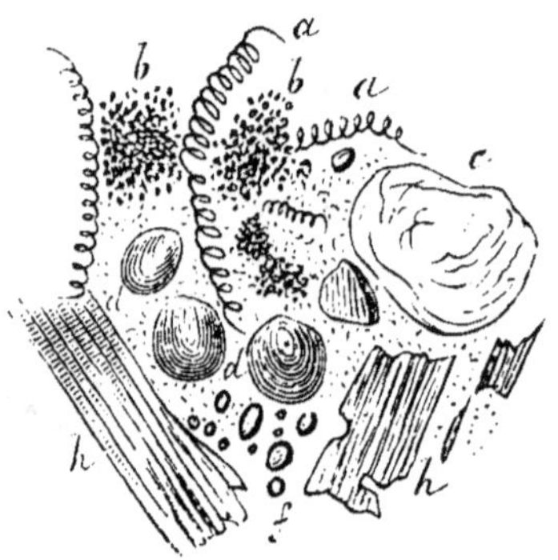

Fig. 59.— Débris d'aliments incomplétement digérés — *a*, trachées — *b*, amas granuleux de chlorophylle — *c*, cellule végétale ayant perdu ses grains d'amidon — *d*, grains d'amidon — *f*, globules gras — *h*, débris de fibres musculaires.

naître à la coloration bleue qu'elle prend sous l'influence du réactif iodo-sulfurique ; les *cellules végétales* renfermant encore de la *chlorophylle* soit à l'état amorphe, soit en granules disposés en amas plus ou moins symétriques ; d'autres cellules végétales de formes et de dimensions variables, les unes sphériques, d'autres cylindriques, etc. ; des vaisseaux et des *trachées* reconnaissables aux stries que détermine le filament spiral ; enfin des *grains d'amidon* non modifiés sous l'influence des sucs digestifs.

Il est impossible de décrire tous les aspects que présentent ces matières végétales. Pour les examiner avec quelque fruit, il est indispensable d'acquérir une expérience que donne l'examen microscopique des excréments d'herbivores. On évitera ainsi de nombreuses erreurs et une perte de temps considérable.

Ces excréments ne présentent presque pas cette odeur fétide qui rend insupportable l'étude des matières fécales de l'homme ; en outre, ils montrent une préparation toute faite des éléments végétaux réfractaires à la digestion. L'étude des excréments d'une chenille, d'un insecte, d'un têtard de grenouille suffira même le plus souvent à mettre le médecin au courant de l'aspect que présentent les trachées spirales, les épidermes végétaux, etc., etc. C'est à ce procédé d'isolement que les phytologistes ont souvent recours pour étudier certaines parties des végétaux.

Parmi les produits animaux, on rencontre des débris de tendons, de tissu élastique (qui parfois ont été confondus avec des vers intestinaux), de poils, de fragments osseux, de débris calcaires (enveloppes des crustacés, etc.).

Presque toujours à ces débris s'ajoutent, même dans les conditions normales, des matières alimentaires plus ou moins modifiées. Ainsi, les selles des enfants renferment des masses de caséum plus ou moins transformées ; les selles des adultes, des fibres musculaires, encore aisées à reconnaître, bien qu'elles soient, le plus souvent, teintées en jaune brunâtre par la bile ; enfin, et surtout, des accumulations assez considérables de matières grasses non émulsionnées. C'est la présence de ces éléments qui suffit parfois à elle seule pour caractériser, à l'examen microscopique, certaines évacuations pathologiques dont nous avons maintenant à nous occuper.

III. — FÉCÈS PATHOLOGIQUES

Les évacuations alvines peuvent devenir pathologiques : 1° par augmentation ou diminution des éléments qu'elles renferment normalement ; 2° par le mélange à certains liquides, accidentellement déversés à l'intérieur du tube digestif (sang, pus, etc.) ; 3° par la présence de corps étrangers ou de parasites.

Nous avons vu que les fécès normales renferment : des débris épithéliaux, du mucus et des aliments plus ou moins réfractaires à la digestion. L'augmentation des débris épithéliaux s'observe dans toutes les maladies accompagnées de diarrhée. Tantôt les cellules épithéliales, peu modifiées, nagent au milieu d'un liquide séreux ; tantôt elles sont encore adhérentes les unes aux autres, formant des amas qui reproduisent en partie les coiffes des villosités (dysenterie) et qui peuvent apparaître sous forme de lambeaux blanchâtres ; d'autres fois, elles sont granuleuses ou même presque totalement détruites, n'apparaissant plus que sous forme de noyaux libres mélangés à des cellules plus volumineuses, sphériques, à protoplasma granuleux (choléra) ; quelquefois les lamelles épithéliales, retenues par du mucus plus ou moins concret, forment de larges membranes gélatiniformes, que souvent on a confondues avec des débris de la muqueuse intestinale mortifiée dans toute son étendue. Ces pseudo-membranes ne présentent pas l'aspect fibrillaire qui caractérise les fausses membranes diphthéritiques ; leur forme ne rappelle en rien celle des membranes hydatiques ; enfin, on les distingue des fausses membranes du muguet par l'absence d'algues. Le microscope y fait reconnaître le mucus et les cellules épithéliales : jamais on n'y voit de vaisseaux. On les observe dans les cas de constipation opiniâtre, d'entérite chronique, dans la dyspepsie des hypochondriaques, etc.

Les débris gangréneux grisâtres de muqueuse intestinale mortifiée s'observent dans les cas d'invagination intestinale : leur structure microscopique ne pourra être reconnue qu'à la suite de coupes pratiquées sur ces membranes préalablement durcies. Dans certaines formes de diarrhée et surtout dans le choléra, les évacuations alvines renferment des grains *riziformes* composés de cellules épithéliales, réunies sous forme de petits lambeaux mélangés à des leucocytes, du mucus, des cristaux d'acides gras, etc. Dans les inflammations du gros intestin, dans la dysenterie, les corpuscules grisâtres, transparents (rappelant l'aspect de grains de sagou), que l'on observe dans les fécès sont, au contraire, presque exclusivement composés de leucocytes renfermant deux à trois noyaux. Le *Mucus* intestinal peut être assez liquide, glaireux, conservant son aspect strié sous l'influence de l'acide acétique (selles séreuses et muqueuses), d'autres fois il constitue des flocons blanchâtres englobant des leucocytes, des cellules épithéliales desquamées ou agglutinées sous forme de cylindres. Dans les cas de diète prolongée, ou après une constipation opiniâtre, ce mucus devient concret et s'élimine sous forme de cylindres grisâtres ou blanchâtres, quelquefois creux, d'autres fois plus tenaces encore et pleins. Ces amas de mucus grenu, très-difficiles à gonfler sous l'influence de l'eau, englobent des gouttes de graisse, des cellules épithéliales plus ou moins granuleuses, quelquefois des cris-

13.

taux d'acides gras ou de phosphate ammoniaco-magnésien. Quand ces cylindres de mucus sont blancs et très-aplatis, on peut les confondre avec des débris de vers intestinaux ; d'autres fois, leur forme cylindrique les a fait prendre pour des lambeaux de muqueuse intestinale.

Plus ou moins modifiés par les sucs digestifs, les *débris de matières alimentaires* peuvent se reconnaître dans les selles pathologiques : quelquefois, les aliments passent sans grande modification (selles lientériques), et se reconnaissent alors mélangés à du mucus, de la bile et des lamelles d'épithélium cylindrique ; d'autres fois, quelques substances sont seules réfractaires à la digestion. Ainsi la présence de la *graisse* sous forme de couche huileuse ou blanche, ou bien encore présentant l'aspect de lobules adipeux, appendus aux fibres musculaires à peine modifiées, peut faire penser à une maladie du pancréas. Dans le *choléra*, on reconnaît aussi, au milieu des débris alimentaires, de nombreuses gouttelettes huileuses, sphériques. Enfin, certains débris de végétaux toxiques, introduits par la voie de l'alimentation, pourront être retrouvés à peu près intacts dans les selles. Bornons-nous à mentionner les spores des champignons, qui se retrouvent toujours dans les selles et qui, par leur agencement avec les basidies et le tissu cellulaire, pourraient servir à diagnostiquer à quelle espèce, comestible ou toxique, on a eu affaire[1].

D'autres fois, le microscope pourra faire reconnaître certains médicaments qui, introduits sous forme pul-

---

[1] Boudier, *des Champignons au point de vue de leurs caractères usuels chimiques et toxicologiques.* Paris, 1866.

vérulente ou pilulaire, n'auront pas été modifiés. Enfin, le tamisage des matières fécales fera trouver les calculs et les concrétions stercorales.

La *bile* se reconnaît, le plus souvent, non au microscope, mais par les réactions obtenues à l'aide de l'acide nitrique. Elle ne contient quelques éléments anatomiques que lorsqu'elle a séjourné quelque temps dans la vésicule biliaire. Dans les matières fécales, on ne reconnaîtra que très-rarement la bile au microscope. Toutefois, l'existence de calculs biliaires ou de calculs stercoraux pourra nécessiter un examen plus approfondi. Disons immédiatement que les calculs mélangés aux matières fécales pourront renfermer des cristaux caractéristiques. Les uns existeront sous forme d'amas brillants semblables à de la leucine (glycocholate de chaux); d'autres aciculaires, minces, jaunâtres, formeront des faisceaux en forme de rosace, de feuille d'étoile, etc. (acide margarique), quelques-uns aplatis, prismatiques en forme de feuilles de fougère, finement dentelés, ou bien prenant la forme de prismes droits à base rectangulaire (phosphate ammoniaco-magnésien), se rencontreront surtout dans les calculs urinaires, mais pourront exister aussi mélangés aux fécès. Nous renvoyons à l'article *Urine* pour l'étude microchimique de ces dernières formes de calculs.

Les *leucocytes* que l'on rencontre toujours, mais en petites proportions, mélangés aux fécès pathologiques, se présentent parfois en proportions telles que le liquide prend un aspect puriforme caractéristique. On les observera soit dans les cas d'ulcérations du rectum, soit dans les cas où un abcès s'ouvre dans l'intestin. Les leucocytes granuleux, à un ou plusieurs noyaux, sont parfois (dysenterie) retenus avec des épithéliums déformés par un mucus consistant, conservant l'aspect strié, et formant dès lors la plus grande partie des lambeaux ou des flocons que l'on observe dans les selles. Les granulations graisseuses, souvent très-abondantes, donnent à ces flocons une coloration blanche. D'autres fois les leucocytes, très-granuleux, nageront au milieu d'un liquide grisâtre, fétide, souvent mélangé de sang, renfermant, en outre, des débris de matières alimentaires, quelques cellules épithéliales et des amas de mucus strié (ulcères chroniques de l'intestin). Enfin, nous avons déjà vu que, dans certaines formes de diarrhée, dans le choléra, etc., les grains riziformes contiennent un assez grand nombre de leucocytes granuleux. Ceux-ci peuvent manquer cependant; leur présence n'a donc rien de caractéristique. — Rappelons que le pus évacué avec les matières alvines, peut présenter une coloration bleue ou verte signalée par Ch. Robin, Delore, Fordos, etc. (Voy. *Traité des humeurs.*)

Les *hématies* peuvent aussi être reconnues dans les selles : tantôt on y rencontrera des globules sanguins de dimensions, de formes et de colorations normales. Ce sera toutes les fois qu'une grande quantité de sang aura été versée dans l'intestin ou lorsque le sang n'y aura pas séjourné pendant longtemps (hémorrhoïdes, dysenterie, maladies du gros intestin) : le plus souvent, les globules sanguins seront dentelés, crénelés, désagrégés en granules. (Voy. p. 38.) On observera ces modifications dans les évacuations noirâtres qui surviennent dans les cas d'ulcère ou de cancer stomacal. Souvent les globules sanguins seront réunis en amas, mélangés au mucus, ou formant des caillots plus ou moins volumineux ; dans ce dernier cas, la fibrine, qui, observée dans les matières alvines, retient souvent dans ses mailles plus de leucocytes que de globules sanguins, englobe ces derniers comme dans le caillot d'une saignée.

Nous ne ferons que signaler les liquides d'aspect puriforme, plus ou moins mélangés de sang, qui s'écoulent par l'anus dans les cas de cancer intestinal. Sans doute, le liquide peut, dans ces cas, contenir encore un grand nombre de cellules, dites cellules cancéreuses, dont les formes si variées se rencontrent dans certaines néoplasies purement inflammatoires. Sans doute, les noyaux volumineux de ces cellules, leurs aberrations de forme ou leurs modifications ultérieures ne pourront affirmer un diagnostic. Toutefois leur présence, quand elle sera constatée, pourra donner quelques indications précieuses. (Voy. p. 156.)

Les *corps étrangers* que l'on rencontre dans les fécès sont des débris alimentaires non digérés, des parcelles de corps réfractaires à la digestion et accidentellement introduites dans les voies digestives, quelquefois des globules formés par des aiguilles d'acides stéarique ou margarique (choléra, dysenterie), parfois confondus avec des productions cryptogamiques ; quelquefois des calculs biliaires ou des concrétions stercorales, des cristaux de phosphate ammoniaco-magnésien (diarrhée, dysenterie, choléra), enfin des sels toxiques ou des poisons de diverse nature éliminés en même temps que les résidus de l'ailmentation. Nous renvoyons à l'article *Vomissements* (p. 212) pour ce qui concerne les recherches médico-légales à entreprendre dans les cas d'empoisonnement. Nous devons avouer toutefois que la dialyse nous a moins bien réussi pour les matières fécales que pour les crachats ou même les matières des vomissements auxquels nous ajoutions des solutions toxiques. Ces recherches sont donc à reprendre.

Les *parasites* observés dans les déjections alvines proviennent de trois sources différentes : 1° les uns ont pris naissance dans les matières putréfiées ou altérées dans l'intérieur du tube digestif. Tantôt, en effet, ces parasites infusoires se rencontrent dans les matières récemment évacuées et disparaissent par le refroidissement (Davaine) ; d'autres fois, ils naissent peu de temps après l'évacuation des matières intestinales, et leur présence est liée à des phénomènes de putréfaction ; — 2° d'autres parasites, introduits par la voie de l'alimentation, se sont développés à l'intérieur du tube digestif qui leur a servi d'*habitat*, puis ont été expulsés par fragments ou en totalité ; — 3° enfin il est un certain nombre de parasites qui se sont accidentellement introduits dans le tube intestinal dont la paroi a été perforée. Ce sont les *parasites erratiques.*

Dans la première classe, nous rangerons les *protozoaires* appartenant aux familles des *vibrioniens,* des *monadiens* et des *paramécies.* Les vibrioniens dont nous avons déjà indiqué les caractères (p. 55) n'existent pas dans les fécès normales, mais apparaissent très-rapidement dans les liquides diarrhéiques. Davaine affirme que ces parasites disparaissent par le refroidissement des matières évacuées ; ils se développent donc dans les matières encore renfermées dans la cavité intestinale. Toutefois, certains vibrioniens se développent dans le liquide qui a séjourné quelque temps au contact des matières fécales et qui a déjà subi un commencement de putréfaction. Il ne faudrait donc pas attacher une trop grande importance à la présence de vibrioniens dans les garde-robes des diarrhéiques. Il importe cependant de les signaler, un jour devant venir où la pathogénie des maladies parasitaires sera plus complétement élucidée.

Les *vibrions* s'observent dans toutes les formes que présente la *diarrhée :* leur nombre paraît d'autant plus considérable que la maladie est plus grave ; mais on les rencontre aussi bien dans la diarrhée lientérique que dans la diarrhée qui accompagne la fièvre typhoïde, les ulcérations intestinales des phthisiques, la diarrhée du choléra etc. On observe encore dans les évacuations alvines des filaments d'algues (leptothrix); enfin Davaine a signalé dans les salles des cholériques et des typhiques des protozoaires du genre *cercomonas*, et Malmsten y a reconnu des *paraméciens* (paramecium coli).

Les *cercomonas* sont caractérisés par :

Un corps nu, de forme arrondie, discoïde ou ovoïde, un filament flagelliforme antérieur, un prolongement postérieur en forme de queue, plus ou moins long, plus ou moins filiforme et variable, qui s'agglutine quelquefois aux corps environnants et fixe momentanément l'animal. (Davaine).

D'après le savant helminthologiste auquel nous empruntons cette description :

La petitesse, la continuité, la rapidité de leurs mouvements rendent une observation exacte très-difficile, observation qui ne peut être complétée après la mort de l'animalcule, car il devient impossible alors de le distinguer des corpuscules de diverse nature, des cellules épithéliales plus ou moins altérées parmi lesquels il se trouve.

Le *paramecium coli* (Malmsten) présente les caractères suivants :

Corps ovoïde, aminci en avant, long de $0^{mm},1$ environ, un peu variable; tégument couvert de cils serrés, disposés en séries obliques ; bouche antéro-latérale munie de cils plus long ; œsophage légèrement élargi et recourbé ; anus situé en arrière à la face abdominale, plus ou moins saillant et distinct par sa constitution, un noyau oblong elliptique ; deux vésicules contractiles l'une plus petite, subcentrale ; l'autre située près de l'anus, très-variable ; mouvements plus ou moins rapides, quelquefois tournoyants.

Nous avons déjà vu que, dans le *choléra*, les selles ne renfermaient plus qu'un épithélium à peu près détruit, troublé, grenu. La grande masse des flocons est composée de mucus hyalin retenant quelques leucocytes, des corpuscules analogues à des amas de globules graisseux, et des cristaux aciculaires d'acides gras. Au milieu de ce liquide trouble, on voit se mouvoir avec la plus grande rapidité des vibrioniens que l'on a comparés au *bacterium punctum*, au *bacterium termo* et au *bacterium catenula*. On y remarque, en outre, une grande quantité de *leptothrix*. Ceux-ci, que nous avons déjà signalés comme existant dans les fèces normales ou diarrhéiques, sont très-abondants dans les selles des cholériques. Ils peuvent se feutrer, s'anastomoser, former de grandes masses, englobant quelques leucocytes ou quelques rares cellules épithéliales. On voit enfin dans les selles des cholériques :

De grandes quantités de *torules*, *ferment de la bière*, *cryptococcus* ; cet élément peut provenir de boissons fermentées ou d'ailleurs, vu qu'il est très-répandu ; son apparition en masse n'en est pas moins remarquable[1].

---

[1] Voy. Wieger, *Gaz. hebd.*, 1868, et Bouchut, *Path. générale*, p. 794.

Les spores que l'on a trouvées dans les déjections
cholériques et qui ont été bien décrites par Williams,
puis par Klob et Hallier, ont été considérées par quelques auteurs comme les germes du choléra, qui ne
serait dès lors qu'une maladie parasitaire. Wieger, qui
a résumé les travaux modernes, concluait de la manière
suivante :

Ou bien les cultures des infusoires seront reconnues
capables de reproduire le contage et alors ce sera une découverte d'une portée immense ; sinon il faudra revenir
au point de vue de Pacini et de Klob qui admettent une
affection primitive de l'épiderme produisant, d'une façon
secondaire, les troubles fonctionnels de la maladie.

Nous devons avouer que la présence des sporules de
la prétendue mucédinée du choléra n'a jamais été
constatée dans le sang, malgré les affirmations de
Beale, que les expériences de culture tentées par Hallier ont été justement réfutées, enfin, que de nouvelles
recherches et surtout des expériences tentées sur les
animaux vivants sont encore nécessaires avant qu'on
puisse affirmer la spécificité d'action de ces amas de
sporules (zooglæa). N'a-t-on pas prétendu, d'ailleurs,
les retrouver dans l'intestin d'animaux empoisonnés
par l'arsenic (Hoffmann). Dans un travail récent, Wal-
deyer[1] a décrit, sous le nom de *mycosis intestinalis*
une maladie caractérisée : 1° par des accès cholérifor-
mes accompagnés de cyanose et suivis de mort au bout
de deux jours; 2° par une fièvre avec stomatite, hypertrophie splénique, puis cyanose et mort au bout
de cinq jours. L'auteur dit avoir trouvé dans l'intes-

[1] Cité par Spillmann, *Arch. génér. de méd.*, 1872. p. 547.

tin, sur les ramuscules de la veine porte, dans les petits vaisseaux de la peau qu'ils oblitéraient, etc., des amas de champignons se rapprochant des zooglæa.

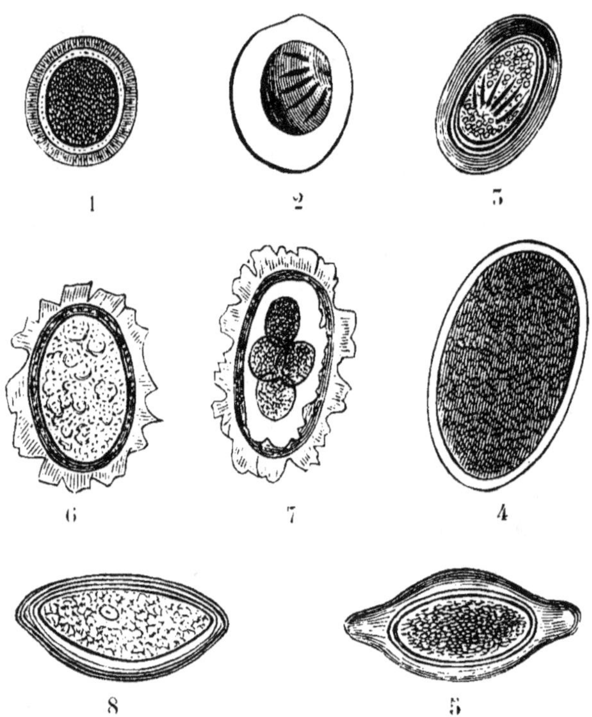

Fig. 60. — *OEufs d'entozoaires* (Davaine). — 1, Ténia solium armé (gr. 540) — 2. Ténia proglottidien renfermant un embryon dont on aperçoit les crochets (gross. 550) — 3, Ténia inerme (gross. 540) — 4, Botryocéphale (gross. 540) — 5, Tricocéphale (gross. 550) — 6, ascaride lombricoïde (non fractionné, gross. 250) — 7, le même, plus développé, renfermant des cellules embryonales — 8, oxyure vermiculaire (gross. 400) — (Davaine. — *Traité des entozoaires*).

Disons, en terminant, que l'on rencontre parfois dans les selles des parasites végétaux déjà signalés dans les vomissements : tels sont l'*oïdium albicans*, certaines oscillaires, enfin, la *sarcina ventriculi* (Voy. p. 208.)

Parmi les parasites qui, introduits par l'alimentation, viennent se développer dans l'intérieur du tube digestif, nous citerons en première ligne les *ténias*. En présence des accidents que détermine la présence de ce vers, le médecin devra examiner avec soin les matières fécales, surtout après l'administration d'un purgatif; quelquefois, en effet, des portions suffisamment grandes pour préciser le diagnostic seront évacuées. D'autres fois, le malade ne rendra que quelques anneaux libres et vivants, déjà reconnaissables à l'œil nu, mais qu'il faudra étudier au microscope, afin de connaître l'espèce de ver à laquelle il appartient. Souvent, enfin, le diagnostic pourra être établi en recherchant, dans les selles, les œufs de ténias qui sont expulsés en grande quantité.

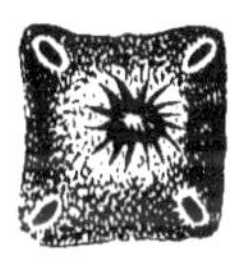

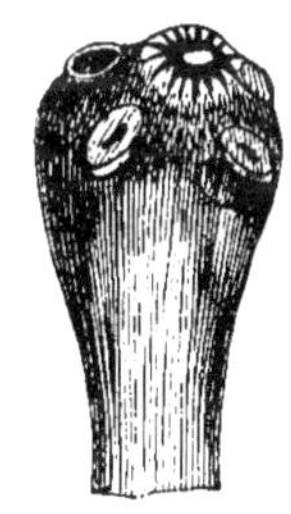

Fig 61. — Tête de ténia armé de l'homme (gross. 12 fois)(Davaine).

Ces œufs sont arrondis, très-lisses, ovoïdes; leur membrane d'enveloppe, très-épaisse, à double contour, étant traitée par une solution de potasse caustique, laisse voir l'embryon que renferme la vésicule (fig. 60, 2). Celui-ci est dépourvu de ventouses et possède six crochets qui diffèrent de ceux du scolex par le nombre et par la forme. La *tête* ou *scolex* du ténia se distingue des anneaux par sa forme, ses ventouses, ses crochets lorsqu'ils existent et l'absence d'organes sexuels. On devra toujours rechercher ce scolex parmi les fragments évacués. Le *ténia solium* (*ténia armé* et *ténia fragile*, Davaine) et le *ténia mediocanellata* se distinguent aisément quand on peut examiner le scolex qui, lorsqu'il provient du ténia mediocanellata, ne présente pas de crochets (fig. 62).

Le *botryocéphale*, appelé aussi *ténia non armé*, se distin-

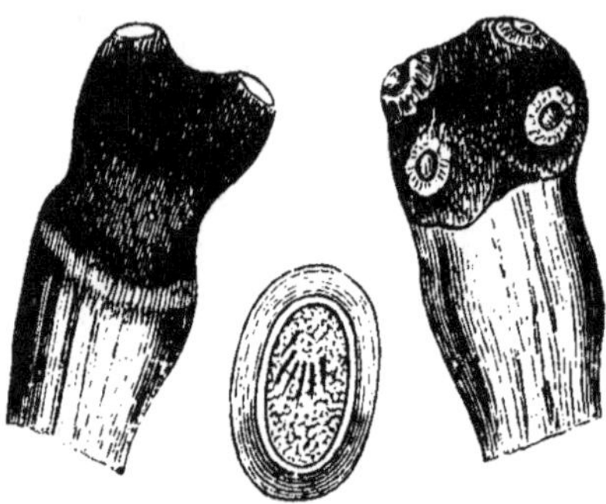

Fig. 62. — Tête de ténia inerme de l'homme (gross. 5 fois); œuf du même ténia (gross. 340) — (Davaine).

gue du ténia mediocanellata par la disposition de ses organes génitaux situés sur les parties latérales dans la tribu des téniadés, disposés, au contraire, sur la ligne médiane dans la tribu des *botryocéphales* (fig. 63). L'œuf du botryocéphale est ovoïde long de $0^{mm},068$, large de $6^{mm},044$: il est pourvu d'un opercule et renferme un embryon inerme (?) (Davaine). En traitant l'œuf par de l'acide sulfurique concentré, on peut apercevoir son opercule.

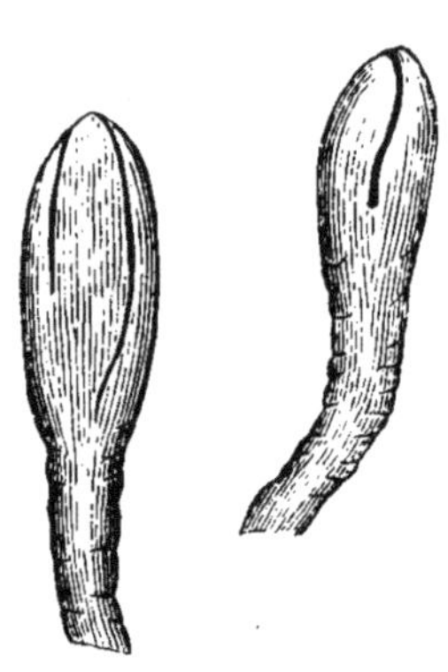

Fig. 63. — Tête du botryocéphale de l'homme (Davaine).

Parmi les vers *nématoïdes*, le plus fréquent est l'*ascaride lombricoïde*. Le plus souvent expulsé à l'état adulte, ce ver blanc ou rougeâtre, fusiforme, à tête munie de trois valves distinctes presque semblables, convexes ou semi-globuleuses, finement dentelées, se reconnaît aisément. L'œuf de l'ascaride, qui est expulsé avant son développement et peut se retrouver dans les selles, est ovoïde, entouré d'une coque assez épaisse, à double contour, frangée à sa surface (fig. 60, 6 et 7).

Le *trichocéphale* (Trichocephalus dispar) est plus rare : on l'observe assez fréquemment toutefois dans la fièvre typhoïde. Les œufs, « oblongs, revêtus d'une coque résistante prolongée en un goulet court, arrondi, translucide aux deux extrémités » (Dujardin) sont évacués avec les fèces (fig. 60, 5). Le ver est blanc-jaunâtre, filiforme, long de 37 à 50 millimètres : son tégument est strié transversalement à l'exception d'une bande longitudinale hérissée de petites papilles. Le corps du mâle est plus petit que celui de la femelle. Le mâle possède un spicule tubuleux, contenu dans une gaîne renflée ou vésiculeuse, de forme variable et sortant à l'extrémité postérieure. La femelle est à ovaire simple, replié dans la partie postérieure, terminé en avant par un oviducte charnu qui s'ouvre au point de jonction des deux parties du corps.

L'*oxyure vermiculaire*, qui occupe le rectum et le pourtour de l'anus, et se reconnaît aisément à l'examen des fèces est blanc, filiforme, très-étroit. Le mâle entouré en spirale est long de 2 à 5 millimètres ; la femelle est longue de 9 à 10 millimètres ; son extrémité caudale est droite et très-fine : les œufs sont lisses, oblongs non symétriques, longs de 55 μ larges de 28 μ. On ne les trouve que très-rarement dans les selles (fig. 60, 8).

Enfin l'*anchylostome duodénal* très-rare en Europe n'a que 6 à 9 millimètres de long : le corps est cylindrique, la tête un peu amincie, arrondie au sommet ; le limbe de la bouche muni de papilles inégales coniques ; le corps droit transparent en avant. C'est à la présence de ce vers et aux hémorrhagies qu'il détermine que l'on a attribué la maladie connue sous le nom de *chlorose d'Egypte*.

Les *parasites erratiques*, accidentellement introduits dans la cavité abdominale et éliminés avec les fèces sont, le plus souvent, des vers vésiculaires appartenant à la tribu des *téniadés* et connus sous le nom d'*hydatides*.

Celles-ci, qui existent sous forme de vésicules dans le parenchyme des organes, renferment un liquide limpide et contiennent des *échinocoques* dans leur cavité. De volume très-variable, à parois plus ou moins épaisses, ces hydatides peuvent s'ouvrir dans l'intestin. On trouvera dès lors, dans les matières fécales les fragments du kyste qui contenait les échinocoques, et les débris de ceux-ci. Les lambeaux membraneux de la poche hydatique présentent un aspect caractéristique. La membrane est plus ou moins

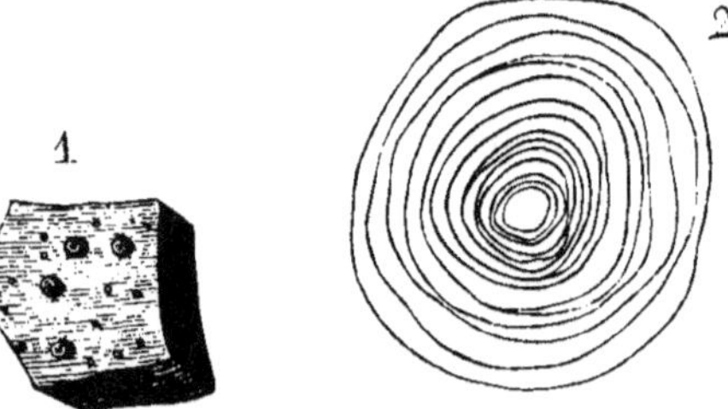

Fig. 64. — Hydatide de l'homme (Davaine) — 1, Fragment dont la tranche montre les feuillets dont le tissu se compose; à la surface extérieure existent des bourgeons hydatiques — 2, Bourgeon comprimé et grossi 40 fois.

mince, élastique, blanchâtre, semblable à du blanc d'œuf coagulé, sans fibres ni cellules, disposée en lames stratifiées, semblables aux feuillets d'un livre. Cet aspect permettra de les distinguer de lambeaux membraneux provenant d'aliments mal digérés[1].

Quelquefois les hydatides, de volume peu considérable, sont rendues en totalité sous forme de corps ronds ou ovales : d'autres fois, les vésicules s'étant rompues, on trouvera, si le kyste est ancien, des lambeaux pseudo-membraneux venant de la paroi, des crochets isolés, restes de l'échinocoque et des concrétions de phosphate et de carbonate de chaux, sous forme de noyaux ou délayés dans un liquide séreux auquel elles donnent l'apparence de pus. Quelquefois ce liquide renferme du sang ou de la bile. L'examen microscopique permettra de distinguer cette substance crémeuse d'un liquide purulent proprement dit. En effet, on n'y rencontre pas de leucocytes, tandis que

[1] Voy. Davaine, *l. c.*, p. 592.

l'on constate un grand nombre de lamelles de cholestérine, des globules huileux, quelquefois des cristaux d'hémato-cristalline, enfin parfois des cristaux d'oxalate de chaux, de phosphate de soude ou même d'acide urique. L'*échinocoque*, lorsqu'il existe à l'intérieur de la vésicule hydatique expulsée par les selles, se reconnaît à son corps oblong, ovoïde, séparé en deux parties par un étranglement circulaire ; la partie antérieure formant une tête pourvue d'un rostre est munie d'une double couronne de crochets et de quatre ventouses musculaires contractiles.

Le *distome hepatique* vit généralement dans les conduits et la vésicule biliaire, mais il peut émigrer et se rencontrer dans l'intestin, d'où il est évacué par les selles. On peut donc avoir à rechercher la présence de cet entozoaire. Voici la description qu'en donne Davaine : « Corps blanchâtre long de 18 à 31 millimètres et large de 4 à 15^{mm},5 chez l'adulte ; n'ayant environ que la moitié de ces dimensions chez les jeunes ; ovale oblong ou lancéolé obtus ; plus large et arrondi en avant où il se rétrécit tout à coup et forme une sorte de cou conique rétréci en arrière et aplati en forme de feuille ; tégument couvert d'épines plus ou moins apla-ties, longues de 0^{mm},05 ; ventouse antérieure terminale, arrondie ; ventouse postérieure à orifice triangulaire, située tout près de la première ; intestin ramifié distribué dans tout le corps, plus ou moins apparent suivant l'état de con-traction de ses divisions ; orifices génitaux contigus, situés au milieu de l'intervalle des deux ventouses ; pénis cylin-drique, saillant, contourné en spirale ; ovaires blancs en grappe; oviducte formant des circonvolutions nombreuses contenant des œufs plus ou moins colorés en jaune ovoïdes, pourvus d'un opercule, longs de 0^{mm},13 à 0^{mm},14, larges de 0^{mm},07 à 0^{mm}.09; embryon inconnu. »

MUQUEUSE DES FOSSES NASALES

Au niveau de l'ouverture des narines, la peau pénètre dans la cavité du nez et tapisse toute la surface interne des narines (vestibule des fosses nasales, Sappey); d'abord pourvue de poils (vibrises) et de glandes sébacées, la peau se dépouille bientôt de tous ces organes accessoires pour se continuer insensiblement avec la muqueuse olfactive qui tapisse toutes les fosses nasales, et l'arrière-cavité des fosses nasales (partie supérieure du pharynx). Au niveau de la partie toute supérieure des fosses nasales, la muqueuse se modifie de nouveau pour former une surface très-sensible, la surface olfactive, sur l'histologie de laquelle nous ne nous arrêterons pas. Nous étudierons seulement la structure générale de la muqueuse des fosses nasales, ou *membrane de Schneider*.

La *membrane de Schneider*, qui tapisse les fosses nasales et les cavités accessoires ou sinus qui y sont annexés, est partout formée par un épithélium vibratile stratifié ; les cellules profondes sont plus ou moins polyédriques ; les cellules superficielles, coniques et très-allongées (jusqu'à 67 μ de longueur) sont munies sur leur extrémité libre de *cils vibratiles* (fig. 65) ; cet épithélium est identique à celui des voies aériennes (trachée et bronches), et en effet la physiologie nous enseigne que les fosses nasales sont le commencement des voies respiratoires. Il est facile en raclant sur soi-même la surface des fosses nasales avec un cure-dent, par exemple, d'en ramener des cellules encore munies de leurs cils vibratiles, mais il faut aller les chercher assez loin en arrière, car elles n'existent pas encore sur la muqueuse qui correspond au cartilage latéral du nez. Suivant Ecker, l'extrémité antérieure du cornet inférieur et la portion antérieure du méat inférieur seraient encore tapissées d'un épithélium pavimenteux. Les cils de ces cellules vibratiles sont implantés sur un plateau analogue à celui des cellules de l'intestin, mais plus mince ; au début du coryza, ces cellules épithéliales vibratiles tombent en

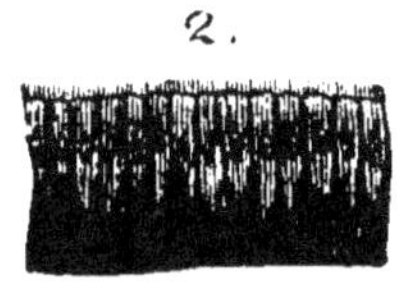

Fig. 65.—Épithélium vibratile de la muqueuse de Schneider. (Kœlliker.)

plus grand nombre qu'à l'état normal, et on peut alors nonseulement les étudier commodément, mais encore pénétrer certains détails de leur structure : c'est ainsi que Ranvier a pu observer que, dans ces cas, ces cellules se gonflent, leur protoplasma devient granuleux, leurs noyaux grossissent et se divisent, la membrane de la cellule se dissout en même temps que se dissout aussi le plateau qui limite sa surface libre. Il arrive parfois que les cils sont détachés, mais le plus souvent ceux-ci persistent alors même que le plateau a disparu. Ce fait suffit pour démontrer que les cils vibratiles ne sont pas simplement soudés sur le plateau, ils apparaissent comme une simple expansion du protoplasma de la cellule (?).

Le chorion sous-jacent à ce revêtement épithélial ne présente pas la même structure dans les fosses nasales et dans les cavités accessoires. Dans ces cavités ou *sinus* (frontaux, maxillaires, ethmoïdaux, etc.), ce chorion est très-mince, confondu avec le périoste, peu vasculaire, et moins riche en glandes : on a cependant signalé quelques glandes sur le plancher du sinus maxillaire (Sappey), dans les sinus sphénoïdal et ethmoïdal, près de leur orifice, où ces glandes se dilatent parfois en petits kystes volumineux. D'après les recherches récentes de Sappey, les glandes des sinus différeraient de celles des fosses nasales, moins par leur nombre que par leur volume et leur disposition : en effet, elles se présentent ici la plupart du temps sous l'aspect de longs tubes noueux, sur lesquels s'échelonnent des utricules inégalement espacés et de fort petit volume.— Au contraire, dans les fosses nasales proprement dites, la muqueuse est épaisse, très-vasculaire, et très-riche en glandes. Les vaisseaux forment des réseaux veineux très riches, qui arrivent presque au contact de l'épithélium, de sorte que les hémorrhagies sont très-faciles, et que, *sans qu'il y ait hémorrhagie proprement dite, il est très-fréquent de trouver des globules rouges dans le mucus nasal.* Les glandes, étudiées surtout par Sappey, représentent le type de petites glandes en grappe parfois excessivement et très-finement ramifiées.

Le *mucus nasal* présente les éléments que nous avons signalés dans les mucus en général (mucosine, cellules épithéliales et débris de cellules épithéliales, leucocytes, souvent des globules rouges du sang). Il se concrète facilement en amas ou grumeaux de consistance et d'aspect de chair lavée : il se dilacère alors en petits fragments et en pellicules très-minces, finement striées (mucosine), surtout par l'action de l'acide acétique (Ch. Robin); c'est ce mucus nasal, très-riche en cellules épithéliales cylindriques, souvent vibratiles (voy. p. 241), à protoplasma granuleux, et à noyaux volumineux, qui constitue la plus grande partie du produit évacué dans les cas de *coryza*. Ce liquide renferme parfois des pseudo-membranes, souvent des débris figurés provenant de l'ulcération de la muqueuse. Toutefois, l'examen microscopique ne peut faire distinguer le coryza inflammatoire simple du coryza dû à la scrofule, à la syphilis, à la morve ou à certaines intoxications. La présence de vibrions dans le *jetage* des malades atteints de coryza morveux est loin d'être caractéristique.

Il peut arriver que les croûtes jaunes verdâtres qui

résultent de l'accumulation du mucus dans les fosses nasales s'incrustent de sels calcaires et constituent alors les calculs désignés sous le nom de *rhinolithes*. Ces calculs sont riches en phosphates et en carbonates de chaux.

Les *kystes* des glandes de la membrane de Schneider renferment souvent des lamelles de cholestérine.

MUQUEUSE RESPIRATOIRE

ANATOMIE

La muqueuse respiratoire ne présente pas partout la même structure : la plus grande partie de son étendue est couverte par un épithélium cylindrique vibratile ; le reste par un épithélium pavimenteux stratifié (glotte) ou simple (alvéoles pulmonaires).

Muqueuse à épithélium cylindrique vibratile. Telle est la muqueuse des fosses nasales, de la trachée et des bronches : on voit que cette muqueuse des voies aériennes est interrompue en deux points : à l'endroit où le canal aérien croise le canal alimentaire et au niveau de la glotte, où l'épithélium vibratile ne pouvait s'adapter aux fonctions de l'organe phonateur. — Étudiée au niveau des fosses nasales (voy. p. 240), cette muqueuse doit l'être aussi au niveau de l'arbre aérien proprement dit.

L'épithélium vibratile commence à se montrer sur la base de l'épiglotte et sur les cordes vocales supérieures ; il tapisse alors tout l'intérieur du larynx, excepté le bord libre des cordes vocales inférieures (seules véritables cordes vocales, glotte) ; il apparaît de nouveau au-dessous de ces cordes vocales, et tapisse la trachée et les grosses bronches. — Dans toute cette étendue, cet épithélium est stratifié ; c'est-à-dire qu'il se compose de plusieurs couches profondes de cellules polyédriques ou plus ou moins arrondies, et d'une couche superficielle de cellules coniques, très-longues

(35 à 45 μ de longueur), s'insinuant par leur extrémité très-
aiguë entre les cellules précédentes, et se terminant par
leur base libre en un plateau garni de nombreux et longs
cils vibratiles (fig. 66). L'étude de ces cils a été rapidement

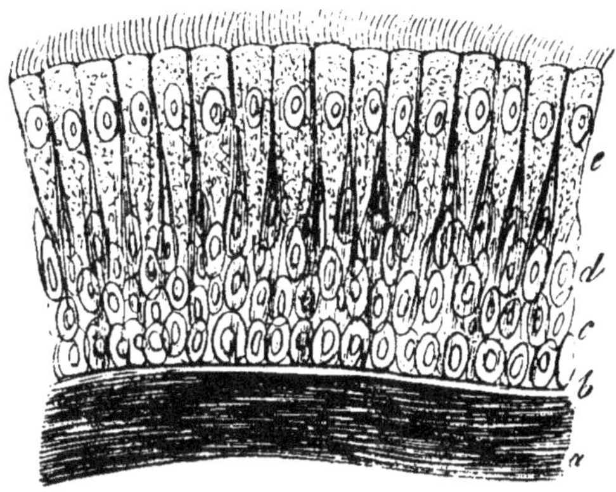

Fig. 66. — Épithélium vibratile de la trachée de l'homme (3.0 d.)
— (Kœlliker.) — a, portion interne des fibres élastiques longitudinales — b, couche supérieure homogène de la muqueuse —
c, cellules arrondies — d, cellules moyennes allongées — e, cellules externes vibratiles.

indiquée à propos de l'épithélium des fosses nasales ; il est
facile de trouver encore de ces cils en mouvement sur le
cadavre, car ils conservent leur oscillation vingt-quatre et
même quarante-huit heures après la mort générale. Cet
épithélium est supporté par un chorion de tissu conjonctif
riche en fibres élastiques, généralement dépourvu de papilles,
et très-riche en glandes. Ces glandes sont pour la plupart
des glandes muqueuses, c'est-à-dire qu'elles se composent
de culs-de-sac ramifiés et disposés en grappes, et à vésicules tapissées d'un épithélium pavimenteux comme les
glandes muqueuses de la bouche. Telles sont les glandes
parfois volumineuses du larynx, les glandes moins développées de la trachée (surtout en paroi antérieure), et même
des grosses bronches ; mais sur ces derniers canaux les
glandes deviennent de plus en plus petites, et ne présen-

14.

tent qu'un épithélium cylindrique et des vésicules allongées, circonscrivant une cavité étroite; quelques-unes sont de simples culs-de-sac ou présentent tout au plus une bifurcation. (Kœlliker.) — A mesure que l'on descend dans les fines bronches, l'épithélium vibratile diminue d'épaisseur, puis ne se compose plus que d'une seule couche de cellules à cils vibratiles, puis enfin, ces cellules elles-mêmes perdent leurs cils, s'aplatissent, et se transforment insensiblement en un simple épithélium pavimenteux (fig. 67); en même temps les glandes disparaissent, c'est donc une transition graduelle qui nous conduit à l'épithélium des alvéoles pulmonaires.

Muqueuses à épithélium pavimenteux : l'épithélium du bord libre des cordes vocales ne mérite pas de nous arrêter : c'est un épithélium stratifié identique à celui de la bouche et du pharynx.

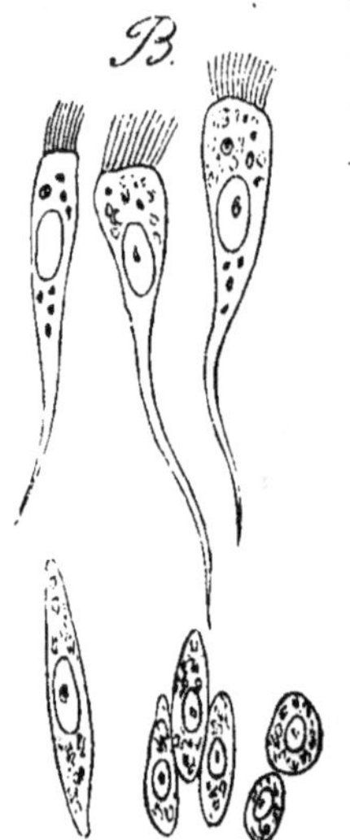

Fig.67.—Épithélium vibratile de la trachée (gross. 350. Cellules isolées des diverses couches. (Kœlliker.)

Il n'en est pas de même du revêtement épithélial des alvéoles pulmonaires; l'existence et le mode de disposition de cet épithélium a été longtemps un sujet de débat entre les histologistes. Cependant on peut dire aujourd'hui, avec Kœlliker, que l'opinion d'après laquelle les vésicules pulmonaires seraient complétement dépourvues d'épithélium, peut être considérée comme définitivement controuvée.

L'un des plus éminents parmi les micrographes qui ont nié l'existence de l'épithélium pulmonaire, le professeur Villemin [1], nous paraît avoir été induit en erreur par les préparations compliquées qu'il faisait subir aux lobules pulmonaires avant de les étudier au microscope (dessiccation, bichlorure de mercure, eau ammoniacale, et enfin iode). L'épithélium pulmonaire, qui est très-délicat devait

[1] *Archives générales de médecine,* 1866

être détruit par ces préparations. Depuis les travaux d'Eberth
et d'Elenz (1864), l'étude de cet épithélium faite par l'imprégnation au nitrate d'argent a permis de constater que
la surface interne des alvéoles pulmonaires est tapissée par
une mince couche d'épithélium formé de cellules minces
et aplaties contenant un gros noyau. Kœlliker avoue que
chez l'homme une préparation complète de cet épithélium

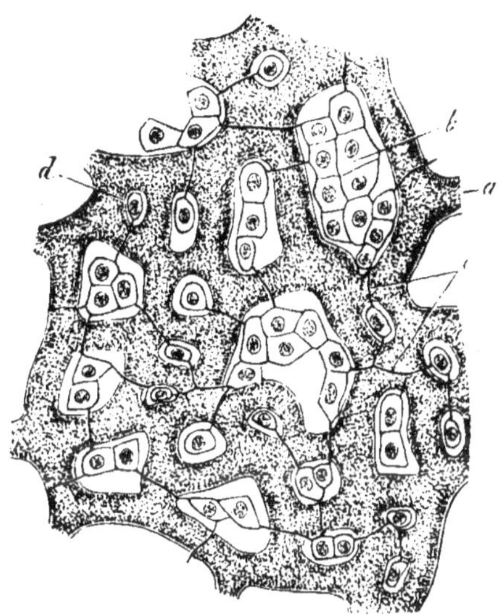

Fig. 68. — Épithélium pulmonaire d'un alvéole périphérique de
rat adulte, rendu apparent par le nitrate d'argent (d'après
Elentz) — *a*, capillaires — *b*, ilots de petites cellules — *c*, contour des larges lames membraneuses qui s'étendent au-dessus
des capillaires — *d*, cellule qui n'est unie à un des ilots voisins que par un contour simple.

est très-difficile, et que même chez des enfants il lui a été
impossible de le voir *in situ;* mais on peut parfaitement le
préparer sur des mammifères très-voisins de l'homme, et
nous donnons, d'après Kœlliker, une figure de cet épithélium chez le rat adulte (fig. 68). On voit que les noyaux
des cellules se réfugient pour ainsi dire dans les mailles des
capillaires, et que la partie de la cellule qui recouvre les

capillaires se réduit à une mince plaque ; souvent même ces plaques se fusionnent et on n'aperçoit plus les lignes de séparation des cellules. Mais on voit aussi que là où les mailles vasculaires sont un peu larges, elles contiennent, outre les portions des cellules précédentes, des cellules complètes, dont tout le contour est visible, et qui ne prennent aucune part à la formation des plaques presque amorphes étendues sur les capillaires. Nous insistons sur l'existence et la nature de cet épithélium pulmonaire, parce qu'il est très-important au point de vue des produits pathologiques auxquels il peut donner lieu. Au-dessous de l'épithélium pulmonaire on ne trouve pas de chorion muqueux, mais directement la charpente des alvéoles ; on pourrait tout aussi bien dire que le chorion muqueux forme la charpente des alvéoles. En effet, cette charpente est formée d'une tunique fibreuse qui « résulte évidemment de l'union intime de la muqueuse bronchique avec la tunique fibreuse des bronches, toutes deux fort amincies. » (Kœlliker.) Elle se compose d'une couche fondamentale de tissu conjonctif homogène avec des fibres élastiques et de nombreux vaisseaux. Les éléments élastiques sont les plus importants à considérer, car ils résistent longtemps aux causes de destruction, et sont souvent les seuls débris qui, dans une portion de poumon nécrosée et éliminée, conservent une structure reconnaissable et caractéristique à l'examen microscopique. Ce sont des réseaux élastiques très-serrés dont les mailles figurent des fentes extrêmement étroites : parfois les fibres élastiques se montrent plus écartées, et, par dissociation, on peut parfaitement les rendre évidentes ; elles se présentent alors sous l'aspect de fibres à contours nettement indiqués, avec bifurcations nombreuses, dont les branches se dirigent en tous sens, et forment, en s'unissant les unes aux autres, un réseau plus ou moins serré ; tandis que l'acide acétique fait pâlir tous les autres éléments, il rend ceux-ci beaucoup plus distincts : la potasse caustique étendue agit de la même manière.

Le *mucus des voies respiratoires* ne se produit normalement que dans la trachée, le larynx, les grosses bronches ;

dès qu'on arrive dans les toutes petites bronches, dont la muqueuse ne présente plus de glandes (en même temps que la tunique fibreuse ne présente plus ou presque plus de noyaux cartilagineux), il n'y a plus de mucus produit en ces points. « Il n'y a pas à l'état normal de mucus pulmonaire, il n'y a que de la vapeur d'eau sortant avec des gaz expirés et entraînant des traces de substances azotées. » (Ch. Robin.) Par contre, dans les états pathologiques, les exsudations et les productions et dégénérescences nouvelles sont très-abondantes au niveau des alvéoles pulmonaires. — Du reste, le mucus laryngien et trachéo-bronchique ne présente rien de bien particulier, et qui lui mérite une étude à part après les indications que nous avons données à propos du mucus en général (voy. p. 161). La mucosine y est presque homogène et faiblement striée ; il est toujours mêlé de fines bulles d'air ; on y trouve, après son expectoration, les débris des divers épithéliums par lesquels le mucus a été produit, ou avec lesquels il s'est trouvé en contact. Ce sont des cellules cylindriques, ayant parfois conservé leurs cils vibratiles, des cellules pavimenteuses, venant surtout de la bouche ; cependant ces cellules pavimenteuses peuvent venir aussi du larynx, c'est-à-dire de la surface des cordes vocales inférieures, et des ventricules du larynx, car l'épithélium pavimenteux stratifié de la fente glottique émet des prolongements qui tapissent une partie des régions voisines, et, surtout en arrière, se continuent vers la région aryténoïdienne, avec l'épithélium pharyngien. Les leucocytes sont nombreux dans le mucus laryngo-bronchique, et ce n'est qu'une exagération déjà assez prononcée dans leur nombre qui peut être regardée comme un état pathologique.

PRODUITS DE LA MUQUEUSE RESPIRATOIRE — CRACHATS

Les produits évacués par la bouche après le phénomène physiologique connu sous le nom d'*expectoration* s'appellent *crachats*. Ceux-ci renferment donc des matières qui peuvent venir de la bouche, des fosses nasales, du pharynx, aussi bien que du larynx, des bronches, etc., parfois même ils pourront renfermer des produits étrangers venus des organes voisins (kystes, abcès de la plèvre, du foie, des reins, etc.) [1].

L'examen physique et l'analyse chimique nous font connaître la quantité, la forme, l'aspect, la couleur, la densité, la consistance, l'odeur, la composition chimique des crachats; l'examen microscopique devient indispensable lorsqu'il s'agit de reconnaître leur composition intime, de déceler, par les éléments qu'ils renferment, l'organe qui leur a donné naissance. Parmi les médecins qui ont le mieux résumé l'état actuel de la science sur la séméiologie des crachats considérée au point de vue microscopique, M. F. de Minteguiaga [2] les a divisés d'après leurs caractères physiques extérieurs aussi bien que d'après leur composition anatomique.

Nous étudierons successivement les produits et les éléments anatomiques que l'on peut rencontrer dans les crachats. En suivant cet ordre que nous avons adopté déjà pour le sang et d'autres appareils, nous ne préjugeons rien des déductions séméiologiques que le clinicien pourra tirer de l'examen des produits expectorés. Nous devrons donc indiquer quels sont les produits caractéristiques de certaines formes de crachats, et quelles sont les maladies où ces produits se rencontrent le plus fréquemment.

Les crachats sont plus ou moins liquides, et cette consistance est due à la présence d'une quantité plus

[1] Voy. Martineau, art. Crachat du *Dictionnaire de médecine pratique.*

[2] Th. de Paris, 1868.

ou moins considérable de *sérosité* à peu près limpide. La salive qui forme la plus grande partie des *crachats* dits *salivaires* ne renferme, nous l'avons vu, que quelques rares éléments figurés. Le mucus bronchique peut être très-fluide, spumeux (bronchorrhée) et, dans ce cas, les produits d'expectoration nageront au milieu d'une sérosité limpide ou à peine rendue opalescente par quelques cellules d'*épithélium vibratile* et quelques rares leucocytes.

Le *mucus* qui constitue la plus grande partie des masses expectorées est quelquefois assez fluide et ne se reconnaît, à son aspect strié, qu'après addition d'acide acétique. Souvent il est épais, cohérent, donnant aux crachats une forme caractéristique. Le *mucus nasal* (voy. p. 242) est gris ou jaunâtre, souvent puriforme très-consistant. Il retient un grand

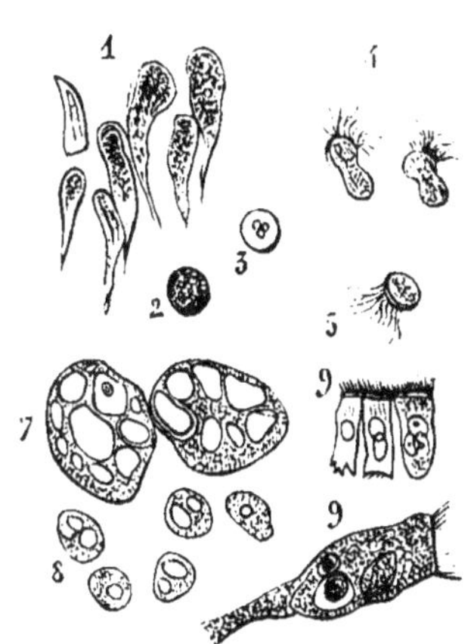

Fig. 69. — Éléments contenus dans les crachats muqueux (d'après Hérard et Cornil) dans les cas d'inflammation des voies pulmonaires — 1, cellules cylindriques — 2, 5, leucocytes — 4, cellules à cils vibratiles — 5, les mêmes devenues sphériques — 7 et 8, cellules en voie de dégénérescence muqueuse, hydropiques, présentant plusieurs cavités centrales — 9, cellules cylindriques à noyaux multiples.

nombre de cellules épithéliales polyédriques ou prismatiques, infiltrées de granulations graisseuses. L'acide acétique donne à ce mucus un aspect strié caractéristique et le rend plus apparent. Quelquefois le mucus apparaît sous forme de flocons grisâtres assez transparents; ces flocons sont souvent mélangés à des concrétions globulaires, grisâtres, assez consistantes, souvent fétides, ou à des masses d'aspect plus ou moins caséeux provenant du pharynx et des amygdales.

Toutefois, qu'ils soient *séreux* et ne renferment comme cellules épithéliales que les lamelles pavimenteuses de la bouche (fig. 42), qu'ils aient l'aspect de *crachats muqueux*, grâce à la présence d'une notable quantité de mucus nasal ou pharyngien, ces crachats ne renfermeront pas les éléments caractéristiques de la sécrétion laryngo-bronchique. L'absence de cellules cylindriques ou globuleuses à cils vibratiles suffira donc pour indiquer leur provenance.

Le *mucus laryngo-bronchique* ajoute aux éléments déjà signalés les cellules qui caractérisent la muqueuse des voies respiratoires. Parfois, en effet, les *crachats séreux* très-aérés, spumeux, renferment un grand nombre de cellules globuleuses ou cylindriques, à cils vibratiles; ces cellules contiennent un ou plusieurs noyaux. On les observe en grande abondance dans les crachats séreux qui sont expectorés dans les cas d'hyperémie pulmonaire, d'œdème du poumon, de pleurésie, etc., etc. Plus souvent ces éléments se reconnaissent au milieu des *crachats muqueux* (bronchite). Ceux-ci, très-visqueux, collants, verdâtres, contiennent de ces cellules dont les cils vibratiles sont parfois encore animés de mouvements. Quelquefois très-distendues, elles sont presque sphériques; d'autres fois leur membrane d'enveloppe, qui présente un double contour, est intimement unie au noyau volumineux qu'elles renferment. Ces cellules seraient dès lors aisément confondues avec des leucocytes, toujours en grand nombre dans ces crachats, si la présence de cils vibratiles ne permettait pas de les distinguer.

D'autres fois le mucus laryngo-bronchique retient des leucocytes et des cellules épithéliales accolées les unes aux autres, agglutinées par un mucus gélatiniforme strié. Souvent ces cellules épithéliales pavimenteuses se gonflent, se distendent, deviennent granuleuses et s'infiltrent de molécules graisseuses ; parfois on trouve à leur intérieur quelques grains de noir de fumée, aisément reconnaissables par l'emploi de l'acide sulfurique qui les laisse intacts. Ces *crachats*, dits *perlés*, contiennent encore quelques leucocytes granuleux et des granulations graisseuses disposées en chapelets (angine et laryngite glanduleuses). Dans l'*asthme*, on rencontre des masses consistantes, grisâtres, demi-transparentes, où l'examen histologique fait reconnaître des corpuscules pâles, polyédriques ou sphériques, légèrement granuleux, différant par leur aspect des globules de pus et des cellules épithéliales, souvent mélangés de granules charbonneux. (Voy. p. 257.)

Enfin les *crachats de la pneumonie* (voy. p. 255) renferment de larges cellules épithéliales, granuleuses, contenant un très-large noyau, parfois aplaties, le plus souvent gonflées, presque vésiculeuses. Ces cellules proviennent des alvéoles pulmonaires. (Voy. fig. 69.)

Le *pus* se reconnaît toujours dans les produits expectorés. Rares dans les crachats salivaires (excepté dans les cas de ptyalisme), plus nombreux dans les *crachats muqueux*, les leucocytes deviennent parfois très-abondants. Les crachats ont alors l'aspect de masses puriformes, quelquefois consistantes, à bords déchiquetés, isolées les unes des autres (*crachats nummulaires*); d'autres fois formant des masses épaisses, jaunâtres ou verdâtres, diffluentes, tombant au fond d'un vase rempli d'eau (ce qui les distingue de crachats muqueux), moins bien liés que les crachats muqueux. Les *crachats purulents* peuvent aussi être sanieux, grisâtres, privés d'air, analogues aux crachats de la tuberculisation pulmonaire (pneumonie); parfois enfin un malade expectore des quantités considérables de pus presque pur provenant d'un abcès qui s'est fait jour dans les bronches. L'examen histologique de ce pus pourra, dans certains cas, indiquer son origine (poumon, plèvres, ganglions bronchiques, foie, rein, etc.). (Voy. p. 88.)

Dans toutes les observations microscopiques, la présence ou l'abondance des leucocytes n'auront jamais une importance aussi considérable que l'existence ou l'absence des éléments anatomiques qui leur sont mêlés. La présence de la fibrine, des fibres élastiques, des cellules épithéliales provenant des alvéoles pulmonaires, devra toujours être recherchée avec soin.

Le *sang* peut exister dans les crachats salivaires et provenir des gencives, des parois buccales ou du pharynx. Mais qu'il provienne de la bouche, du pharynx ou des voies respiratoires, le sang examiné au microscope ne présentera par lui-même aucune différence importante à noter. Il est indispensable cependant d'examiner au microscope certains crachats, dont la coloration rougeâtre ou brunâtre pourrait faire penser à l'existence de globules sanguins, alors que certains médicaments (ratanhia, réglisse, kermès, etc.) ont seuls donné aux produits de l'expectoration cette coloration rougeâtre.

Les globules sanguins sont plus ou moins déformés suivant qu'ils ont séjourné plus ou moins longtemps en contact avec d'autres produits; quelquefois, gonflés par la sérosité, ils deviennent sphériques, pâlissent, perdent ainsi leur forme et leur coloration (voy. p. 26); souvent à côté des globules sanguins, on trouve des cristaux d'hématoïdine ou des granulations pigmentaires. (Voy. p. 64.) Ces cristaux et ces granulations existent parfois à l'intérieur de grandes cellules vésiculeuses presque sphériques qui proviennent des bronches (*apoplexie pulmonaire*). Dans la *pneumonie*, les crachats très-visqueux, très-transparents, de coloration très-variable, sont caractérisés non par la présence du sang, mais par l'existence d'un exsudat fibrineux mélangé à du mucus pulmonaire. Les globules sanguins sont donc intimement mêlés à ce produit d'exsudation pulmonaire caractérisé par son aspect fibrillaire et l'existence des noyaux qui tapissaient les alvéoles pulmonaires. La bile, qui est parfois mélangée à ces crachats pneumoniques, se reconnaît par sa couleur. Enfin dans l'*hémoptysie*, le sang expectoré en quantités considérables ne présente rien de particulier.

Mélangés aux produits de l'expectoration, les *lambeaux pseudo-membraneux*, les débris alimentaires, les fausses membranes provenant de kystes hydatiques doivent être distingués des fausses membranes diphthéritiques. (Voy. p. 152.) Souvent du mucus plus ou moins concret, moulé sur les parois de l'arbre aérien dont il reproduit les divisions, a été pris pour une fausse membrane. L'examen à l'aide de l'acide acétique lèvera tous les doutes. (Voy. p. 170.) Dans la *bronchite pseudo-membraneuse*, les produits expectorés sont composés de filaments cylindriques de fibrine coagulée. Plus importants encore à reconnaître sont les éléments qui proviennent de l'ulcération du parenchyme pulmonaire. La présence de fibres élastiques dans les crachats est presque caractéristique de la *phthisie à forme ulcéreuse*. Les fibres élastiques n'existent, en effet, que dans la phthisie, dans la gangrène pulmonaire et dans les infarctus hémoptoïques du poumon. On les recherchera surtout dans les crachats nummulaires, qu'il faudra traiter par la soude caustique. Le mucus deviendra transparent et les fibres élastiques apparaîtront, reconnaissables à leur forme ondulée en spirale, à leur double contour, à leur résistance aux réactifs, enfin à leur coloration sous l'influence du rose d'aniline. (Voy. Introd., p. 19.)

Parfois ces fibres élastiques, au lieu d'être isolées les unes des autres, forment des faisceaux de fibres entre lesquels on peut apercevoir les éléments qui caractérisent la fonte ulcéreuse du parenchyme pulmonaire. Ce sont des débris de vaisseaux oblitérés; des fragments de tissu nerveux et, surtout, une grande abondance de corpuscules granuleux, les uns ayant la forme et les caractères des globules de pus, d'autres, plus petits, déformés, granuleux, quelques-uns infiltrés de granulations noirâtres, d'autres enfin presque globulaires renfermant quelquefois des cristaux d'hémato-cristalline.

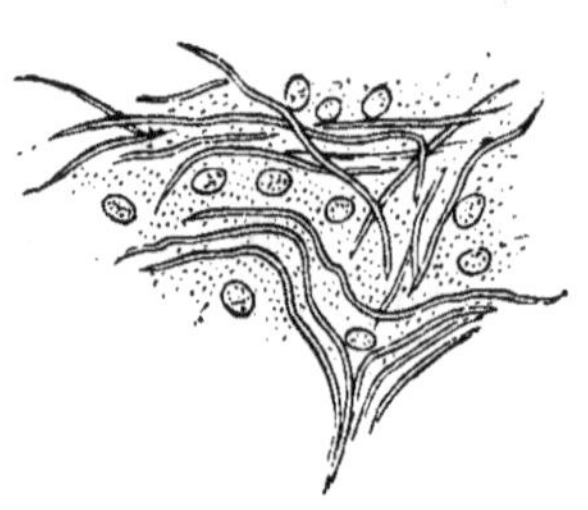

Fig. 70. — Fibres élastiques et globules de pus ratatinés provenant de l'expectoration d'un phthisique.

L'ulcération des cordes vocales, du larynx, des bronches peut faire apparaître dans les crachats des concrétions d'apparence cartilagineuse[1]. Le microscope y reconnaîtra, au milieu d'un amas de leucocytes les débris des cordes vocales ou des cartilages du larynx et des bronches. Monneret déclare avoir retrouvé deux

---

[1] Voy. Leroy : *des Concrétions bronchiques.* Th. de Paris, 1868.

ou trois fois dans les produits expectorés les éléments qui caractériseraient le cancer du poumon. Rappelons ici que les crachats, couleur gelée de groseille, ont été donnés comme presque pathognomoniques de cette affection (Stokes).

Des matières grasses, en quantité plus ou moins abondante, des concrétions calcaires ou des cristaux peuvent se rencontrer dans les produits de l'expectoration. Dans les crachats de pneumonie on rencontre parfois des cristaux cubiques de chlorure de sodium. Les cristaux de cholestérine sont rares ; le plus souvent on observe des aiguilles de margarine très-fines, formant des réseaux très-élégants solubles dans l'éther. Ces cristaux sont très-fréquents dans les *crachats fétides,* ce qui a fait penser que la fétidité des crachats devait être attribuée à la décomposition des matières grasses contenues à l'intérieur des cavernes pulmonaires ou des dilatations bronchiques. D'autres cristaux de leucine, de tyrosine (solubles dans l'éther et l'alcool, insolubles dans l'acide acétique et la soude), de phosphate et de carbonate de chaux, peuvent se rencontrer dans l'expectoration des phthisiques ou dans les cas de gangrène pulmonaire. Dans l'*asthme* bronchique, Leyden a signalé des cristaux incolores, brillants, formant une pyramide double, peu réfringents, se brisant facilement, insolubles dans l'eau froide, solubles dans l'eau bouillante, résistant à l'éther, à l'alcool, solubles dans l'acide acétique, l'acide tartrique, l'acide phosphorique. Ces cristaux ont déjà été signalés dans la bronchite par Charcot et Vulpian (*Gaz. hebd.*, 1860). Enfin, les granulations de noir de fumée que l'on observe dans l'expectoration des mineurs, des charbonniers, etc. (anthracosis), se distingueront des corpuscules mélaniques. Dans la mélanose, en effet, les granulations sont arrondies, peu foncées en couleur, toujours emprisonnées dans les cellules épithéliales, tandis que les grains de charbon sont très-foncés en couleur, anguleux, irréguliers.

Nous ne parlerons pas des matières venues du canal alimentaire (fibres musculaires, granulations graisseuses, cellules végétales, grains de fécule, etc.), accidentellement mêlées à l'expectoration, non plus que des concrétions formées par le tartre dentaire.(Voy. p. 193).

Il nous reste à signaler les *parasites* retrouvés dans l'expectoration. Les uns ont déjà été étudiés. Ce sont les vibrions (voy. p. 55) et les algues du genre *leptothrix* (v. p. 186), que l'on trouve presque toujours dans toutes les espèces de crachats. Il n'en est pas de même de l'*oïdium albicans* (p. 191), qui s'observe dans les cas de muguet, de l'*oïdium pulmonaire* (Benett), qui aurait été retrouvé dans plusieurs cavernes pulmonaires, enfin, des entozoaires que l'on a rencontrés parfois dans les voies respiratoires et qui pourraient se retrouver dans l'expectoration. Ces entozoaires seraient, d'après Davaine[1], un ver observé par Diesing et nommé *strongylus longevaginatus*. Ce strongyle a les caractères suivants : « Tête tronquée, conique, non ailée, limbe de la bouche pourvu de quatre à six papilles; corps égal, droit, d'un blanc jaunâtre. » Il a été rencontré dans le parenchyme du poumon d'un enfant.

Dans le larynx et la trachée, M. Rainey a reconnu l'existence de larves de vers nématoïdes. Recueillis avec l'épithélium et placés sous le microscope, ils ont des mouvements très-vifs. L'extrémité la plus grosse

---

[1] *Traité des entozoaires*, p. 20.

du ver commence ses mouvements avant la plus petite. Bientôt ils cessent, et le ver reste enroulé, ressemblant à une trichine enfermée dans son kyste. Ce *nématoïde trachéal* a un corps long de 0^{mm},75, large de 0^{mm},016, obtus en avant, graduellement aminci en arrière. L'œsophage occupe plus du tiers de la longueur du corps, l'intestin est droit; l'anus semble exister un peu en avant de l'extrémité postérieure; il n'y a point d'organes génitaux internes ou externes.

Enfin, quelques entozoaires venus du dehors peuvent pénétrer accidentellement dans le larynx, la trachée et les bronches (ascarides, hydatides, etc.).

En résumé, l'examen microscopique des crachats pourra indiquer : 1° par la nature de l'épithélium que renferment les produits expectorés : quelle est la muqueuse qui leur a donné naissance; 2° par l'abondance et la déformation des globules rouges du sang, leur mélange à des produits fibrineux d'exsudation : une pneumonie fibrineuse; 3° par l'abondance des globules purulents mélangés à des matières grasses, à des cristaux de cholestérine et de margarine, enfin, à des débris du parenchyme pulmonaire (*fibres élastiques*) : l'existence d'ulcérations pulmonaires (tuberculose, gangrène pulmonaire, etc.); 4° par l'existence de débris de cartilages mêlés à des fibres élastiques : l'ulcération de l'épiglotte et des cartilages du larynx; 5° par la présence de produits pseudo-membraneux de forme caractéristique : une bronchite ou une pneumonie pseudo-membraneuse; 6° par des débris d'échinocoques ou de parasites : l'existence d'une affection parasitaire; 7° enfin, plus rarement, par la présence de cellules de forme et de dimensions anormales : certaines dégénérescences du tissu pulmonaire.

V. — MUQUEUSE URINAIRE

DES VOIES URINAIRES ET DE L'URINE

Voies urinaires. — *L'urine* est un liquide excrémentitiel dont le mode de formation n'est pas encore parfaitement déterminé. Il est à peu près certain toutefois que le principal acte de la sécrétion urinaire consiste en une filtration qui se fait au niveau du glomérule de Malpighi. Le liquide ainsi produit parcourt successivement les canaux désignés sous le nom de *tubes de Ferrein*, de *canaux en anse de Henle*, de *tubes de Bellini*, pour tomber dans le bassinet, et de là suivre l'uretère et arriver dans la vessie. Toutes ces voies sont tapissées par des épithéliums, qui, à l'état normal, ne paraissent ajouter à l'urine aucun principe essentiel à sa constitution; mais l'étude rapide de ces épithéliums n'en est pas moins importante, car on en rencontre souvent des débris

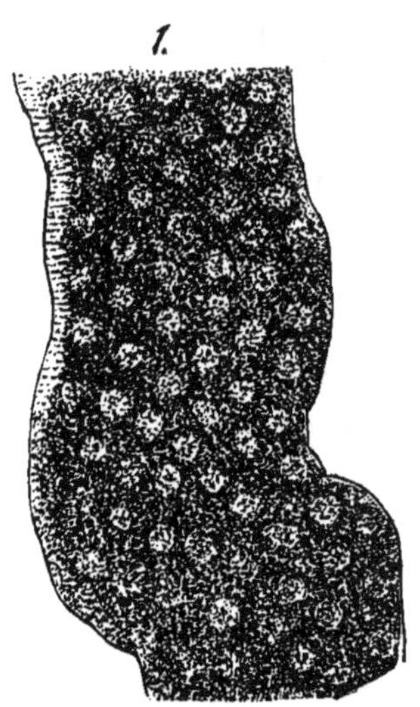

Fig. 71. — Canalicule urinifère de la partie corticale du rein.

encore normaux ou plus ou moins altérés dans les urines pathologiques.

Tubes rénaux. — Dans les tubes rénaux, l'épithélium n'est pas partout de même nature : dans les tubes contournés de l'écorce (*tubes de Ferrein*), et dans la partie la plus large (partie ascendante) des *anses de Henle*, on trouve un épithélium délicat formé de cellules granulées, qui, pour peu que la pièce soit altérée, perdent leurs limites distinctes et se présentent comme une masse foncée et granulée, dans

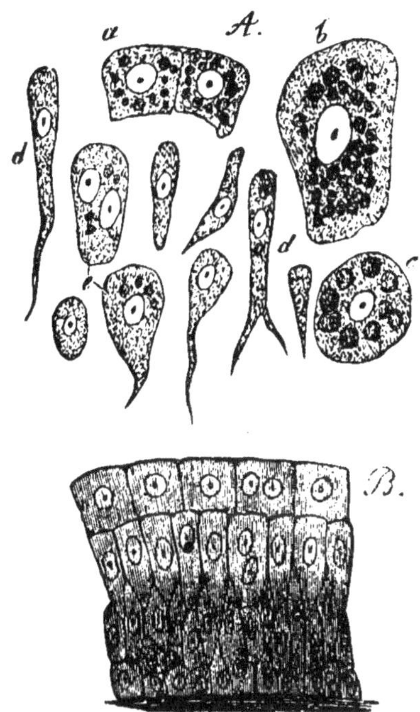

Fig. 72. — Epithélium du bassinet et de la vessie de l'homme. — A, cellules isolées. — B, épithélium en place.

laquelle on ne distingue plus que des noyaux régulièrement espacés (fig. 71) ; dans les autres tubes au contraire, l'épithélium est clair, formé de cellules à limites bien distinctes, petites, pavimenteuses et aplaties dans la partie étroite (descendante) des anses de Henle, volumineuses, sphériques et finalement cylindriques dans les tubes de Bellini.

15.

Voies urinaires et vessie. — Les calices, le bassinet, l'uretère et la vessie présentent un épithélium remarquable, et avec l'aspect duquel il faut être familiarisé si l'on ne veut commettre de graves erreurs de diagnostic. Ces cellules sont petites et presque cylindriques dans les couches profondes, puis elles deviennent globuleuses et s'étalent en éléments pavimenteux très-volumineux dans la couche superficielle; de plus, ces cellules sont très-irrégulières et présentent des prolongements et des dépressions qui s'engrènent avec les irrégularités semblables des éléments voisins, de sorte que la dissociation seule montre leur aspect caractéristique ; aussi, quand ces cellules sont libres et isolées, on se trouve en présence des formes les plus bizarres, qui, par leurs variétés et leurs combinaisons, rappellent tout à fait ce qu'on avait voulu donner autrefois comme caractéristique des éléments cancéreux; la fig. 72 montre les principales variétés de ces cellules, dont les unes sont énormes (de 22 μ jusqu'à 45 μ), avec des contours arrondis, les autres de grandeur moyenne et à limites anguleuses, les autres enfin petites (10 μ), et munies de prolongements irréguliers, bifurqués, et même onduleux.

La nature des épithéliums de la prostate et des autres parties du canal de l'urèthre sera indiquée en étudiant les produits génitaux de l'homme.

URINE NORMALE

L'urine, examinée au moment où elle vient d'être émise par un individu sain, ne présente presque aucun élément figuré à considérer, à part quelques cellules épithéliales, quelques leucocytes, et un peu de mucus provenant des voies urinaires. Mais, au bout de peu de temps, on voit s'y former des nuages, un dépôt, ou une pellicule : dès lors, on peut y constater des éléments figurés, représentés en grande

partie par des cristaux de sels qui se sont précipités sous l'influence du refroidissement (oxalates),
ou d'une légère perte d'eau par l'évaporation (acide
urique et urates). Abandonnée au contact de l'air,
l'urine subit bientôt des décompositions qui, spontanées ou produites par l'action de divers ferments, viennent augmenter les dépôts précédents et en amener
de nouveaux (surtout de *phosphate ammoniaco-magnésien*). D'autre part, l'alimentation peut introduire dans
l'organisme des principes qui en sortent plus ou moins
modifiés, et se retrouvent sous forme de cristaux dans
l'urine d'individus parfaitement sains; enfin, sous l'influence de conditions particulières d'exercice ou de
régime, les principes contenus dans l'urine peuvent
devenir plus nombreux et plus abondants. En les précipitant par divers réactifs, on peut donc constater
par le microscope les cristaux et les précipités plus ou
moins irréguliers auxquels ils donnent lieu ; la réaction
chimique peut même être faite sous le microscope.

L'urine qui doit être l'objet d'un examen microscopique sera placée dans un vase de forme conique, par
exemple dans un verre à champagne; de cette manière, les dépôts urinaires se réunissent dans la partie
la plus étroite du vase, et y sont facilement recueillis
à l'aide d'une pipette. Si l'urine devait être conservée
plusieurs jours, on en préviendrait la putréfaction en
la couvrant d'une couche de térébenthine, d'huile de
naphte ou d'une solution phéniquée. Pour la plupart
des examens microscopiques de l'urine, il suffira, pour
obtenir un grossissement suffisant, de combiner l'objectif 3 à l'oculaire 1 (Nachet); pour rechercher les cristaux d'oxalate de chaux ou pour étudier les spermatozoïdes ou les infusoires de l'urine, des grossissements

plus considérables seront nécessaires. Nous n'avons pas besoin d'insister ici sur les précautions à prendre pour se mettre à l'abri des fraudes de certains malades; il suffit d'être prévenu de ces faits pour ne plus se laisser tromper par les simulateurs qui mêlent à leur urine des poussières de charbon, de sable, ou qui s'introduisent dans l'urèthre de la laine, des poils, des cheveux que l'urine entraine ensuite à son passage dans le canal. (Voy. Ch. Robin, *du Microscope*, 1871, p. 586.)

a. L'urine normale ne présente que quelques rares *cellules épithéliales* provenant de la desquamation de la vessie et du canal de l'urèthre, quelques *leucocytes,* remarquables par leurs dimensions exiguës (Donné, Robin) relativement aux globules blancs que l'on trouve dans les autres liquides [1], et des *traces de mucus.* À l'état normal, ce mucus est tellement mêlé à l'urine, qu'il ne la trouble nullement; cependant, comme il n'est pas dissous dans ce liquide, il ne tarde pas à se déposer; mais, même alors, il est tellement ténu et gonflé par l'eau qu'il ne montre que difficilement, avec l'acide acétique, les stries caractéristiques de la mucosine. Donc toutes les fois que le mucus sera abondant, très-visible et très-facile à caractériser, on devra penser à un état pathologique des voies urinaires.

D'ordinaire, les éléments que nous venons d'indiquer se trouvent déjà tout déposés et réunis en une petite masse filamenteuse dans l'urine au moment de l'émission; il résulte, en effet, des recherches de Donné

---

[1] Mais lorsque l'urine est devenue ammoniacale, par dédoublement de l'urée, les leucocytes sont plus volumineux, turgescents et gonflés, comme les leucocytes du mucus buccal.

et de Robin que, dans l'intervalle des mictions, un peu de mucus s'arrête dans les plis du canal de l'urèthre, particulièrement au niveau de la portion membraneuse, se moule sur ces plis en englobant des leucocytes et des débris épithéliaux, puis se trouve entraîné par l'urine sous forme de filaments plus ou moins flexueux, dont l'origine a dès longtemps intrigué les cliniciens, mais dont le microscope fait facilement reconnaître la nature. Il est fréquent de rencontrer quelques spermatozoïdes englobés dans ces filaments, surtout après une longue abstinence de coït. (Voy. p. 284.)

b. Le simple refroidissement et une légère perte d'eau par évaporation peuvent donner lieu à la formation de dépôts d'acide urique et d'urates, surtout chez les

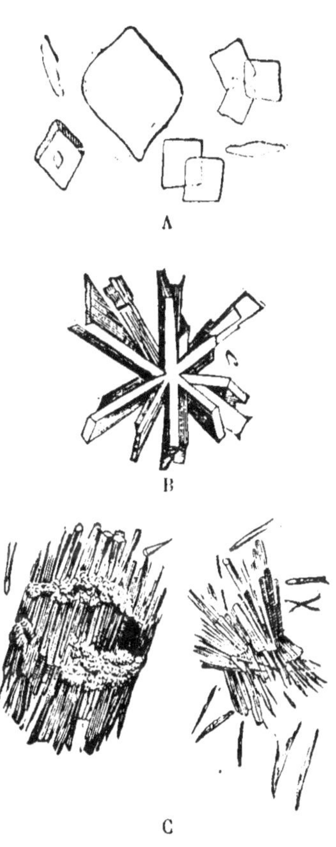

Fig. 73. — Diverses formes de cristaux d'acide urique. — A et B, déposés spontanément. — C, précipités par l'acide chlorhydrique.

grands mangeurs ou buveurs. L'*acide urique*, en se déposant tantôt en longues aiguilles diversement groupées, tantôt sous forme de prismes et de plaques (fig. 73).

entraîne toujours avec lui les matières colorantes de l'urine, de telle sorte que ces cristaux, malgré les variétés de leurs formes (paillettes, lames, ou prismes diversement groupés, souvent en fragments, parce que ces cristaux sont très fragiles), sont toujours reconnaissables à l'examen microscopique par leur colora-

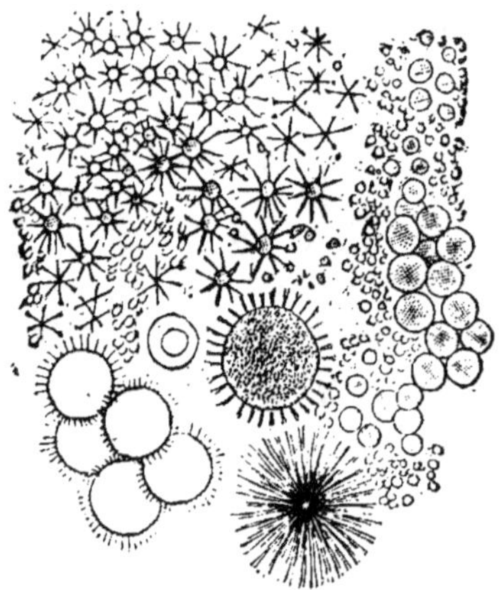

Fig. 71. — Sédiment d'urate de soude (d'après Gerhardt et Chancel).

tion jaune orangé ou rougeâtre. Si ce caractère ne suffisait point, on pourrait faire sur la plaque porte-objet la belle réaction colorée qui caractérise l'acide urique : chauffés avec de l'acide azotique et évaporés jusqu'à siccité, ces cristaux, lorsqu'on ajoute une goutte d'ammoniaque, donnent lieu à une belle coloration rouge pourpre ou violacée (murexide).

Les *urates* se déposent également en cristaux colorés, l'urate de soude sous la forme de masses étoilées (fig. 74), l'urate d'ammoniaque sous la forme de boules hérissées de pointes, comme le fruit du *datura stramonium* (Méhu) (fig. 75). De plus, on caractérise

nettement les urates en déplaçant l'acide urique, dont
on peut alors constater les réactions; à cet effet :
« on fait glisser une goutte d'acide acétique entre
les deux lames de verre; on voit les cristaux se dis-

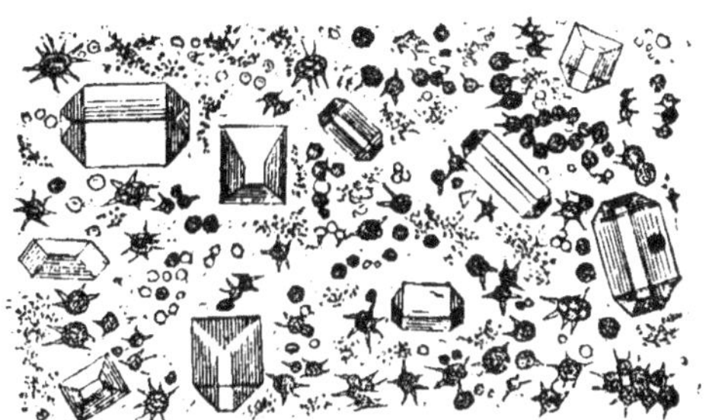

Fig. 75. — Sédiment de phosphate ammoniaco-magnésien, et
d'urate d'ammoniaque (d'après Gerhardt et Chancel).

soudre, mais au bout de quelques minutes il se produit sous les yeux de l'observateur des lamelles losangiques, et peu à peu des rhomboëdres d'acide urique
mis en liberté par le réactif qui s'est emparé de la
base. » (Ch. Robin). L'examen attentif et l'étude microchimique des dépôts d'urate sont d'une importance
d'autant plus grande que ces dépôts sont souvent pris à
l'œil nu, selon leurs variétés de couleur, pour des dépôts de sperme, de pus ou de sang, et qu'un examen
microscopique superficiel, sans épreuve chimique,
pourrait parfois faire persévérer dans cette erreur, vu
les formes des dépôts d'urate de soude, et surtout
d'urate d'ammoniaque qui peuvent figurer des globules sanguins déformés, des spermatozoïdes à queues
tronquées, etc.

c. Lorsque l'urine se décompose à l'air, on sait que
l'urée se dédouble en donnant naissance à de l'ammo-

niaque; or l'urine contenant normalement du phosphate de magnésie, ce sel se combine aussitôt avec l'ammoniaque : on trouve donc comme élément caractéristique de toute urine ayant subi la fermentation ammoniacale des cristaux de *phosphate ammoniaco-magnésien*. Ces cristaux, qui se sont *déposés lentement*, présentent alors une forme parfaitement caractéristique : ce sont de gros prismes ayant l'aspect de *catafalques*, de *couvercles de cercueil* (fig. 75). — Nous insistons sur ce fait que ces cristaux se sont formés et déposés spontanément et lentement, car, lorsqu'on ajoute artificiellement de l'ammoniaque à l'urine pour précipiter le phosphate de magnésie qu'elle contient toujours nor-

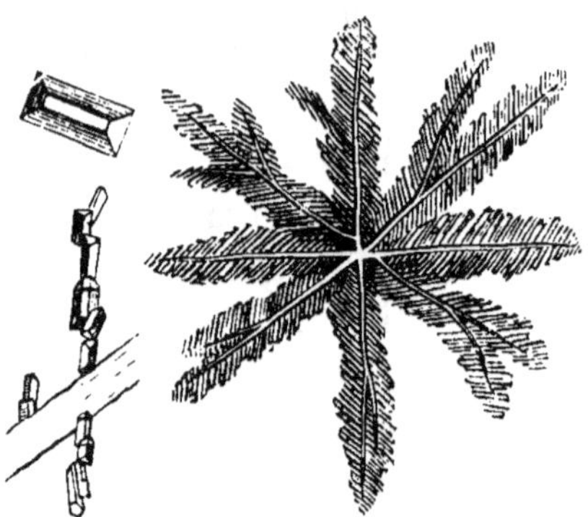

Fig. 76. — Diverses formes des cristaux de phosphate ammoniaco-magnésien (d'après Méhu).

malement, et qui peut être très-abondant dans certains cas, les cristaux de phosphate ammoniaco-magnésien, qui se déposent par une précipitation brusque, présentent une tout autre forme; ce sont des étoiles formées par des aiguilles groupées en feuilles arborescentes. (fig. 76). Les dépôts cristallins de phosphate ammoniaco-magnésien sont presque toujours accompagnés par des sédiments composés de *carbonate* ou de *phosphate de chaux*. Les premiers, noirs ou jaunâtres, striés du centre vers la périphérie, constituent parfois des plaques larges de plusieurs centièmes de millimètre. Le dépôt de phosphate de chaux est le plus souvent amorphe, sous forme de grains blanchâtres ou grisâtres, de dimensions très-petites ; parfois il est composé de petites sphères striées ou même de cristaux en sablier.

d. Parmi les principes qu'une alimentation particulière introduit dans l'organisme et qui donnent lieu à des produits cristallins que l'on peut retrouver par l'examen microscopique du sédiment urinaire, nous citerons l'acide oxalique et l'acide hippurique.

Les *hippurates* sont très-abondants dans les urines des herbivores ; on en rencontre peut-être aussi des traces dans l'urine de l'homme à l'état normal, mais ils ne deviennent abondants et ne se déposent que dans certaines conditions. On sait que l'acide hippurique peut être considéré comme formé de glycocolle et d'acide benzoïque ; or le glycocolle (sucre de gélatine) est un produit que l'organisme fournit facilement ; il n'est donc pas étonnant de voir l'acide hippurique apparaître dans les urines toutes les fois que l'on ingère de l'acide benzoïque ou des acides voisins (cinnamique, quinique, etc.) ; c'est ce qui arrive, en effet, après que l'on a mangé les baies de divers arbustes, des prunes, des amandes, etc. ; les cuticules végétales renferment des principes semblables, de sorte que l'urine d'une personne nourrie de pain noir (farine et son) sera bien plus riche en acide hippurique que celle d'une personne nourrie exclusivement de pain blanc. Dans ces cas, l'acide hippurique ou les hippurates peuvent se déposer spontanément dans l'urine ; mais comme les hippurates sont très-solubles, on constate mieux leur présence en déplaçant de l'acide hippurique : à cet effet, on abandonne au repos, pendant plusieurs heures, de l'urine mélangée à une petite quantité d'acide chlorhydrique (Icery), et en examinant sous le microscope le précipité qui s'est produit, on trouve des cristaux d'acide hippurique, sous forme de longs prismes incolores à quatre faces, terminés par des sommets dièdres (fig. 77).

L'urine peut contenir normalement des *oxalates*, qui sont à l'état de dissolution au moment de la miction,

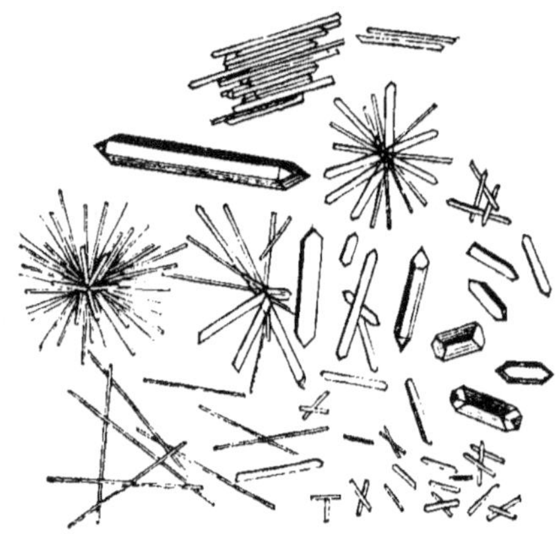

Fig. 77. — Cristaux d'acide hippurique (Méhu).

et qui se déposent en cristaux pendant le refroidissement du liquide ; mais c'est après l'ingestion de certains végétaux, riches en acide oxalique, tels que l'oseille, la rhubarbe, le cresson, la tomate, après l'usage des vins chargés d'acide carbonique, etc., que l'on trouve dans les sédiments urinaires d'abondants cristaux d'oxalate de chaux : ils sont très-facilement reconnaissables

par leur forme octaédrique et l'entre-croisement de leur
axe, qui leur donne l'aspect désigné sous le nom de
forme d'enveloppe de lettre (vue du côté du cachet)

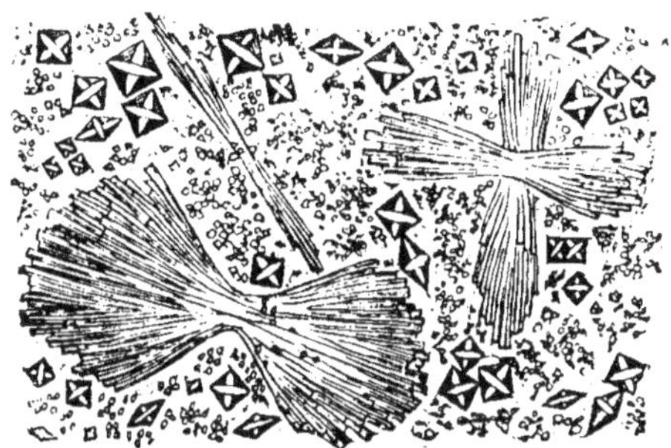

Fig. 78. — Sédiment composé d'acide urique, d'urate de soude,
et d'oxalate de chaux (Gerhardt et Chancel).

(fig. 78). Ces cristaux deviennent très-abondants
dans certains états pathologiques encore mal connus
et désignés sous le nom d'*oxalurie*. Notons encore
que Gallois et Robin ont observé que les cristaux d'o-
xalate de chaux sont presque constants dans l'urine
des sujets atteints de spermatorrhée. Cependant le
sperme pur ne donne point lieu à la formation de cristaux d'oxalate de chaux, de sorte qu'on ne peut encore
s'expliquer, d'une manière satisfaisante, la formation
de ce sel dans l'urine dans les cas de spermatorrhée.
Le fait n'en est pas moins intéressant, surtout si nous
ajoutons, après Ch. Robin, qu'en guérissant la spermatorrhée, on fait cesser presque toujours l'excrétion
de l'oxalate de chaux, et qu'alors on n'a presque jamais
à s'occuper sérieusement du symptôme oxalurie.

Les cristaux d'oxalate de chaux seront aisément reconnus non-seulement en raison de leurs dimensions
exiguës, mais encore à cause de leur forme octaédrique.

« Il n'y a guère que le chlorure de sodium et certains cristaux de phosphate ammoniaco-magnésien neutre qui, par leur forme, se rapprochent des cristaux d'oxalate de chaux. Il sera facile de lever les doutes en opérant sous le microscope. On fera tomber entre les deux lamelles de verre une goutte d'acide acétique, et l'on verra disparaître immédiatement les cristaux de sel marin et ceux de phosphate ammoniaco-magnésien, tandis que les cristaux octaédriques d'oxalate de chaux resteront inaltérables. » (Robin.)

Golding Bird a décrit sous le nom de *cristaux en sablier* des amas d'oxalate de chaux, présentant à peu près la forme de deux reins opposés par leur concavité;

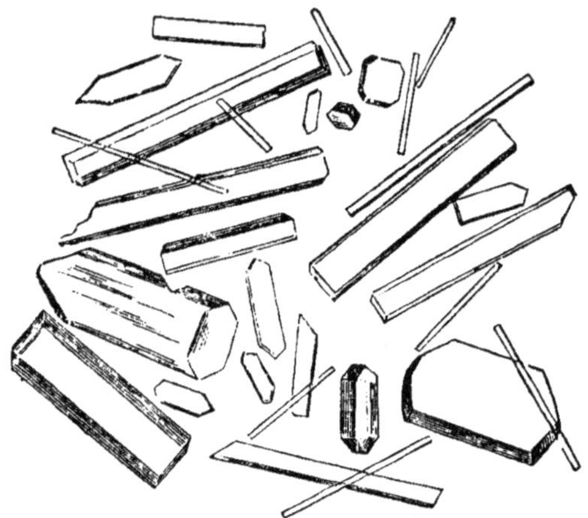

Fig. 79. — Cristaux d'urée.

ces cristaux sont le plus souvent mélangés à des octaèdres; il en est de même d'autres formes cristallines observées par Davaine et plusieurs micrographes.

e. Il est enfin assez fréquent de constater que, sous l'influence de conditions diverses (écarts de régime,

manque ou excès d'exercice, sudations prolongées, etc.),
les dépôts d'oxalate de chaux soient accompagnés d'une
proportion d'*urée* assez considérable pour que l'addition d'acide nitrique détermine un précipité abondant
qui pourrait être confondu avec un précipité d'albumine, si l'examen microscopique ne venait éclairer le

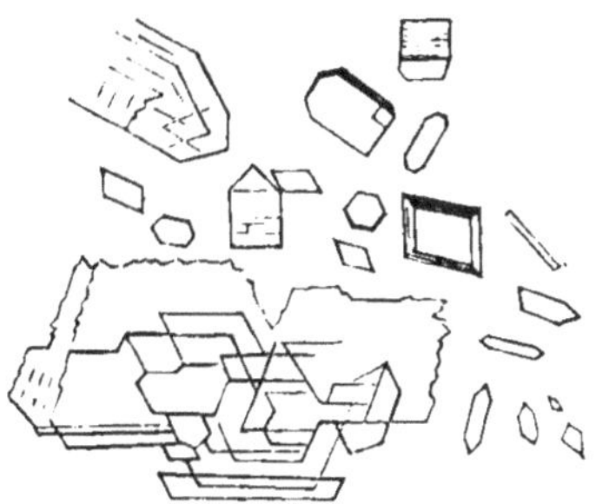

Fig. 80. — Cristaux de nitrate d'urée (d'après L. Beale). Ceux qui
sont représentés à la partie supérieure de la figure ont été obtenus par précipitation dans l'urine ; les autres sont des cristaux de nitrate d'urée pur, obtenus artificiellement.

diagnostic. Tandis que l'urée cristallise en prismes à
base carrée, aisés à reconnaître (fig. 79), le précipité
de *nitrate d'urée* présente un grand nombre de belles
lamelles rhomboïdales étincelantes. Il importe d'apprendre à distinguer ces cristaux (fig. 80), et l'on arrivera assez aisément à déterminer leur formation en
ajoutant quelques gouttes d'acide azotique fort à de
l'urine concentrée par évaporation.

Citons immédiatement aussi les cristaux de *cystine*
qui s'observent parfois dans les sédiments urinaires,
où elle se dépose en cristaux lamelleux hexagonaux,
ayant la forme de rosettes superposées (fig. 81).

f. Parmi les éléments qui existent dans l'urine normale, et qui peuvent se trouver modifiés sans que l'u–

rine puisse toujours être considérée comme pathologique, nous devons citer la *matière colorante de l'urine* et un produit dont l'existence a souvent intrigué les pathologistes, *la kyestéine*.

La *matière colorante* normale de l'urine (*urochrome*) existe d'ordinaire en fort petite quantité; cependant

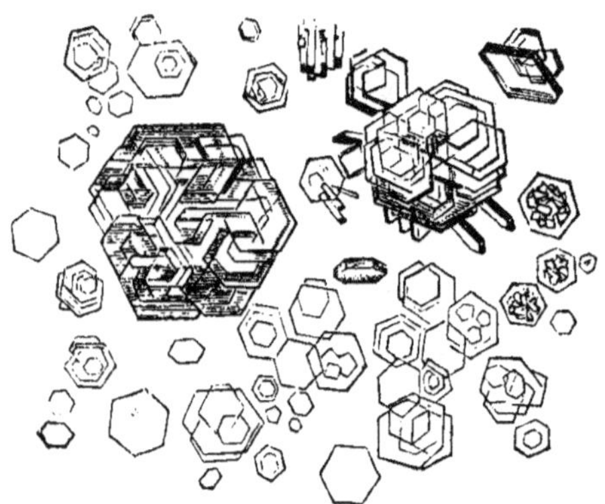

Fig. 81. — Cristaux de cystine.

après l'usage des boissons excitantes, après une longue marche, et à la suite de tout mouvement fébrile, cette matière colorante, beaucoup plus abondante, s'oxyde au contact de l'air, devient plus rouge, et se dépose avec les sédiments composés d'acide urique, d'urate de soude, d'urate d'ammoniaque.

g. Mais dans les mêmes conditions, et surtout dans certains états pathologiques (choléra, cancer du foie), l'urine renferme une matière colorante particulière, l'*indican*. Sous l'influence de la putréfaction, l'indican produit, par décomposition, de nouvelles matières colorantes, et particulièrement l'*indigo rouge* et l'*indigo bleu*; l'indigo rouge vient produire à la surface de l'urine des pellicules irisées d'un violacé ou d'un rouge brillant d'un vif éclat : l'indigo bleu produit aussi à la surface des irisations rouges et bleues, mais, le plus souvent, il se dépose en masses floconneuses ou en magmas microscopiques bleus, passant, au bout de quelques jours, à une teinte plus foncée (Ch. Robin). On peut aussi l'observer sous forme de beaux cristaux d'un bleu pur (Méhu). Cet indigo jouit des mêmes propriétés chimiques et physiques que l'indigo dont se servent les teinturiers.

h. L'urine des femmes enceintes se recouvre, plus souvent que l'urine d'autres sujets, d'une pellicule que Golding Bird a comparée à celle qui se forme par le refroidissement à la surface d'un bouillon léger. Cette pellicule, déjà observée par Nauche, avait été considérée comme formée par un principe mucilagineux spécial auquel il donna le nom de *kyestéine*[1]. Recueillie sur une lame de verre et examinée au microscope, la kyestéine paraît formée de myriades de prismes de phosphate ammoniaco-magnésien entrelacés dans une masse granuleuse, parsemée çà et là de globules graisseux. Plus tard, elle se fragmente, tombe au fond du vase, et dès lors le dépôt présente encore le même aspect, si ce n'est que les cristaux de phosphate sont beaucoup plus nombreux (G. Bird) ; enfin, traitée sous le microscope par l'acide acétique, la kyestéine change d'aspect ; il ne reste plus qu'une masse pultacée que G. Bird considère comme de la matière animale, qui se rapproche de la caséine ; Starck donne à ce principe albuminoïde le nom de *gravidine*. Contrairement à l'opinion de ces auteurs, Hœffle et Veit regardent la

---

[1] Consulter, à ce sujet, le mémoire du professeur Béchamp *Recherches sur la nature de la kyestéine.* — *Montpellier médical,* 1870, p. 299.

kyestéine comme essentiellement formée de vibrions, souvent accompagnés d'algues, de conferves, de cristaux de phosphate ammoniaco-magnésien. Lehmann pense que la pellicule n'est autre chose que le résultat de l'altération de l'urine, qu'elle n'est formée que d'algues ou mycodermes, de conferves, mêlés de phosphate ammoniaco-magnésien.

En résumé, dit M. Béchamp, tous les auteurs admettent l'intervention de quelque matière organique animale que contiendrait l'urine. Nauche : la kyestéine, qui préexiste dans l'urine comme principe particulier, se séparant par le refroidissement et le repos sous la forme d'une couche crémeuse; Bird : une matière caséeuse imparfaite, provenant du lait et passée par résorption dans le sang, et de là dans l'urine; Starck : la gravidine; Lehmann : le mucus et quelque matière protéique; Robin : la mucosine altérée au contact de l'air.

D'après les recherches de M. Béchamp, l'urine de la grossesse renferme en très-grande abondance une substance albuminoïde spéciale, qui se retrouve en quantités, relativement minimes, dans l'urine ordinaire. Mais cette substance albuminoïde, que M. Béchamp a nommée la *néphrozymase*, est très-soluble dans l'eau et ne peut, par elle-même, constituer une pellicule ou un dépôt. D'un autre côté, c'est la néphrozymase qui disparaît la première dans l'urine. Enfin toutes les observations prouvent que des infusoires (vibrions, bactéries) existent dans la pellicule de kyestéine. D'après la théorie de M. Béchamp, ces infusoires sont donc l'unique cause de la formation de la kyestéine; sans leur développement, la pellicule ne se forme pas; les apparences qu'elle présente sont le résultat

du travail chimique et de la vie de ces organismes;
enfin la néphrozymase ne sert qu'à nourrir ces petits
êtres.

URINE PATHOLOGIQUE

En étudiant l'urine normale, nous venons de signaler la plupart des cristaux dont un examen microscopique peut déceler la présence. Le plus grand nombre
de ceux-ci n'apparaît, il est vrai, bien nettement que
dans l'urine pathologique; mais nous n'avons pas cru
devoir scinder cette étude. Il est d'ailleurs tout à fait
impossible d'établir une ligne de démarcation bien
nette entre les modifications de l'urine qui tiennent à
une exagération fonctionnelle et celles qui dépendent d'une altération pathologique [1]. Nous nous bornerons donc, en nous occupant de l'urine pathologique, à indiquer quelle peut être l'utilité du microscope
dans l'étude des *calculs urinaires*, qui résultent de
l'accumulation morbide de ces masses cristallines. Nous
signalerons ensuite quels sont les produits de desquamation épithéliale qui, dans certains cas pathologiques, constituent des *sédiments épithéliaux;* enfin nous
résumerons les modifications que subit l'urine par l'addition de produits étrangers : sang, pus, parasites, etc.,
mêlés à ces épithéliums.

[1] Voy. L. Beale : *de l'Urine et des dépôts urinaires.* — Traduit et annoté par Ollivier et Bergeron. — Paris, 1865.

EXAMEN MICROSCOPIQUE DES CALCULS URINAIRES

Bien que l'analyse chimique parvienne à déterminer, avec exactitude et précision, la nature d'un calcul [1], il est souvent plus rapide, plus facile, et en même temps aussi exact, de se borner à un examen microscopique ou surtout micro-chimique. Nous indiquerons donc rapidement, d'après les recherches de Robin, quels sont les caractères micro-chimiques des divers calculs, renvoyant, pour plus de détails, au *Traité des humeurs* (p. 766).

Étant donné un fragment de calcul retrouvé dans l'urine ou bien extrait à l'aide d'un appareil de lithotritie, on commencera, après l'avoir broyé, par le traiter, pendant 15 à 20 minutes, par de l'*eau bouillante;* on filtre à chaud, et l'on examine les portions dissoutes. L'eau bouillante ne dissout que l'*acide urique* et les *urates.* Pour arriver rapidement au diagnostic, on prendra une goutte de la solution, on la laissera s'évaporer sur le porte-objet du microscope, et, au bout d'un instant, on apercevra soit des cristaux d'acide urique, soit les cristaux d'urates. Si l'on a sous les yeux de l'*acide urique* pur, une goutte d'acide chlorhydrique ou une goutte d'acide acétique ne les feront point disparaître; au contraire, une goutte d'ammoniaque les dissoudra rapidement; par évaporation, il se formera un amas de poussière amorphe ou de cristaux

---

[1] Voy. Ollivier et Bergeron : Article Calculs du *Nouveau Dictionnaire de médecine et de chirurgie pratiques,* t. VI. 1867.

presque sphériques ; en ajoutant ensuite une goutte
d'acide acétique, on verra ces derniers cristaux disparaître, puis être successivement remplacés par les cristaux primitifs d'acide urique : ceux-ci sont blancs ou
jaunâtres, losangiques, à facettes
très-distinctes ou en forme de
prismes rhomboédriques (voy.
fig. 73 et 82). Une réaction chimique importante à noter et facile à reproduire instantanément
confirmera le diagnostic posé,
mais ne suffira point à distinguer , comme l'analyse microscopique précédente, l'acide urique des urates. En prenant un

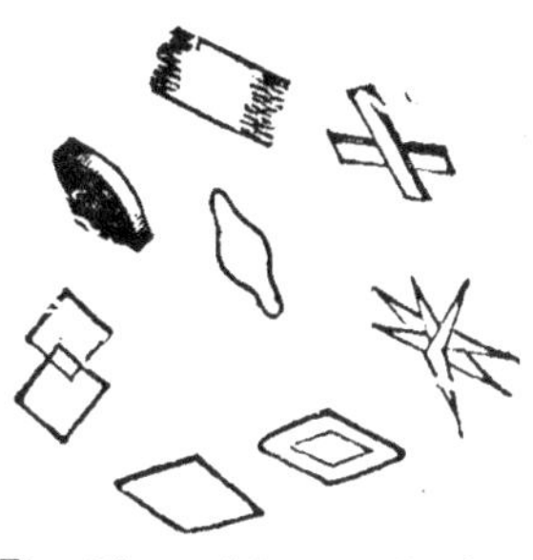

Fig. 82. — Cristaux d'acide
urique. — Gross. 200 d.

fragment du calcul et
en le soumettant à l'action de l'acide azotique qu'on
évapore graduellement puis en ajoutant une goutte d'ammoniaque avant que tout soit évaporé, on voit se produire une belle couleur écarlate (murexide).

L'*urate d'ammoniaque*, qui apparaîtra dans le liquide
refroidi sous forme de flocons blanchâtres, se présentera tantôt sous l'aspect d'amas amorphes colorés en
jaune paille, tantôt sous forme de longues aiguilles enchevêtrées, noirâtres, donnant à la cristallisation l'aspect du fruit de *datura stramonium* (voy. fig. 83). Ces
cristaux disparaîtront par l'acide acétique et seront
remplacés par des cristaux d'acide urique ; traités par
l'ammoniaque, ces derniers reproduiront les formes
primitives.

L'*urate de chaux* sera, le plus souvent, amorphe et
tombera vite au fond du vase. Si l'eau se refroidit très-
lentement, ces cristaux seront en forme de « prismes
taillés en biseaux, demi-transparents, réunis ensemble

de manière à former des groupes sphériques, d'où sortent les bouts des prismes ; ou bien ils sont en forme d'éventail ; ou encore ils figurent deux éventails attachés l'un à l'autre par leurs centres d'irradiation. » (Robin.)

L'*urate de soude* qui, le plus souvent aussi, n'existe qu'à l'état de poussière, amorphe ou se dépose, dans l'urine, sous forme de masses étoilées (voy. fig. 74)

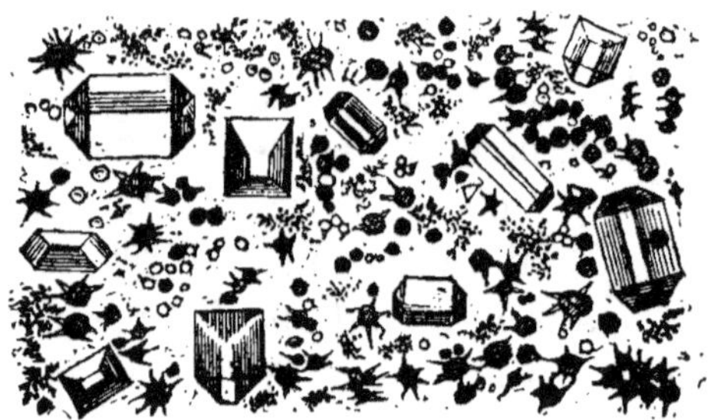

Fig. 85. — Urate d'ammoniaque et phosphate ammoniaco-magnésien.

sera reconnu par le procédé suivant : « On prend quelques fragments du calcul et on les brûle sur une spatule de platine ; il reste un résidu blanc qui fond à une chaleur élevée ; on y ajoute une goutte d'eau qui dissout le résidu composé de carbonate de soude. Cette dissolution ramène au bleu le papier rouge de tournesol ; on verse cette goutte sur un verre porte-objet, on y ajoute une goutte de chlorure de platine, puis on l'évapore avec beaucoup de précaution sur une lampe à alcool. Avant que le liquide soit entièrement évaporé, on le ramène sous le microscope, où l'on constate la formation de prismes larges, d'une longueur variable, très-transparents, et qui possèdent à un haut degré le pouvoir de polariser la lumière. Ces prismes se sont formés par une double décomposition qui a eu lieu entre le sel de platine et la soude; c'est le réactif le plus délicat qui soit connu pour déterminer l'existence de la soude. » (Robin.)

L'urate de potasse donnera avec le même réactif des octaèdres qui ne polarisent point la lumière et qui sont peu solubles dans l'eau, tandis que les prismes donnés par la soude y sont très-solubles.

L'urate de magnésie cristallise sous forme de prismes réunis le plus souvent pour former des amas sphéroïdaux. Pour les analyser, on les calcine sur une spatule de platine; il reste un résidu blanc de carbonate de magnésie qu'on dissout, sur le porte-objet, avec une goutte d'acide chlorhydrique; en ajoutant à la solution une goutte de phosphate de soude et d'ammoniaque, on voit apparaître les cristaux de phosphate ammoniaco-magnésien (voy. fig. 83).

Quant aux cristaux de *biurate hydraté de magnésie* (Bigelow), ils sont prismatiques, à quatre faces, à angles réguliers; ils sont insolubles dans l'eau, insolubles dans l'acide chlorhydrique et l'acide acétique. Traités par l'acide chlorhydrique concentré, ils perdent leur forme et se réduisent en fragments noirs et irréguliers.

Les débris de calculs insolubles dans l'eau bouillante seront dissous par de l'acide chlorhydrique concentré; puis on ajoutera lentement de l'ammoniaque jusqu'à ce que la liqueur soit neutre. Immédiatement les cristaux se précipitent. Or on peut, dans ces circonstances, avoir affaire à de *l'oxalate de chaux*, à du *phosphate de chaux* ou à du *phosphate ammoniaco-magnésien*.

Les cristaux d'*oxalate de chaux* sont précipités sous

16.

forme d'une poussière noire, au milieu de laquelle on reconnaît quelques octaèdres réguliers (voy. fig. 78); tous ces cristaux sont insolubles dans l'acide acétique, solubles dans l'acide chlorhydrique concentré. On peut encore calciner ce précipité sur une lame de platine, puis ajouter au résidu (carbonate de chaux) une goutte d'acide acétique; on observe dès lors, sous le microscope, un dégagement gazeux assez abondant; en ajoutant une goutte d'oxalate d'ammoniaque, on voit se former, de nouveau, les cristaux d'oxalate de chaux.

Le *phosphate de chaux* apparaît sous forme d'une poussière claire, jaunâtre; on le reconnaît en traitant cette poussière par une goutte d'oxalate d'ammoniaque. On voit dès lors la masse amorphe se transformer en cristaux d'oxalate de chaux; en ajoutant un sel de magnésie et de l'ammoniaque, il se forme dans le champ du microscope des cristaux de phosphate ammoniaco-magnésien.

Les amas de phosphate de chaux sont solubles dans l'acide acétique.

Le *phosphate ammoniaco-magnésien* se présente sous forme arborescente (fig. 77); rarement ses cristaux s'observent sous la forme que nous avons signalée comme caractérisant le phosphate ammoniaco-magnésien précipité lentement (fig. 85). Ces cristaux sont décomposés par l'addition d'un fragment de potasse. Ils sont solubles dans l'acide acétique. On peut les faire apparaître après calcination. Le résidu est dissous par une goutte d'acide chlorhydrique, puis, sous le microscope, traité par une goutte d'ammoniaque; les cristaux se reforment immédiatement.

Les autres calculs formés de *cystine*, etc., sont très-rares.

MUCUS ET ÉPITHÉLIUM

Ce que nous avons déjà dit du mucus en général
(p. 161) et du mucus de l'urine normale (p. 264)
nous permettra de ne pas insister sur les dépôts muqueux de l'urine pathologique ; ils n'ont, en effet,
de caractéristique que leur abondance. Quant aux diverses formes d'épithélium que l'on rencontre mêlés
aux sédiments urinaires, il sera bon, pour s'en faire
une idée, d'étudier l'urine recueillie sur le cadavre dans
les bassinets ou la vessie. Robin insiste sur les nombreuses variétés que présentent, dans ces cas, les cellules
épithéliales des canalicules urinifères. Les unes sont
isolées, gonflées, granuleuses, à noyaux volumineux ;
d'autres constituent des fragments de gaînes épithéliales plus ou moins longues, formées de cellules pavimenteuses, petites, très-régulières : parfois on ne
trouve plus que des masses amorphes, à peine segmen-
tées en cellules, rappelant la disposition des cylindres,
que nous étudierons dans un instant. Quelques cellules
ayant perdu leurs granulations sont devenues sphériques ; d'autres renferment des gouttelettes assez pâles,
à bords nets, n'ayant pas la réfringence des gouttelettes graisseuses : parfois, enfin, les cellules renferment des granulations d'hématosine.

Dans les urines de la néphrite albumineuse chronique, on rencontre quelquefois des particules de parenchyme rénal sous forme de fragments de tubes urinifères ; mais, le plus souvent, on n'y trouve que des
gaînes épithéliales plus ou moins complètes formées par

une agglomération de cellules polyédriques très-régulièrement disposées les unes à côté des autres, renfer-

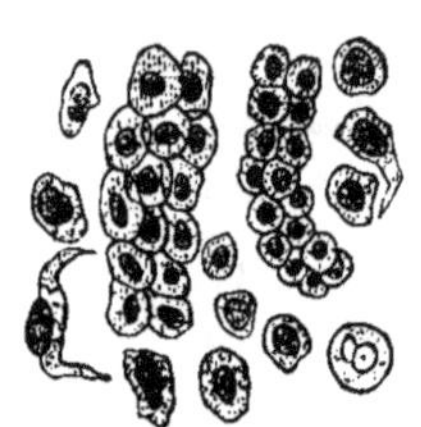

Fig. 81. — Épithélium rénal et gaines des tubes urinifères. — Gross. 550.

mant ou non des granulations amorphes. Le noyau de ces cellules devient très-apparent lorsqu'on traite la préparation par une goutte d'acide acétique. La présence de ces gaines épithéliales se constate non-seulement dans les cas de néphrite, mais encore dans toutes les pyrexies (surtout la scarlatine).

Il sera, le plus souvent, assez aisé de distinguer les épithéliums qui proviennent des tubes du rein de ceux qui viennent de la vessie, ou des voies génitales de la femme (leucorrhée, voy. p. 328).

Quant aux *spermatozoïdes*, que nous étudierons en nous occupant des produits des organes génitaux de l'homme (voy. p. 305), leur recherche dans l'urine est plus importante. Quelquefois mêlés à des flocons de mucus ou bien à ces filaments muqueux formés dans la portion membraneuse du canal de l'urèthre, d'autres fois libres dans l'urine et pouvant former au fond du vase un dépôt assez épais, les spermatozoïdes se retrouvent, assez souvent, dans l'urine de personnes en parfaite santé. Leur présence n'est donc, en aucun cas, l'indice d'un état pathologique, à moins qu'on ne ne les trouve en grande abondance, ou bien que leur présence ait été constatée pendant plusieurs jours consécutifs. Il est non moins important de rechercher et de trouver dans l'urine une grande quantité de noyaux sphériques mesurant environ 5 μ., pâles, légèrement granuleux, sans nucléoles. Mêlés souvent à des cristaux d'oxalate de chaux, ces noyaux sphériques, déjà signalés par Ch. Robin dans le sperme des cryptorchides, se rencontrent assez fréquemment dans les cas de spermatorrhée déjà ancienne traitée par des cautérisations successives. L'abondance de ces noyaux est telle, dans certains cas de ce genre, que l'attention se trouve distraite et que c'est à peine si l'on reconnaît, de temps en temps, quelques spermatozoïdes. Ils existent cependant ; mais souvent, au lieu de présenter l'apparence normale que nous décrirons dans un prochain chapitre, ils semblent plus petits, et leur queue est souvent brisée ou enroulée autour de la tête. Il ne faut pas confondre ces noyaux sphériques avec les granulations d'aspect graisseux, à centre brillant et à contour foncé qui proviennent de l'épithélium des glandes prostatiques et donnent au liquide de la prostate un aspect blanc crémeux.

CYLINDRES URINIFÈRES

Ceux-ci se présentent, à l'examen microscopique, sous deux aspects bien différents. Les premiers, *granuleux*, très-visibles, renferment ou non des cellules épithéliales, des globules de sang ou de pus, etc. ; les autres, transparents, *hyalins*, presque incolores, sont très-difficiles à apercevoir dans l'urine non colorée. Pour étudier la composition de ces produits, il importe de laisser reposer l'urine dans un verre à pied assez étroit, puis de décanter avec précaution ou d'aspirer lentement à l'aide d'une seringue la portion qui surnage ; si l'on est pressé, il sera préférable de filtrer l'urine sur un linge de fine batiste ; le dépôt qui restera sur le filtre renfermera le plus grand nombre des cylindres contenus dans l'urine. Ce dépôt, qu'il soit recueilli au fond d'un vase conique ou obtenu en raclant l'étoffe qui a servi de filtre, devra être coloré soit à l'aide d'une solution d'iode dans l'iodure de potassium (Neubauer et Vogel), soit avec une goutte de fuchsine (voy. Introd., p. 19). Les cylindres hyalins apparaîtront dès lors et seront aisés à distinguer en raison de leur coloration. Pour être sûr de les trouver, lorsqu'ils existent, il sera bon de n'observer qu'une

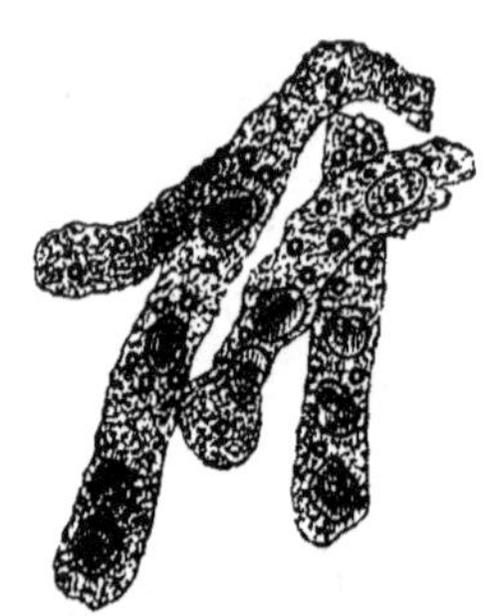

Fig. 85. — Cylindres granuleux trouvés dans l'urine albumineuse.

très-petite goutte de liquide. Dès l'instant que la préparation n'est pas tout entière comprise sous le couvre-objet, les cylindres hyalins peuvent passer inaperçus. Enfin il sera toujours utile d'examiner d'abord la préparation avec un faible grossissement, sauf à étudier ensuite, à l'aide d'un grossissement plus considérable, les éléments dont un premier examen aura fait reconnaître la présence.

Les *cylindres granuleux* (fig. 85) sont « cylindriques, quelquefois resserrés en certains points, larges de 20 à 30 μ., rarement 40 μ. Leurs extrémités sont ordinairement irrégulières, déchirées; plus rarement l'une d'elles est arrondie, renflée ou non » (Robin). Ces cylindres peuvent entraîner quelques cellules épithéliales provenant de la paroi des tubes urinifères, rappelant par leur disposition celles qui constituent les gaînes épithéliales : souvent ces cellules, pâles, granuleuses, infiltrées de graisse, sont disséminées au milieu de la masse granuleuse du cylindre. D'autres fois, ce sont des globules de graisse (néphrite chronique, empoisonnement par le phosphore, etc.), qui, sphériques, jaunâtres, réfractant fortement la lumière, remplissent les cylindres granuleux et leur donnent un aspect caractéristique. Beaucoup plus rarement les cylindres granuleux contiennent des cristaux d'urates, des globules sanguins ou des leucocytes.

Les *cylindres hyalins* (fig. 86), dont l'abondance suffit parfois à caractériser la néphrite albumineuse, sont très-pâles, transparents, longs de 500 μ. à 1 millimètre environ, larges de 10 à 50 μ.. Ils se terminent par une cassure très-nette et présentent souvent à leur surface des pertes de substance ou des fêlures dirigées transversalement. Ces cylindres hyalins sont quelquefois granulo-graisseux ; d'autres fois ils entraînent quelques débris d'épithélium,

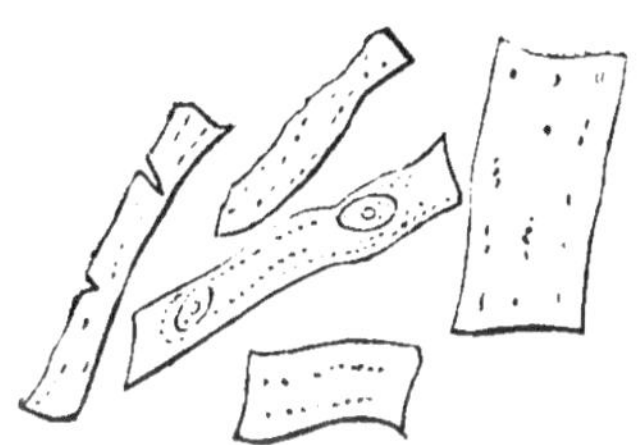

Fig. 86. — Cylindres hyalins provenant d'une urine albumineuse.

des cristaux d'urates, d'oxalates ou de phosphates, enfin quelques globules de sang ou de pus. D'après L. Beale, « la présence de cristaux d'acide urique et de globules sanguins pourra faire supposer que très-probablement le cas sera aigu et de peu de durée. L'absence de ces dépôts et la présence d'un grand nombre de tubes granuleux et parfaitement transparents, mêlés à un grand nombre de cellules huileuses rendraient presque certaine l'hypothèse d'une affection chronique. » Suivant Cornil [1] , « les cylindres sont

----

[1] *Des Différentes espèces de néphrites.* Paris, 1859.

plus pâles, plus mous, plus faciles à attaquer par les réactifs dans les albuminuries passagères que dans les formes chroniques de la maladie de Bright. Ceux-ci sont plus denses, moins faciles à écraser ; ils fixent aussi bien mieux les matières colorantes, telles que la solution iodée et le carmin. Des cylindres très-réfringents, généralement larges, à bords ombrés, à reflets jaunâtres, ne s'observent guère que dans les formes les plus invétérées de la néphrite albumineuse. » Ajoutons que si l'abondance, la forme et les réactions de ces cylindres hyalins ont une grande importance clinique, il importe de ne point les confondre avec les cylindres pâles, granuleux, à bords diffus, que l'on rencontre souvent dans les urines normales et qui paraissent formés par des conglomérats de mucus. Ces amas de mucus que nous avons déjà étudiés (p. 265), ont été décrits par Cornil sous le nom de *cylindres muqueux*. Les *cylindres fibrineux*, signalés par plusieurs micrographes, n'en diffèrent que fort peu (p. 171).

Les débris épithéliaux, le mucus ou les cylindres urinifères s'observent dans l'urine sous forme de dépôts nuageux, nageant au milieu du liquide ; quelquefois ils sont assez abondants pour s'accumuler au fond du vase et y former un résidu blanchâtre, opalescent, analogue à ceux qui sont ordinairement composés de pus, ou de sédiments minéraux. L'albumine coagulée, qui constitue parfois, surtout après addition d'acide azotique, la plus grande partie de ces sédiments, se reconnaît à son apparence lamelleuse, chagrinée ; elle n'est pas modifiée par l'acide acétique.

Outre les résidus épithéliaux que nous venons de signaler, l'urine renferme parfois des débris provenant de la vessie ou des voies urinaires atteintes de dégéné-

rescence *cancéreuse*. C'est ainsi que L. Beale a pu reconnaître au milieu d'une masse gélatiniforme expulsée
avec l'urine des anses capillaires entourées de cellules
dites cancéreuses. Il faut signaler cependant l'analogie
de formes qui existe entre les cellules épithéliales de
la muqueuse vésicale et les cellules cancéreuses proprement dites. Isolés, ces éléments n'ont donc aucune valeur au point de vue du diagnostic. La présence d'une
substance fondamentale unissante, d'anses capillaires,
les traces manifestes de la prolifération de ces éléments
cellulaires, leur volume, etc., devront être pris en sérieuse considération.

Pus. — Le *pus* que l'on rencontre assez fréquemment
dans les dépôts urinaires se reconnaît, à l'examen microscopique, en traitant la préparation par quelques
gouttes d'acide acétique. Dans l'urine, d'ailleurs, les
globules de pus sont généralement gonflés de liquide
et laissent apparaître un ou plusieurs noyaux ; parfois
ils présentent les déformations amœboïdes que nous
avons déjà signalées. Il serait important de pouvoir
toujours déclarer quelle est la région de l'appareil
uro-génital qui a donné naissance aux globules purulents que l'on rencontre dans l'urine. Malheureusement,
il est rare que l'examen microscopique puisse éclairer
complétement le diagnostic et permette de distinguer
le pus d'une blennorrhagie de celui d'un abcès de l'u-
rèthre, par exemple. La présence de cellules épithéliales provenant de la vessie, remplies de noyaux et renfermant parfois des globules de pus, l'existence de cristaux de phosphate de chaux en quantité abondante
pourra faire supposer que l'on a affaire à une *cystite*.
La présence de *cylindres urinifères* mêlés à une quantité considérable de pus indiquera l'existence d'une

inflammation des tubes du rein ; souvent on pourra reconnaître, par l'abondance des épithéliums provenant du vagin ou de l'utérus, que le pus retrouvé dans l'urine a été formé dans les voies génitales. Dans tous ces cas, par conséquent, l'examen microscopique précise le diagnostic, mais il doit lui-même être contrôlé par l'ensemble des symptômes étudiés au lit du malade [1].

Sang. — La présence du sang, lorsqu'il existe en quantité très-abondante, donne à l'urine une coloration rouge caractéristique. Le dépôt est lui-même rouge vif dans l'urine alcaline ; il peut être brunâtre et communiquer cette couleur à l'urine si celle-ci est de réaction acide. « Si la couleur de l'urine est d'un brun roussâtre, cela peut indiquer que le sang vient du rein ; si elle est rougeâtre, il est plus probable que le sang pro-

---

[1] Lionel Beale, dans l'excellent ouvrage que nous avons déjà cité, donne un moyen pratique de distinguer les dépôts purulents de ceux qui sont formés de phosphates et d'urates. Cet essai chimique devra être tenté en même temps que l'examen microscopique. Il nous a toujours donné des résultats très-satisfaisants, et c'est pourquoi nous l'indiquons comme moyen de contrôle : on verse le liquide clair qui surnage et l'on prend une légère quantité du dépôt pour le mettre dans un tube à réaction. Si on ajoute alors une quantité de solution de potasse égale à la moitié du volume du dépôt, on observera une de ces trois choses : 1° Aucun changement ne se produit et alors le dépôt consiste entièrement en *phosphate* ; 2° le mélange devient transparent et très-filant ou visqueux, de sorte qu'il ne se laisse plus répandre en gouttes. Dans ce cas, nous pouvons certifier que le dépôt est composé de *pus* ; 3° la solution de potasse peut rendre le mélange transparent, mais non visqueux, ce qui indique que l'*urate de soude* et d'*ammoniaque* entrent pour une forte proportion dans la composition du dépôt.

Si la liqueur de potasse rend le mélange gélatiniforme sans le rendre transparent, il est probable qu'il existe du pus et des phosphates.

vient de la vessie, de la prostate et de l'urèthre, à moins cependant que l'urine ne soit alcaline, auquel cas le sang peut provenir des reins » (L. Beale). Les globules sanguins sont, le plus souvent, déchiquetés, déformés, analogues à ceux que nous avons déjà étudiés et décrits (p. 38); quelquefois ils sont, au contraire, gonflés par l'absorption et presque sphériques (surtout dans l'urine acide).

Certaines spores peuvent ressembler assez exactement aux globules sanguins pour que des observateurs habiles aient pu se méprendre sur leur nature. En laissant quelque temps séjourner ces éléments dans le dépôt, on voit, par la germination qui s'y manifeste, que l'on a affaire à des cryptogames. Il sera plus rapide et plus précis d'examiner le liquide à l'aide du microspectroscope (voy. p. 41).

Nous avons déjà vu que les cristaux d'urates pouvaient aussi parfois être confondus avec des globules sanguins (voy. p. 267).

Dans certains cas d'hématurie, surtout à la suite d'une cystite cantharidienne, on trouve dans l'urine des lambeaux pseudo-membraneux qu'il serait aisé de confondre avec des fragments de muqueuse, et qui ne sont autre chose que des conglomérats de fibrine. L'étude de ces fausses membranes et la réaction caractéristique à l'aide de l'acide acétique éviteront les méprises. Robin cite encore « des cas d'urine fibrineuse dans lesquels, rendue claire, elle se prend en une masse gélatineuse tremblotante, incolore ou jaunâtre, dont on peut séparer la fibrine à l'aide d'une baguette de verre... Cette fibrine est blanche, élastique, striée au microscope; cet instrument montre qu'elle englobe les hématies retenues en série ou en petits amas qui, par place seulement, sont assez abondantes pour colorer en rose ou en rouge le caillot. » Les cylindres dit *cylindres fibrineux*, composés d'une matière finement granuleuse sont composés de mucus (p. 171).

Graisse. — La *graisse* peut exister dans l'urine, en proportions souvent assez considérables pour communiquer au liquide une teinte opalescente, parfois analogue à celle du lait. Nous renvoyons à l'étude, si consciencieuse, que L. Beale[1] a faite des *urines chyleuses*, tous ceux qui voudraient étudier avec soin cette modification singulière de l'urine. Bornons-nous à indiquer les apparences diverses que présentent, dans l'urine, les molécules adipeuses. Le plus souvent, dans les urines chyleuses, la graisse existe sous forme de granulations infiniment petites, animées du mouvement brownien et caractérisées par leur solubilité dans l'éther. L'urine de couleur laiteuse, ou rendue opaque par un dépôt de graisse, redevient à peu près complétement transparente quand on vient à la traiter par l'éther ou le chloroforme. Souvent, dans ces circonstances, le dépôt urinaire contient une quantité assez notable de globules sanguins, plus ou moins altérés : parfois aussi le liquide urinaire prend une teinte rosée due à la dissolution de la matière colorante du sang. Tous ces caractères font aisément distinguer les urines chyleuses des urines purulentes. D'autres fois, des globules de graisse, caractérisés par leur forme, leur couleur, leur volume variable, leur pouvoir réfringent, seront aisément reconnus dans l'urine. Si l'on ne trouve, en même temps que ces globules libres, quelques cellules ou des tubes urinaires infiltrés

---

[1] *De l'Urine et des dépôts urinaires*, p. 313.

de molécules adipeuses, il faudra avoir soin de rechercher si la graisse n'a pas été artificiellement mélangée à l'urine. Les sondes enduites de corps gras servent souvent à porter, jusque dans la vessie, et, par conséquent, dans l'urine, des globules huileux dont il sera toujours indispensable de bien connaître la provenance. Parfois aussi il arrive que, accidentellement mêlés à l'urine, du lait, de l'huile, etc., pourraient faire croire à une altération des voies urinaires.

Outre les globules graisseux, la *cholestérine*, cristallisant en aiguilles ou bien en plaques rhomboïdales, s'observe quelquefois dans certains dépôts urinaires.

Enfin la graisse, sous forme de granulations ou de globules graisseux, mélangée à des principes cristallins et à des vibrions, sert à former la pellicule désignée sous le nom de *kyestéine*. (Voy. p. 275.)

PARASITES. — Les *champignons* et les *infusoires* que l'on rencontre dans l'urine peuvent y être introduits assez longtemps après la miction ou bien y être rencontrés au moment même où l'urine est émise (Ordoñez). Les *vibrions* et les *bactéries* forment parfois, à la surface de l'urine, mélangés à des cristaux de phosphate et à une certaine quantité de matières grasses, cette pellicule, dont nous nous sommes déjà occupés à plusieurs reprises, et que nous avons décrite sous le nom de *kyestéine*. D'autres fois, mélangés à des flocons de mucus, à des filaments de *leptothrix*, à des spores de *penicillium*, enfin à des globules de pus, les vibrions et les bactéries forment, au milieu du liquide urinaire, un dépôt nuageux, dont l'examen microscopique seul pourra déceler la nature.

Des monades, et en particulier un infusoire décrit

sous le nom de *Bodo urinarius* (Hassal) ont été trouvés dans l'urine albumineuse.

Les divers cryptogames que l'on rencontre le plus fréquemment dans l'urine ne peuvent guère être distingués les uns des autres, lorsqu'ils ne se sont point suffisamment développés pour que le thallus ait donné naissance à de nouvelles spores. D'après de Seynes [1], les cellules végétales que l'on trouve dans l'urine des diabétiques peuvent se rencontrer dans les urines qui ne renferment pas de sucre. Ces mycodermes ne diffèrent point, du reste, de ceux qui sont décrits sous le nom de *mycoderma vini*. Au contraire, van Tieghem [2] décrit, comme espèce spéciale, des spores globuleuses, non granulées, sans noyaux, disposées en chapelet ; ces spores appartiendraient à une torulacée qui présiderait à la fermentation alcaline de l'urine. D'après Neubauer, « les champignons ovales et transparents qui se forment dans la fermentation de l'urine diabétique sont beaucoup plus gros que ceux qui sont décrits par van Tieghem ; d'après leur forme et leur développement, ils ressemblent aux cellules de la levûre ordinaire. » Le *penicillium glaucum* s'observe aussi fréquemment dans l'urine ; enfin, on y a signalé la présence de la *sarcine*. Les tubes transparents qui caractérisent ce végétal ont paru toujours plus petits que ceux qui ont été rencontrés dans les vomissements. (Voy. p. 208.)

Il est bon toutefois d'apporter la plus grande attention dans toutes les observations de ce genre et de ne pas confondre avec des produits appartenant à l'urine

[1] *Journal de l'anatomie*, 1869, p. 57.
[2] Thèse de la Faculté des sciences de Paris, 1864.

ceux qui auraient pu y être introduits accidentellement. Hâtons-nous d'ajouter que la sarcine ayant été
reconnue non-seulement dans l'urine, mais encore
dans la cavité même de la vessie, doit être citée comme
l'une des productions végétales qui appartiennent au
liquide urinaire.

Entozoaires. — Divers parasites provenant de kystes hydatiques, par exemple, ont pu être évacués avec
l'urine. Si l'on trouve les crochets qui caractérisent les
têtes d'échinocoques, le diagnostic pourra être affirmé.
Parfois d'autres parasites ont pu passer dans les voies
urinaires et être retrouvés dans l'urine. L. Beale cite
le *Diplosoma crenata* (A. Farre), le *Dactylius aculeatus*,
le *Strongylus gigax*, le *Distoma hematobium*. Il faudra
toujours rechercher dans l'urine, non-seulement
le parasite lui-même, mais encore les œufs, qui,
nous l'avons déjà vu (p. 324) en rapportant les nombreuses et intéressantes recherches de Davaine, ont
souvent des caractères distinctifs très-tranchés. Certaines hématuries vermineuses pourront ainsi être
reconnues [1].

Plus fréquents encore sont les cas où l'on a mélangé
à l'urine des produits de provenance diverse pouvant
ou non renfermer des entozoaires. Il sera toujours aisé
de déjouer les supercheries ou les erreurs de ce genre
en étudiant les helminthes que les malades doivent avoir
rendus en urinant; il sera aussi aisé de ne pas confondre avec les vers intestinaux des caillots de fibrine
ou de sang, souvent trouvés dans l'urine après une
abondante hématurie.

Enfin des débris de poils (kystes pileux du bassin),

[1] Voy. Le Roy de Méricourt, *Archives de médecine navale*, 1870.

des fragments de forme diverse provenant du fœtus dans les cas de grossesse extra-utérine, etc., etc., seront reconnus par un examen macroscopique ou microscopique, au sujet duquel il est inutile d'insister plus longuement.

Un grand nombre de médicaments sont éliminés avec les urines. Pour les reconnaître, il faut avoir recours à l'analyse chimique combinée ou non avec l'électrolyse [1].

[1] Neubauer et Vogel, *de l'Urine*, p. 158. — Fresenius , *Traité d'analyse quantitative*, 4ᵉ édition, p. 570. — Merget, *Revue des cours scientifiques*, décembre 1871. — Byasson, *Journal de physiologie*, 1872.

VI. — MUQUEUSE DES ORGANES GÉNITAUX DE L'HOMME

I. — APPAREIL ET SÉCRÉTION GÉNITALE DE L'HOMME

Le *sperme*, tel qu'il est éjaculé, se compose des produits de sécrétion de plusieurs glandes, situées sur le trajet des voies génitales, depuis le testicule jusqu'au canal de l'uréthre ; nous allons étudier successivement les éléments caractéristiques et les produits de chacune de ces glandes.

Testicule. — Les canaux dont se compose le testicule (*tubes séminifères*) sont remplis de cellules arrondies ou polygonales ; celles qui sont à la périphérie rappellent la disposition d'un épithélium ; celles du centre sont plus volumineuses, plus irrégulières, et présentent des différences remarquables aux diverses époques de la vie. « Chez l'enfant, les cellules sont relativement petites (1/80 de millimètre), régulièrement polyédriques, à contenu finement granuleux et transparent, qui permet de voir un noyau sphérique assez foncé. Chez le vieillard, ces cellules s'infiltrent de graisse, et se liquéfient en donnant naissance à un produit semblable à du lait. Chez l'adulte, ces cellules ressemblent les unes à celles de l'enfant, les autres à celles du vieillard, sans cependant présenter une infiltration graisseuse aussi prononcée ; enfin il en est un grand nombre qui offrent une segmentation nucléaire multiple, et qui sont destinées à la formation des *spermatozoïdes* » (Ch. Morel).

17.

Que ces dernières cellules ne soient qu'une phase du développement de certaines cellules spéciales, ou qu'elles représentent un élément nouveau, formé par genèse (*ovule mâle de Ch. Robin*), toujours est-il qu'elles sont le lieu de formation de l'élément essentiel du sperme. Cette formation se fait aux dépens des noyaux ; on n'est pas non plus parfaitement d'accord sur la question de savoir si le spermatozoïde naît dans l'intérieur du noyau, ou si celui-ci se transforme tout entier en spermatozoïde ; ce qu'il est facile de constater, c'est que ces cellules à spermatozoïdes se montrent en définitive comme des vésicules pleines de filaments spermatiques, en nombre à peu près égal à celui des noyaux primitifs ; ces spermatozoïdes sont enroulés d'une façon plus ou moins régulière.

Le contenu des tubes séminifères n'est donc pas à proprement parler un liquide : c'est une matière pâteuse, demi-liquide, et d'un blanc mat ; ses éléments caractéristiques sont les cellules à spermatozoïdes présentant toutes les phases successives du développement que nous venons d'indiquer.

Déjà dans le testicule, mais surtout pendant leur trajet à travers les cônes séminifères et l'épididyme, les cellules à spermatozoïdes crèvent, et les spermatozoïdes s'en échappent ; le liquide spermatique est dès lors caractérisé par la présence de ces débris cellulaires et par celle des spermatozoïdes libres. Ces derniers éléments se présentent alors à peu près avec les caractères qu'ils offriront dans le sperme éjaculé, si ce n'est que leurs mouvements sont moins vifs ou presque nuls ; mais, par l'adjonction d'un liquide légèrement alcalin, on met facilement en jeu leur mobilité. Nous pouvons donc indiquer dès maintenant les caractères essentiels de ces éléments anatomiques vibratiles.

A un grossissement de 500 diamètres, les spermatozoïdes se montrent composés d'un renflement antérieur piriforme (*tête*) et d'un appendice filiforme (*queue*) : toutes ces parties paraissent complétement homogènes et brillantes. Leur longueur totale est de 5 centièmes de

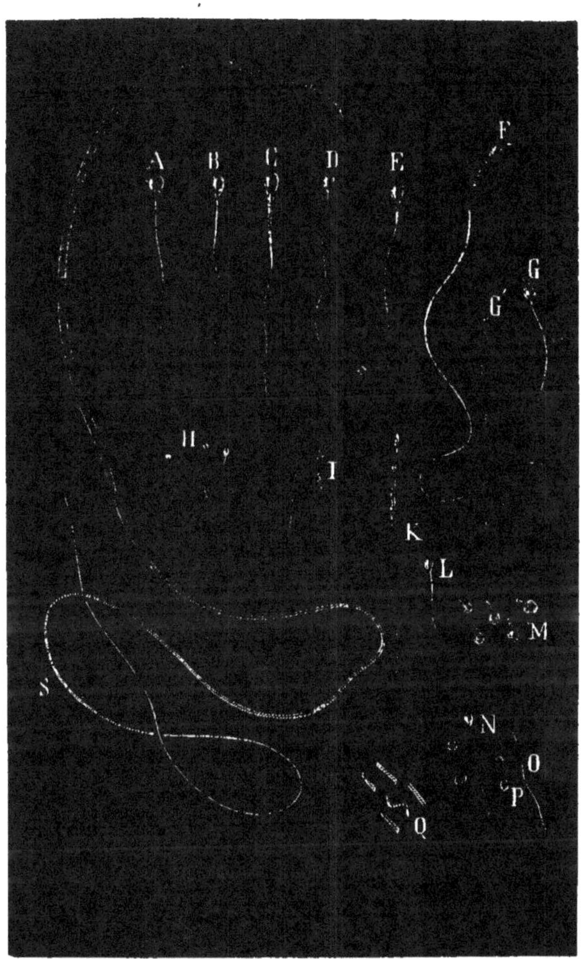

Fig. 87. — Spermatozoïdes de divers animaux. A, cochon d'Inde ; B, taureau ; C, mouton ; D, cheval ; E, lapin ; F, rat ; GG', homme ; H, coq ; I, moineau ; K, pigeon ; L, perche ; M, brochet ; N, O, grenouille (en hiver) ; P, granulations mobiles du sperme chez le même animal ; Q, grenouille (en été) ; S, ménobranche, — (Liégeois).

millimètre (50 μ). Grâce aux mouvements ondulatoires de la queue, on voit tout le corps du spermatozoïde se déplacer, la tête toujours en avant, avec une vitesse que l'on a évaluée à 4 millimètres par minute; ce déplacement se fait avec assez de force, car on les voit ébranler et écarter de leur chemin des débris de cellules ou de cristaux relativement volumineux. Ces mouvements persistent encore dans les produits génitaux recueillis vingt-quatre et quarante-huit heures après la mort. Nous verrons bientôt comment ils se conservent longtemps dans les organes génitaux de la femme. Dans le sperme éjaculé, l'eau ou les liqueurs acides font cesser ces mouvements, que les liquides légèrement alcalins réveillent et excitent; mais, même après leur mort, les filaments spermatiques présentent encore *une assez grande résistance aux réactifs*. Après dessiccation et ramollissement dans l'eau, ils conservent une forme reconnaissable et parfaitement caractéristique, ce qui est très-important, au point de vue des examens médico-légaux. Dans l'eau et dans les liquides de l'économie, ils résistent très-longtemps à la putréfaction (Donné). D'après Valentin, la calcination elle-même laisserait leur forme intacte.

Canal déférent. — En parcourant l'épididyme et le canal déférent, le sperme se mêle aux produits de ces canaux.

L'épididyme est tapissé par un épithélium cylindrique muni de très-longs cils vibratiles voy. fig. 88; il ne sera donc pas étonnant de rencontrer dans le sperme des éléments de ce genre.

Le *canal déférent* est tapissé de cellules cylindriques, mais ces cellules ne sont pas vibratiles; elles présentent parfois à leur base libre un bourrelet analogue à celui des cellules cylindriques de l'intestin. Ce canal, le *vas aberrans* , et les quelques glandes tubuleuses annexées à ces parties produisent un liquide qui vient s'ajouter au sperme et le diluer.

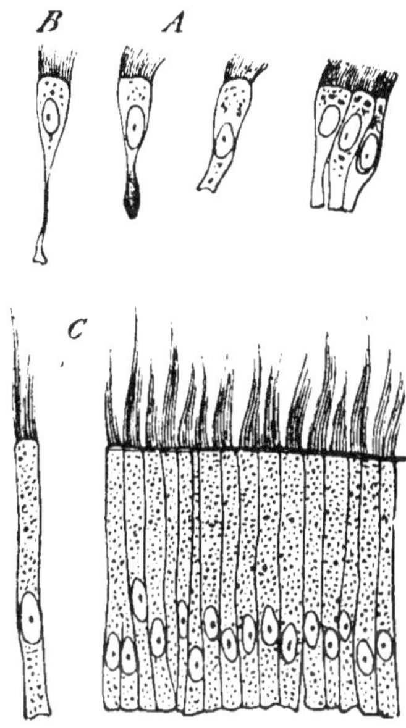

Fig. 88. — Cellules épithéliales vibratiles de l'épididyme d'un suicidé. — A, des vaisseaux efférents; B, des cônes séminifères; C, de l'épididyme proprement dit. (Kœlliker.)

Ce liquide présente à l'examen microscopique, d'après Ch. Robin, des cellules épithéliales prismatiques, des débris de cellules, et des granulations arrondies ou polyédriques, irrégulières, réfractant fortement la lumière, à centre brillant, et à contour brunâtre foncé. C'est à ces granulations que ce liquide doit sa couleur brune, couleur qu'il communique au sperme, lequel perd dès lors sa coloration crémeuse pour devenir d'un gris brunâtre.

Les *vésicules séminales* présentent la même structure que

le canal déférent ; elles sont revêtues d'un épithélium cylindrique, mais vu les nombreux replis et dépressions de leur muqueuse, le liquide qu'elles sécrètent est très-abondant ; c'est le plus abondant des produits génitaux de l'homme.

Il présente à l'examen microscopique des cellules épithéliales cylindriques, des globules blancs, des globules rouges, du sang et des concrétions. Ces deux derniers éléments méritent de nous arrêter un instant. Les globules rouges sont fréquents dans le produit des vésicules séminales, surtout lorsqu'il n'y a pas eu coït depuis longtemps (Ch. Robin), de sorte que leur présence dans le liquide éjaculé ne peut avoir rien d'alarmant. D'après les recherches de A. Dieu [1], ils sont surtout abondants dans le sperme des vieillards, et proviennent de petites hémorrhagies, qui auraient pour cause le séjour prolongé du sperme dans les vésicules séminales. — Quant aux concrétions, elles sont les unes calcaires (phosphate et carbonate de chaux), rares et presque pathologiquess, les autres azotées, nombreuses et physiologiques. Ces dernières se présentent sous l'aspect de petits grains, très-variables de volume, de consistance cireuse, se brisant en éclats par la pression, et formés d'une masse homogène. Ch. Robin, qui les a étudiées avec soin, leur a donné le nom de *sympexions*. Leurs réactions chimiques prouvent qu'elles sont formées de matière

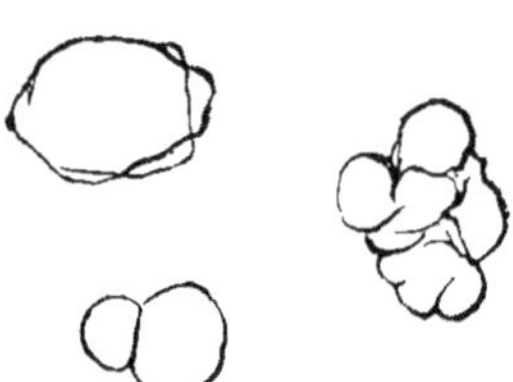

Fig. 89. — Sympexions provenant du liquide des vésicules séminales, gr., 205 d. (G. Pouchet.)

---

[1] Voy. A. Dieu, *Recherches sur le sperme des vieillards.* Journal de Ch. Robin, 1867, p. 449.

azotée autre qu'un simple mucus concret, car l'acide acétique, au lieu de les ratatiner et de les rider, les gonfle, les rend transparentes et les dissout. Souvent ces concrétions, en se formant, englobent des spermatozoïdes, ou des globules du sang, ou des débris de cellules épithéliales, enfin l'un quelconque des éléments figurés du contenu des vésicules séminales.

Grâce à ces divers éléments, le liquide propre des vésicules séminales présente une couleur grisâtre, de sorte qu'il contribue à modifier la couleur primitivement blanche et l'aspect lactescent du sperme tes'iculaire.

La couleur du liquide des vésicules séminales est rendue encore plus brunâtre par la présence de granules ou gouttelettes graisseuses d'un jaune brun, que l'on trouve tantôt dans l'intérieur des cellules épithé-liales, tantôt libres dans le liquide ; dans ce dernier cas, ces gouttes ressemblent au premier abord à des globules rouges du sang, mais on voit que l'eau ne les attaque pas, et que, par les mouvements imprimés à la préparation, on les fait glisser en les étirant et parfois en les fusionnant les unes avec les autres.

Prostate. — La prostate présente à étudier l'épithélium de son utricule, celui de ses nombreuses glandes en grappe, et enfin celui de la portion prostatique du canal de l'urèthre.

L'*utricule prostatique* peut être considérée comme l'homologue de l'utérus de la femme (utérus mâle) ; aussi sa surface interne est-elle revêtue d'un *épithélium cylindrique à cils vibratiles.* L'existence et la nature de cet épithélium est importante à connaître, car, dans certains cas de végétation de la région prostatique, la sonde ou un instrument explorateur ayant amené au dehors des débris de la tumeur, on a pu reconnaître à la nature de l'épithélium (vibratile) qui les recouvrait, que le néoplasme avait pris naissance dans la muqueuse de l'utérus mâle.

Les *glandes* qui rayonnent du canal de l'urèthre dans la moitié postérieure de la prostate se composent de culs-de-sac tapissés par un épithélium à cellules polygonales ou cylindriques.

Enfin la *muqueuse* de la portion prostatique du canal de l'urèthre est revêtue d'un épithélium à plusieurs couches de cellules, dont les superficielles sont cylindriques, et les profondes arrondies et oblongues. Telle est, du reste, la constitution de la muqueuse uréthrale sur toute la longueur du canal.

Des différents éléments que nous venons de voir dans la prostate, le plus important, à notre point de vue, est l'épithélium des glandes prostatiques et leur produit de sécrétion. Ce produit renferme des cellules épithéliales prismatiques et un grand nombre de granulations d'aspect graisseux, à centre brillant et à contour foncé : grâce à ces éléments, le liquide prostatique présente un aspect blanc crémeux, et, en se mêlant au sperme, il lui rend sa coloration primitive, blanche, lactescente, opaline (Ch. Robin) ; mais comme cette sécrétion n'est pas très-abondante ni très-rapide, lorsque les coïts sont très-rapprochés, les dernières éjaculations donnent un liquide plus grisâtre, plus clair, moins lactescent (Ch. Robin).

Les glandes de la prostate présentent encore un produit très-intéressant, et qui se trouve en grande abondance surtout dans les prostates hypertrophiées des vieillards ; ce sont des concrétions analogues aux sympexions, mais qui en diffèrent en ce que la matière azotée qui les forme est disposée par couches stratifiées comme celles d'un grain d'amidon ; de plus, ces concrétions sont colorées d'une manière plus ou moins foncée, ce qui les a fait dès longtemps comparer à des *grains de tabac*. Nous ne devons qu'indiquer ces produits, car ils restent indéfiniment en place, et on ne les a jamais signalés dans le sperme éjaculé.

Les *glandes de Cooper*, annexées à la portion membraneuse du canal de l'urèthre, sont des glandes analogues aux glandes salivaires, à vésicules tapissées d'un épithélium pavimenteux : leur produit est un liquide essentiellement muqueux et filant (voy. *Mucus*, p. 161), dépourvu d'éléments anatomiques caractéristiques ; mais il importe de noter que de tous les liquides que nous venons de passer en revue, c'est celui des glandes de Cooper qui présente presque seul les réactions caractéristiques du *mucus :* c'est lui qui donne au sperme éjaculé son état filant et gélatiniforme.

Les *glandes de Littre*, disséminées dans toute la longueur du canal de l'urèthre, donnent un produit muqueux identique à celui des glandes de Cooper.

II. — SPERME ÉJACULÉ : SES VARIATIONS DE COMPOSITION, SES ANOMALIES. — RECHERCHE DU SPERME

Après la revue que nous venons de faire, il est facile de comprendre la composition du sperme éjaculé, et l'origine de ses éléments. L'élément caractéristique est le spermatozoïde ; en seconde ligne viennent différents éléments: cellules épithéliales pavimenteuses, provenant de la muqueuse uréthrale; cellules cylindriques, avec ou sans cils vibratiles ; leucocytes; globules rouges du sang ; granulations graisseuses ; cristaux de phosphate de magnésie ou d'oxalate de chaux; sympexions, etc.

qui proviennent tous des divers liquides qui se joignent au produit du testicule.

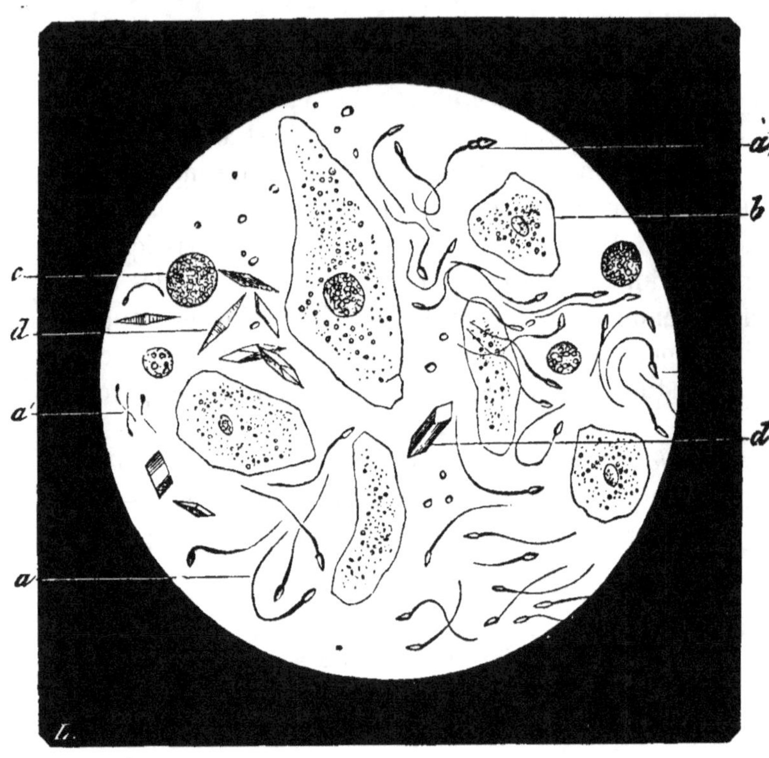

Fig. 90. — Sperme de l'homme. (Liégeois), *a,a*, spermatozoïdes normaux ; *a'*, spermatozoïdes à petites têtes que l'on trouve chez certains sujets ; *b*, cellule épithéliale pavimenteuse ; *c*, leucocyte ; fines granulations de l'humeur prostatique éparses ; *d* cristaux de phosphate de magnésie.

Ces éléments ne sont pas distribués en proportions égales dans tous les spermes :

Le sperme d'un coït pratiqué après une longue abstinence est remarquable par la grande abondance des sympexions : ces éléments , se réunissant en petites masses, donnent au produit de l'éjaculation un aspect grumeleux caractéristique. Nous avons déjà dit que, dans ces circonstances, les globules rouges du sang n'étaient pas rares dans le liquide des vésicules séminales, et par suite dans le produit de l'éjaculation.

Ces globules rouges sont aussi très-abondants dans le sperme des vieillards; lorsqu'ils y sont en très-grand nombre , les spermatozoïdes deviendraient de plus en plus rares, d'après A. Dieu. « Il semblerait donc, dit cet auteur, que la génération des spermatozoïdes chez le vieillard ait une certaine relation de cause à effet avec les petites hémorrhagies. Toutefois il ne faut pas oublier qu'il m'est arrivé dans certains cas de ne pas trouver des spermatozoïdes dans du sperme limpide, incolore et dépourvu de sang et de pigment. » L'examen microscopique sera donc toujours le seul critérium capable de prononcer sur la valeur du produit de l'éjaculation.

Ce produit, tout en présentant parfaitement l'aspect d'un produit normal, peut ne pas contenir de spermatozoïdes : le fait a été signalé par Gosselin pour les cryptorchides. Il en est de même, d'après les travaux de Godart. Dans certains cas d'oblitération des voies spermatiques, à la suite d'orchite double, l'examen du sperme, surtout dans ce dernier cas, est d'autant plus intéressant que l'oblitération peut n'être que temporaire, et que, le testicule ne s'atrophiant pas, les spermatozoïdes peuvent reparaître au bout d'un certain temps dans le produit de l'éjaculation.

Résumant les travaux de Gosselin, Godart, Curling, et les complétant par des observations personnelles, Liégeois conclut de la manière suivante : « Il en résulte que, chez les sujets qui ont été atteints d'épididymites doubles, la persistance de l'induration n'implique pas *d'une façon certaine* l'oblitération des conduits épididymaires, pas plus que la disparition de l'induration n'implique *d'une façon certaine* le rétablissement des voies spermatiques. Dans l'un et dans l'autre cas, le microscope doit intervenir pour décider la question [1]. »

L'absence des spermatozoïdes a été constatée dans certains cas, alors que les voies génitales étaient parfaitement saines, alors que l'état général du sujet semblait excellent, c'est ce qui résulte de plusieurs observations faites par Hirtz. D'un autre côté, les maladies chroniques les plus graves, celles qui entraînent le marasme le plus complet, ne déterminent point la disparition des spermatozoïdes dans le sperme. D'après Godart, l'absence des spermatozoïdes coïnciderait toujours cependant avec l'existence d'un testicule tuberculeux; elle précéderait même de un ou deux ans la tuberculisation testiculaire, et ce caractère pourrait aider à distinguer le testicule tuberculeux de l'orchite chronique.

L'examen microscopique peut être encore très-utile pour rassurer des personnes qui se croient atteintes de spermatorrhée. Ces personnes, souvent rendues hypochondriaques par abstinence sexuelle, s'aperçoivent qu'après certains efforts, et notamment après ceux de la défécation, leur méat urinaire laisse échapper un liquide épais et filant. L'examen microscopique, en dénotant l'absence de spermatozoïdes, suffira pour prouver que ce liquide provient de la prostate et des glandes de Cooper; de plus, les caractères de la *mucosine* montreront qu'il provient surtout de ces dernières glandes.

---

[1] Liégeois, *Traité de physiologie*, t. I, p. 18.

La véritable *spermatorrhée* est caractérisée par la présence des spermatozoïdes dans le liquide qui s'écoule de l'urèthre à la fin de la défécation, pendant l'exercice de l'équitation, pendant la nuit sans érection, ou enfin qui se trouve mêlé à l'urine. Encore faut-il savoir qu'après une très-longue abstinence de coït, il s'écoule toujours, par trop plein des vésicules séminales, un peu du liquide spermatique qu'elles contiennent, liquide qui est entraîné lors de la miction.

Aussi ne faut-il point attacher une trop grande importance à la présence, constatée une seule fois, de spermatozoïdes dans l'urine. L'abondance de ces éléments, leur diminution de volume, leur vivacité moindre dans l'urine *alcaline*, sont des indices d'une plus grande importance. D'après Lallemand, les spermatozoïdes seraient d'un tiers ou un quart moins volumineux qu'à l'état normal dans les spermatorrhées anciennes; cependant, il faut se rappeler que des spermatozoïdes de diverses dimensions existent dans le sperme à l'état normal; il est donc plus important de rappeler que l'absence des spermatozoïdes, chez les spermatorrhéiques, coïncide presque toujours avec l'abondance des noyaux pâles, sphériques, que nous avons déjà signalés en étudiant l'urine (voy. p. 284).

Pour rechercher les spermatozoïdes dans l'urine, il suffit de la laisser reposer pendant six à douze heures, puis, à l'aide d'une pipette, de recueillir les dernières gouttes du dépôt qui s'est formé au fond du vase. Ce procédé a permis à Donné de retrouver des spermatozoïdes, alors qu'une seule goutte de sperme avait été mélangée à un demi-litre d'urine.

Le sperme normal éjaculé présente d'ordinaire, peu de temps après son émission, dès qu'il est refroidi, de nouveaux éléments figurés qui sont jusqu'à un certain point caractéristiques : ce sont des cristaux de phosphate de magnésie, sous la forme de prismes obliques à base rhomboïdale soit isolés, soit réunis en plaques ou en étoiles. « La présence de ces cristaux, dit Ch. Robin, est à signaler, parce qu'il n'y a pas de mucus ni d'autre humeur pendant la dessiccation desquels on voit se produire de ces cristaux comme dans le sperme. » Toutefois, dans l'examen des taches de sperme, la présence des spermatozoïdes pourra seule permettre d'affirmer leur nature.

La manière de faire, avec les taches, la préparation qui doit être examinée au microscope, est des plus simples[1]. On coupe dans le linge taché une bandelette large de 1 centimètre environ, que l'on fait plonger dans un verre de montre rempli d'eau ; on s'arrange de manière que la bandelette plonge dans l'eau jusqu'au voisinage de la tache, celle-ci ne trempant pas dans le liquide. Bientôt la tache, imbibée par l'eau qui monte par capillarité, se gonfle et reprend l'aspect qu'elle avait à l'état frais. Dès lors on la racle à l'aide d'un scalpel, puis on porte la matière ainsi enlevée sur le porte-objet du microscope. La préparation renferme des filaments de lin, de chanvre, de coton, de laine ou de soie provenant de l'étoffe ; des poussières diverses, des cellules épithéliales provenant de l'urèthre ou du vagin ; des leucocytes sphériques, granuleux, parfois des sympexions, souvent des cristaux de phosphates de magnésie, enfin des *spermatozoïdes*. Ceux-ci sont intacts ou brisés, mais presque toujours aisément reconnaissables. Pour mieux les voir, il peut être avantageux (Roussin) de les colorer par l'addition d'une petite quantité de teinture d'iode iodurée. Lorsque l'on ne trouve que des têtes, séparées de leur filament caudal, il peut être avantageux (l'incus) pour les mieux distinguer de laisser dessécher entre deux plaques de verre l'eau en expérience.

[1] Voy. Briand et Chaudé, *Manuel de médecine légale*, p. 745.

VII. — MUQUEUSE DES ORGANES GÉNITAUX DE LA FEMME

I. — ANATOMIE

1° *Organes génitaux externes.* — Les organes génitaux externes présentent une transition entre le revêtement épidermique cutané, et le revêtement épithélial de la muqueuse vaginale. Cette transition se fait au niveau du bord libre des grandes lèvres.

Sur la face externe des grandes lèvres on trouve une enveloppe cutanée, riche en follicules pileux, en glandes sébacées et en glandes sudoripares ; son épiderme est plus ou moins fortement pigmenté selon les sujets, c'est-à-dire que les cellules profondes et principalement celles de la couche de Malpighi sont chargées de granulations pigmentaires.

Sur la face interne des grandes lèvres, à la fourchette, sur les petites lèvres, le clitoris, etc., on trouve une muqueuse rosée, riche en capillaires sanguins, pourvue de papilles et de glandes, et recouverte d'un épithélium pavimenteux stratifié, identique à celui des muqueuses de cette classe, identique à celui du vagin. Les papilles sont très-développées et nombreuses, surtout au niveau du clitoris. Les glandes sont les unes muqueuses, les autres sébacées. Les glandes sébacées se trouvent sur la face interne des grandes lèvres, sur les petites lèvres et sur leurs replis qui forment ce qu'on nomme le prépuce du clitoris ; ces glandes sébacées ne sont pas annexées à des follicules pileux : elles sont libres et analogues aux glandes de Tyson, de la région balano-prépuciale de l'homme ; elles sécrètent le produit sébacé que nous avons déjà étudié (voy. p. 109) et qui, mêlé à des détritus épithéliaux, constitue de petits amas caséeux identiques au *smegma prépucial*. —Les glandes muqueuses en grappe sont disséminées autour du méat urinaire et sur les parties latérales de l'entrée du vagin ; à ce niveau se trouve une formation glandulaire du même genre, mais relativement volumineuse, c'est la *glande de Bartholin*, dont l'étude a été si bien faite par Huguier. Ces glandes (une de chaque côté) sont situées précisément sur les limites de la vulve et du vagin, dans l'espace angulaire que présente de chaque côté la cloison recto-vaginale : ce sont de simples glandes en grappe de 14 millimètres de diamètre, à vésicules glandulaires tapissées d'un épithélium pavimenteux, et dont le canal sécréteur vient s'ouvrir immédiatement à la base et en avant de l'*hymen* ou des *caroncules myrtiformes*, dans l'angle rentrant que forme cette membrane, ou ses débris, avec les parois de la vulve. Il est donc facile, en introduisant le doigt dans le vagin et en le ramenant d'arrière en avant sous forme de crochet dirigé du côté de la glande dont on veut examiner le produit, de presser celle-ci de dedans en dehors et d'en faire sourdre un liquide dont il est très-important d'examiner la nature dans certains cas pathologiques. A l'état normal, ce liquide présente tous les caractères d'un mucus transparent et visqueux : il est excrété en grande quantité pendant la copulation et sort quelquefois en jet comme par une sorte d'éjaculation.

2° *Vagin*. — Le vagin est formé d'une tunique externe cellulo-fibreuse, d'une tunique moyenne musculaire (muscles lisses) et d'une *muqueuse*. Celle-ci est rouge pâle, formant un grand nombre de replis et recouverte d'un épithélium pavimenteux, à cellules superficielles aplaties, identique à l'épithélium de la bouche et de l'œsophage. Cette muqueuse est riche en papilles, mais celles-ci sont peu proéminentes et les saillies choriales sont ensevelies dans l'épithélium pavimenteux, comme les saillies secondaires des papilles fongiformes de la muqueuse linguale. La muqueuse vaginale est complétement dépourvue de glandes ; c'est là un fait définitivement établi, grâce aux recherches de Sappey, et malgré les affirmations contraires de Huschke et d'un grand nombre d'anatomistes. On avait cru pouvoir invoquer en faveur de l'existence de ces glandes celle des *kystes du vagin*, que l'on considérait comme provenant d'une cavité glandulaire dilatée après oblitération de son canal excréteur, mais G. Eustache a montré que ces kystes se forment dans les aréoles du tissu conjonctif, absolument comme un hygroma, à la suite d'un frottement trop énergiquement répété[1]. Le liquide auquel donnent naissance les parois du vagin ne provient donc que de la chute et de la fonte de ses cellules épithéliales. Par contre, la muqueuse vaginale renfermerait quelques follicules clos, analogues à ceux de la base de la langue[2].

3° *Utérus*. — L'utérus et les trompes de Fallope présentent la même structure et l'on sait en effet que la matrice représente la partie la plus inférieure des trompes fusionnées en un organe médian à cavité unique. Nous ne parlerons pas de la direction des fibres musculaires qui composent la principale masse de l'utérus, mais nous insisterons sur leur nature : ce sont des fibres musculaires lisses, des fibres cellules fusiformes, à noyau ovalaire (fig. 91) unies entre elles par une grande quantité de tissu conjonctif, riche en éléments plasmatiques. Il est important de connaître cette structure parce que c'est celle que l'on trouve dans la plupart des tumeurs que l'on désignait

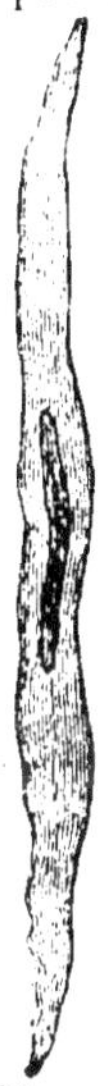

Fig. 91. — Fibre musculaire de l'utérus (Kœlliker.)

sous le nom de tumeurs fibreuses , de polypes fibreux de l'utérus ; ces tumeurs ont une composition caractéristique ; ce sont des *myomes*, des myomes à *fibres lisses*. Pour les étudier et s'assurer de leur nature, il faut en faire macérer des lambeaux dans une solution d'acide azotique à 20 pour 100 ; on peut alors facilement en dissocier les

---

[1] *Montpellier médical*, juin 1870.

[2] D'après Lœwenstein. Voy. *Gazette médicale de Strasbourg*, 1er janvier 1872.

18

éléments et reconnaître les fibres musculaires lisses dont le noyau devient plus apparent si l'on colore la préparation avec le picrocarminate d'ammoniaque (voy. Introduction, p. 19). Pendant la gestation les fibres musculaires préexistantes s'hypertrophient, en même temps qu'il se forme de nouveaux éléments musculaires : c'est ainsi que la masse de l'utérus devient de vingt à trente fois plus considérable qu'elle n'était primitivement.

La *muqueuse utérine* doit être étudiée au niveau du corps de l'utérus, au niveau de la cavité du col, et au niveau du museau de tanche.

La muqueuse du corps de l'utérus ne possède comme chorion qu'une mince couche de tissu conjonctif embryonnaire intimement unie à la masse musculaire, de telle sorte que l'épithélium utérin semble directement appliqué sur le tissu musculo-vasculaire sous-jacent. La surface de cette muqueuse est lisse, sans aucune papille; mais elle présente dans la profondeur un grand nombre de prolongements en doigt de gant, qui forment des *glandes en tube* très-analogues aux glandes de Lieberkühn du canal intestinal : ces glandes sont simples ou ramifiées. Le revêtement épithélial se compose d'une simple couche de *cellules cylindriques* dans les culs-de-sac glandulaires, comme à la surface libre; mais, à la surface libre de la muqueuse, ces cellules cylindriques sont munies de *cils vibratiles* qui se meuvent de dedans en dehors : il en est de même de l'épithélium des trompes utérines.

La muqueuse de la cavité du col de l'utérus, étudiée avec soin par Cornil, est aussi revêtue d'un épithélium à une seule couche de cellules cylindriques avec cils vibratiles, que l'on retrouve encore jusque très-près de l'orifice du museau de tanche; mais cette muqueuse présente en plus des papilles très-nombreuses, surtout vers la partie inférieure, papilles qui se rencontrent aussi bien à la surface des saillies arborisées de la muqueuse (*arbre de vie* du col de l'utérus), que dans leur intervalle et jusque dans les dépressions les plus profondes qui séparent ces saillies. Ces papilles sont d'autant plus développées et plus nombreuses que le sujet est plus âgé. La muqueuse de la cavité du col est très-riche en *glandes*, les unes simples, les autres composées : les premières sont de simples dépressions piriformes tapissées par des cellules cylindriques plus petites que celles de la surface libre et dépourvues de cils vibratiles; les secondes, développées surtout vers le fond des sillons qui séparent les branches de l'arbre de vie, sont de véritables glandes acineuses (Sappey), mais dont chaque cul-de-sac est identique à l'une des glandes simples que nous venons de décrire. Ces glandes sécrètent le mucus épais, visqueux et gluant que nous étudierons bientôt; parfois le canal excréteur de ces glandes s'oblitère et leur produit de sécrétion s'y accumule de manière à constituer un petit kyste qui devient saillant : c'est ce qu'on a nommé les *œufs de Naboth*, fréquents surtout chez les femmes âgées. Le contenu des œufs de Naboth présente souvent un aspect puriforme, dû à la présence de nombreuses cellules épithéliales en dégénérescence graisseuse : ce sont des cellules cylindriques déformées ; parfois des globes épithéliaux sphériques ; des formes pavimenteuses, et même des formes étoilées. (Wagner, Cornil).

La muqueuse du museau de tanche, ou portion vaginale du col, est couverte d'un épithélium pavimenteux identique à celui du vagin ; mais cette muqueuse possède en plus des papilles et des glandes. Les *papilles* forment un réseau semblable à celui de la peau, mais elles sont peu saillantes et enfoncées au milieu des couches épithéliales. Les glandes, nombreuses seulement au niveau de l'orifice du col (Wagner, Cornil) sont des tubes simples, renflés à leur partie profonde, et tapissés d'une couche unique d'épithélium cylindrique ou cubique, sans cils vibratiles (Cornil) ; en un mot, elles sont semblables à celles de la cavité du col : elles peuvent aussi, comme l'a démontré Cornil, donner lieu à la production de petits kystes, d'œufs de Naboth parfois très-abondants, chez les personnes déjà âgées.

La muqueuse de l'utérus, et surtout celle de la cavité du corps, subit des modifications qu'il faut considérer comme physiologiques, aux époques de la menstruation et pendant la grossesse.

A l'époque de la menstruation, la muqueuse utérine s'hypertrophie, ses glandes deviennent plus visibles, et les couches superficielles de l'épithélium tombent et sont éliminées : c'est une véritable *mue épithéliale*, qui, au point de vue physiologique, doit être placée comme importance sur le même rang que l'hémorrhagie cataméniale concomitante (Küss). Parfois même la menstruation se réduit à une simple desquamation de la muqueuse utérine. Aussi rencontre-t-on les cellules épithéliales en grande abondance dans le produit plus ou moins sanguinolent qui forme les règles. Parfois même on constate une élimination totale ou partielle de la muqueuse utérine, sous la forme de membranes qui rappellent l'aspect de la surface interne de l'utérus, et qui, examinées au microscope, présentent la structure de la muqueuse utérine [1].

Dès le début de la grossesse, la muqueuse utérine s'hypertrophie : elle devient plus épaisse, plus molle, plus lâche, et plus rouge : ses glandes s'hypertrophient également et son chorion devient beaucoup plus visible. Mais le changement le plus important est celui qu'on observe dans les cellules épithéliales : l'épithélium du museau de tanche reste pavimenteux et tel qu'il est à l'état ordinaire ; celui de la partie inférieure de la cavité du col reste cylindrique avec ses cils vibratiles ; celui de la partie supérieure demeure cylindrique, mais perd ses cils vibratiles (Ch. Robin). Enfin l'épithélium cylindrique vibratile de la cavité du corps de l'utérus s'exfolie complétement et se trouve remplacé par des cellules pavimenteuses, parfois sphériques, le plus souvent pavimenteuses ou régulièrement polyédriques par pression réciproque. Ces cellules ont un noyau sphérique ou à peine ovoïde, finement granuleux, sans nucléoles. Quelques-unes ont un noyau multiple ; d'autres n'ont pas de noyau, mais sont remplies de granulations jaunâtres, foncées. Souvent il arrive que ces cellules se desquamant, tombent dans la cavité utérine et sont évacuées (avec le

---

[1] Voy. Courty, *de la Dysménorrhée membraneuse* (menstruation exfoliante). *Montpellier médical*, septembre 1869.

mucus utérin) : elles sont toujours alors sphériques et granuleuses.

A partir de deux mois et demi viennent s'ajouter à ces cellules d'autres cellules plus grandes, plus allongées, minces, pâles, aplaties, se prolongeant en pointe, parfois même étoilées. Ces cellules ont un noyau plus volumineux que celui des cellules précédentes, souvent un ou deux nucléoles jaunes et brillants. Ces éléments de la *caduque utérine* diffèrent peu des cellules que l'on observe à la surface de la membrane improprement appelée *caduque inter-utéro-placentaire* ou *sérotine*. Celle-ci, en effet, ne s'élimine point avec le placenta. Elle diminue peu à peu d'épaisseur jusqu'à ce que son niveau ait atteint celui de la muqueuse qui se régénère. Quelquefois même elle persiste sous forme d'une plaque circulaire, plus ou moins saillante et mamelonnée. L'épithélium qui la tapisse est formé de noyaux libres et de cellules. Celles-ci sont, en partie, semblables à celles de la caduque utérine : ou bien elles sont très-hypertrophiées, renflées, arrondies ; leur noyau est volumineux ; il renferme un ou deux nucléoles à contour foncé, noirâtre, à centre brillant, jaune. Quelques-unes, que l'on trouve isolées ou juxtaposées en lamelles plus ou moins grandes, sont encore plus déformées. Elles sont très-volumineuses, sphériques ou plus souvent allongées, fusiformes ou coniques. Les noyaux libres d'épithélium sont *très-analogues à ceux qui ont été décrits et figurés sous les noms de noyaux cancéreux, carcinomateux*, etc. (Ch. Robin).

Il importe d'être éclairé sur les formes variées et bizarres de tous ces éléments cellulaires que le médecin pourra parfois rencontrer dans les produits évacués au moment de l'accouchement ou pendant la grossesse.

II. — PRODUIT DES ORGANES GÉNITAUX EXTERNES

En nous occupant de l'appareil génital de l'homme, nous n'avons point décrit les nombreuses lésions que présente le gland et nous n'avons pas signalé ce que

18.

donne l'examen des produits de l'*uréthrite* simple ou virulente. Nous ne nous arrêterons pas non plus à décrire les diverses formes de vulvite, la blennorrhagie chez la femme, ou les inflammations diphthéritiques de la muqueuse vulvo-vaginale. L'examen microscopique des différentes espèces de pus n'a donné, en effet, jusqu'à ce jour que des résultats négatifs (Ricord, Voillemier). Quant à l'étude microscopique des maladies inflammatoires des organes génitaux externes, elle ne nous donnerait point de résultats différant sensiblement de ceux auxquels nous sommes arrivés en étudiant les muqueuses en général.

III. — PRODUITS DES ORGANES GÉNITAUX INTERNES

PHYSIOLOGIE. — Dans les conditions normales, le mucus sécrété par la muqueuse vaginale est peu abondant, peu visqueux, acide, presque toujours d'apparence crémeuse, ce qui tient aux nombreuses cellules épithéliales qu'il contient. Examiné au microscope, il présente, en effet, un nombre toujours considérable de plaques épithéliales pavimenteuses, très-souvent contournées et repliées sur elles-mêmes. Ces cellules épithéliales ont un noyau volumineux et sont infiltrées de fines granulations. Souvent on trouve mélangés à ces cellules des filaments de *leptothrix*, quelques leucocytes et un nombre variable de vibrions. Les infusoires décrits par Donné sous le nom de *trichomonas vaginale* ne s'y rencontrent que dans les cas pathologiques.

Souvent on trouve, au milieu de ce liquide, des plaques formées par des cellules polygonales très-peu altérées, mêlées à des flocons albumineux, opalins, contenant des débris épithéliaux.

Au mucus vaginal vient s'ajouter le produit de la sécrétion du col et du corps utérin. Mais ces produits, très-peu abondants dans les conditions normales, difficiles à obtenir même à l'aide du spéculum, ne s'observent guère que dans les conditions pathologiques ou bien encore au moment de la menstruation. Tyler Smith[1], qui a bien décrit les caractères physiques et micrographiques du mucus utérin, a reconnu que le mucus du col, très-tenace, gluant, demi-solide, transparent, ne tient aucun élément anatomique en suspension, sauf quelques cellules prismatiques, granuleuses, et souvent un assez grand nombre de leucocytes.

Le mucus du corps est, au contraire, peu visqueux, demi-liquide, grisâtre, d'après quelques auteurs; il tient en suspension de nombreuses cellules épithéliales prismatiques ou cylindriques, munies ou non de cils vibratiles, des amas de grosses cellules, sans enveloppes, mais à noyau volumineux et à protoplasma granuleux, souvent intimement soudées les unes aux autres, des leucocytes granuleux, enfin, même dans les conditions physiologiques, un assez grand nombre de globules graisseux.

Pendant la menstruation, cette desquamation du vagin et de la cavité du corps et du col utérin augmente rapidement. Dans la période d'invasion des *règles*, le mucus, plus fluide, prend une odeur caractéristique; si on l'examine au microscope, on constate qu'il ne contient que quelques rares globules de sang mêlés à un

---

[1] *The Pathology and the treatmen of Leucorrhœa*, cité par Courty, *Traité des maladies de l'utérus*, 1re éd, p. 580 et suiv.

grand nombre de leucocytes et à quelques cellules épithéliales, les unes de forme et de dimension normales, d'autres plus ou moins altérées : bientôt le mucus devient brunâtre, puis il se colore en rouge, et, dans la période d'état, du sang presque pur s'écoule en quantité plus ou moins abondante. Le sang des règles contient alors un grand nombre de globules sanguins normaux, s'empilant encore facilement, quelques leucocytes, enfin les éléments cellulaires pavimenteux ou cylindriques qui proviennent du mucus vaginal ou du mucus utérin. La présence de ces cellules épithéliales, surtout des cellules cylindriques à cils vibratiles et des épithéliums nucléaires, pourra servir à reconnaître le sang des règles, à le distinguer du sang provenant d'une autre région du corps [1].

Il arrive parfois que, sans qu'il y ait maladie, l'écoulement menstruel ayant eu lieu une ou même plusieurs fois, s'arrête pendant quelque temps et soit remplacé par un écoulement blanc. Une proportion plus ou moins considérable de leucocytes remplace alors les globules rouges, dont le nombre est presque insignifiant. Ces écoulements blancs terminent parfois, surtout chez les chlorotiques, un écoulement menstruel sanguin ; parfois aussi ils s'observent, pendant plusieurs mois consécutifs à l'époque habituelle des règles, chez certaines femmes enceintes.

L'écoulement qui survient après la *délivrance* (*lochies*) est d'abord séro-sanguinolent (*lochies rouges*), très-riche en leucocytes, isolés ou agglutinés, en globules rouges, en cellules polygonales ou aplaties, provenant du vagin ou du col de l'utérus. De ces cellules

----

[1] Voy. Robin, *Annales d'hygiène*, t. V, p. 421.

épithéliales, les premières sont ordinairement très-minces, très-aplaties, réunies par groupes, manquant de noyau ou présentant un noyau ovoïde. Celles qui proviennent du col utérin sont plus petites, plus épaisses, renfermant un noyau sphérique. Tous ces éléments sont mélangés à un grand nombre de molécules grisâtres, et à quelques globules graisseux. Souvent on y trouve des résidus de la caduque et des fibres musculaires provenant de la couche interne de la matrice. Peu à peu, les globules sanguins diminuent ; les leucocytes augmentent de nombre et deviennent de plus en plus granuleux. Ceux-ci, mêlés à quelques cellules d'épithélium pavimenteux réunies en lames plus ou moins grandes, à des granulations moléculaires et graisseuses, forment presque toute la masse du liquide qui s'écoule des organes génitaux de la femme (*lochies blanches*). Il est important de reconnaitre, par l'analyse de l'écoulement lochial, la date approximative de l'écoulement. D'après Robin [1], à la fin du *premier jour*, le liquide qui s'écoule par le vagin ne contient plus qu'un tiers environ de globules rouges. Les autres éléments sont des leucocytes en nombre un peu moindre que les hématies; ils sont isolés ou agglutinés ; des cellules épithéliales pavimenteuses, isolées ou imbriquées : les unes sont sphéroïdales, ou à peine polyédriques, réunies en groupes, rarement isolées ; les autres, qui proviennent de la profondeur de l'épithélium vaginal, ont un noyau sphérique. A partir du deuxième jour et surtout le troisième et quatrième jour, le nombre des leucocytes l'emporte notablement sur celui des hématies ; on ne rencontre plus de globules rouges à

---

[1] Voy. à ce sujet Chantreuil, Thèse d'agrégation. Paris, 1872.

partir du cinquième jour. En même temps que les globules sanguins, les cellules épithéliales tendent à disparaître ; vers le cinquième jour, les lochies, de couleur rose sale (*lochies séreuses*) ne renferment que des leucocytes et quelques rares cellules épithéliales (Scherer). Enfin le dixième jour, les lochies *blanches* ou *laiteuses* sont riches en mucine et pourraient contenir (Wertheimer) des cellules étoilées ou fusiformes, des cristaux de cholestérine et, plus rarement, quelques *trichomonas*.

D'après Mayerhofer, les vibrions n'existent que rarement dans les sécrétions lochiales des accouchées bien portantes (quinze fois sur quarante-neuf) ; on les rencontre, au contraire, *toujours* au début d'affections puerpérales survenant pendant les suites de couches. Il existerait donc, d'après l'auteur, un rapport de cause à effet entre les affections puerpérales et la présence de ces vibrions (voyez pour cette question p. 57).

Les *taches* produites par les lochies ont été étudiées par Ch. Robin et par J. Gosse [2]. On les reconnaît à la présence de cellules épithéliales vibratiles, cylindriques, imbriquées ; de plus, ces taches ne jaunissent pas par la chaleur ; le liquide de la macération ne se coagule pas, ne dépose pas de flocons ; la dissolution précipite abondamment par l'acide azotique ; la portion jaunâtre est soluble dans la potasse.

Le médecin ne doit pas se borner à l'examen des fluides sécrétés par l'utérus ou le vagin. Souvent con-

---

[1] Cité par Chantreuil, p. 56.
[2] Thèses de Paris, 1863.

sulté dans des cas de stérilité, il lui faudra s'assurer de la présence et de la conservation des spermatozoïdes dans les voies génitales de la femme. Marion Sims a pu constater ainsi que la stérilité résultait parfois de ce que le vagin, trop court, ne pouvait retenir la liqueur spermatique, dont on ne retrouvait traces ni dans le mucus vaginal, ni dans le mucus cervical [1]. Le même observateur a reconnu : 1° que la liqueur spermatique peut entrer dans le vagin sans qu'il y ait eu pénétration ; 2° qu'un spermatozoaire peut, dans un temps relativement court (quatre heures), parcourir une distance considérable (de l'orifice du vagin au canal cervical de la matrice); 3° qu'il peut vivre assez longtemps hors du corps, pourvu que la température ne soit pas trop basse (le mucus cervical recueilli à midi ne fut examiné qu'à minuit, seize heures après la tentative de coït. M. Sims y trouva un spermatozoïde qui manifestait la plus grande activité).

Marion Sims a recherché également pendant combien de temps les spermatozoïdes pouvaient vivre dans la matrice. Le Dr Percy, de New-York, ayant trouvé quelques spermatozoïdes vivants dans le col utérin, huit jours et demi après le dernier rapprochement sexuel, Marion Sims ajoute :

J'ai maintes fois examiné la semence afin d'être fixé sur ce point. Je crois pouvoir dire avec certitude : 1° que les spermatozoaires ne vivent jamais plus de douze heures dans le mucus vaginal ; 2° qu'ils vivent, au contraire, beaucoup plus longtemps dans le mucus cervical. En effet, lorsqu'on examine le mucus cervical trente-six à quarante

---

[1] *Notes cliniques sur la chirurgie utérine*, par Marion Sims, traduit par Lhéritier.

heures après le coït, on trouve ordinairement autant de spermatozoaires vivants que de morts, tandis que dans le vagin tous sont morts au bout de douze heures. Voici une observation recueillie sur une personne parfaitement digne de foi. « Acte sexuel à onze heures du soir, le samedi; examen microscropique des sécrétions le lundi à trois heures de l'après-midi, c'est-à-dire quarante heures après. Le mucus vaginal contient quelques spermatozoaires morts, aucun de vivant; le mucus cervical en contient un grand nombre très-vivaces et fort peu de morts. »

Quant à la manière de procéder à ces examens, voici ce qu'en dit le chirurgien anglais (*l. c.*, p. 472). Supposons que nous devions examiner le mucus vaginal aussitôt après le coit, c'est-à-dire dans l'espace d'une heure : on recommande à la femme de vider la vessie avant l'acte, et de rester tranquillement couchée sur le dos, jusqu'au moment de l'exploration. Pour recueillir quelques gouttes du liquide contenu dans le vagin, il faut y introduire l'index, opérer une pression en bas et en arrière sur la paroi postérieure, précisément au-dessous du col utérin. La semence s'amasse nécessairement dans la poche formée par cette pression : on l'aspire alors au moyen de la seringue. Il importe, avant de procéder à cette manipulation, de débarrasser le vagin de tout le mucus qu'il peut contenir, afin que la seringue ne puisse en recueillir une portion qui viendrait se mêler à celui du col, et nuire, par conséquent, à la précision de nos observations...

Pour recueillir le mucus sur un point plus élevé, vers la cavité utérine, nous devons enfoncer la seringue d'un pouce dans le canal cervical, et conduire l'opération avec autant de délicatesse que nous venons de le dire... il est bon que le bout de la seringue présente alors une forme bulbeuse : ce renflement, qui remplit l'orifice et le canal du col, empêche l'air d'entrer dans l'instrument, comme je l'ai vu arriver quand l'extrémité de la seringue était allongée et terminée en pointe.

Comme témoignage de la précision et de l'importance de cette méthode, M. Sims rapporte l'exemple suivant :

Une femme de trente-cinq ans avait eu un enfant de son

premier mariage, mais n'en avait point eu du second. Elle joignait à l'apparence d'une excellente santé, des menstrues régulières et normales. L'utérus était légèrement en antéversion. Elle n'avait pas de leucorrhée, à proprement parler; mais le mucus cervical semblait excéder un peu la quantité normale. Quelle pouvait être la cause de la stérilité qui l'affligeait pendant ces huit dernières années, et même pendant les quatre dernières années de son premier mariage. Les questions à résoudre étaient celles-ci : La semence était-elle normale? Les sécrétions du vagin et du col empoisonnaient-elles les spermatozoaires? Ceux-ci entraient-ils dans le canal cervical? — Une exploration fut faite une heure après le rapprochement sexuel : le mucus vaginal contenait en abondance des spermatozoaires vivants; le mucus cervical en contenait également, *mais ils étaient tous morts.* Un second examen microscopique, fait seulement huit ou dix minutes après le coït, donna les mêmes résultats. L'emploi du papier réactif (papier bleu de tournesol) resta sans valeur et ne nous révéla rien; le mucus du col n'était pas acide; mais le microscope fit découvrir une grande abondance de pellicules provenant de l'épithélium, résultat d'une légère inflammation de quelque partie de la membrane cervicale. »

Nous devons nous borner à citer ces faits, n'ayant point à mentionner d'autres tentatives du même genre dont le but était d'injecter directement dans la cavité utérine la liqueur spermatique. Ces expériences intéressent plus le physiologiste que le médecin; elles n'ont, au point de vue qui nous occupe, qu'une importance secondaire.

PATHOLOGIE. — Nous avons vu que les parois du vagin sécrétaient normalement : 1° un mucus transparent, peu visqueux, à réaction acide ; 2° une matière d'apparence crémeuse qui n'est autre que ce mucus chargé de cellules épithéliales pavimenteuses ; 3° un muco-pus, plus ou moins chargé de leucocytes ou de globules sanguins (menstruation, lochies).

Dès l'instant que le mucus vaginal devient jaune, crémeux, très-acide, que le nombre des leucocytes augmente, s'ajoute aux éléments normaux un parasite bien décrit par Donné [1].

Le *trichomonas vaginale* a une forme ovale ou allongée; une de ses extrémités porte un, quelquefois deux ou trois cils vibratiles de 50 μ à 60 μ de long, et à la base desquels on trouve un ou plusieurs filaments assez courts. Le corps de l'animal est de dimensions assez

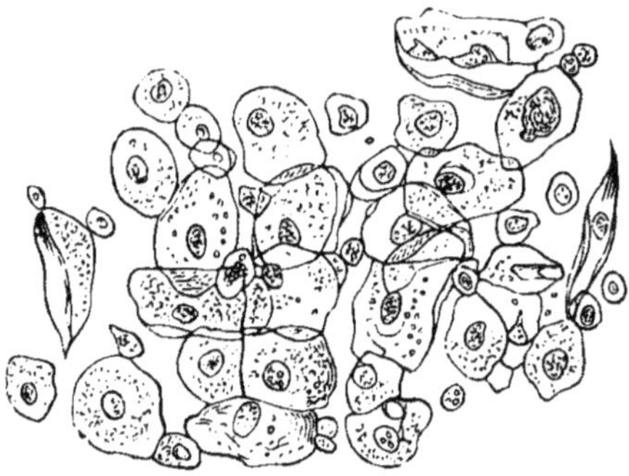

Fig. 92. — Épithelium vaginal à tous les degrés de développement dans la leucorrhée épithéliale ou vaginale. Gross. 220 d. (D'après Tyler-Smith.)

variables : son plus grand diamètre varie entre 16 μ et et 36 μ. Scanzoni compare ces animalcules à des cellules vibratiles. Leur mobilité, leur vivacité est très-grande, mais cesse dès que l'on vient à étendre d'eau le mucus vaginal. A ce parasite se trouvent toujours

[1] *Recherches microscopiques sur la nature du mucus.* Par 1857.

mêlés un grand nombre de vibrions et des filaments de *leptothrix*.

Dans la *leucorrhée* dite *vaginale*, le liquide excrété renferme un très-grand nombre de cellules pavimenteuses du vagin mêlées à des globules de pus granuleux, des globules de graisse et des parasites (vibrions, leptothrix, trichomonas). Toutefois, ni le microscope, ni les divers symptômes de la maladie ne peuvent nous faire affirmer la nature de l'écoulement leucorrhéique. Celui qui résulte d'une vaginite simple ne diffère en rien de celui auquel donne naissance la blennorrhagie.

Au lieu de produire un écoulement leucorrhéique plus ou moins abondant, la desquamation du vagin peut aboutir à l'expulsion de lambeaux pseudo-membraneux analogues à ceux qui caractérisent la *dysménorrhée membraneuse*. M. Farre [1] constata, au microscope, que ces lambeaux pseudo-membraneux étaient composés exclusivement de cellules épithéliales, aplaties, larges, à noyau ; que, le plus souvent, ils reproduisaient la forme de la cavité vaginale et même celle de la portion vaginale de l'utérus. Sous le nom de *péri-vaginite phlegmoneuse disséquante*, Marconnet [2] décrit une inflammation siégeant dans le tissu cellulaire péri-vaginal et caractérisée par l'élimination en masse de la muqueuse et de la portion vaginale de l'utérus. L'analyse microscopique de la membrane éliminée la montre constituée par deux couches, l'une muqueuse, l'autre musculaire. La surface extérieure était lisse et couverte d'un pus grisâtre.

---

[1] *Arch. of medicin*, n° 2, p. 71, 1858, cité par Mauriac West, *Leçons sur les maladies des femmes*, p. 781.
[2] *Arch. de Virchow*, 1865 (voy. Mauriac, *op. c.*).

Dans la plupart des cas de *leucorrhée*, le liquide qui s'écoule par les parties génitales est constituée par « un mélange, en proportions variables, du liquide catarrhal du vagin, de celui du col et de celui du corps de l'utérus. Par là s'explique la variété d'aspect qu'il présente suivant les cas, depuis la mucosité transparente et limpide jusqu'à ces grosses mèches jaunâtres et glaireuses qui pendent au-devant de l'orifice du museau de tanche, et jusqu'au muco-pus épais et verdâtre des affections blennorrhagiques [1]. »

« Le microscope peut servir cependant à compléter le diagnostic différentiel entre les différentes espèces d'écoulement, notamment entre la leucorrhée vaginale et la leucorrhée utérine. Ce que nous avons dit (p. 314) de la composition histologique des muqueuses qui sécrètent ces divers liquides et des éléments anatomiques qui les constituent, nous dispensera d'entrer dans de plus longs détails sur les caractères microscopiques de leurs produitss [2]. » Tyler Smith distingue deux espèces de leucorrhées : la leucorrhée *vaginale*, ou épithéliale, et l'*utérine* ou muqueuse. « La leucorrhée vaginale, ou épithéliale, est constituée par de la lymphe, ou du plasma acide, de l'épithélium pavimenteux, des corpuscules de pus, des globules de sang, de la matière grasse. La leucorrhée cervico-utérine, ou muqueuse, est constituée par du mucus alcalin, des corpuscules muqueux, de l'épithélium cylindrique altéré, des corpuscules de pus, des globules de sang et des particules grasses. Les premiers de ces éléments sont constants et caractéristiques,

---

[1] Mauriac, note dans West, *Leçons sur les maladies des femmes*, p. 196.

[2] Courty, *Traité des maladies de l'utérus*, p. 588.

les autres (pus, sang, particules grasses) sont accidentels et dépendant souvent de l'inflammation des muqueuses, ou des complications de la leucorrhée. »
(Courty.)

Les *fausses leucorrhées*, dont l'écoulement est sym-

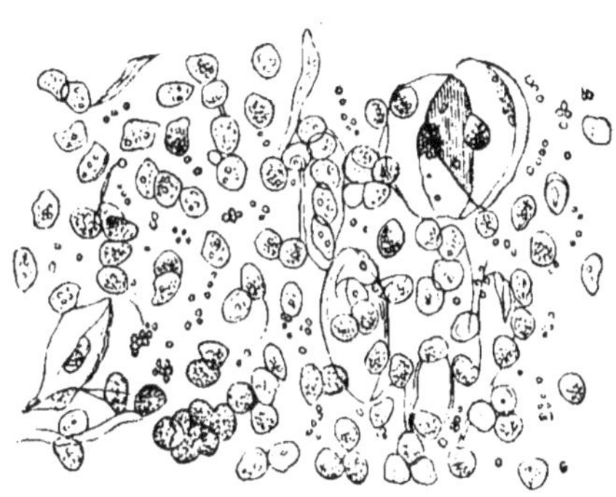

Fig. 93. — Quelques cellules épithéliales; leucocytes et gouttelettes huileuses dans la leucorrhée muqueuse ou cervicale.—
Gross. 220 d. (D'après Tyler-Smith.)

ptomatique de quelque altération du contenu de l'utérus
ou d'une lésion organique grave, se distingueront aussi
de l'écoulement leucorrhéique vrai. Ainsi les écoulements du *cancer* pourront être séro-sanguinolents,
très-fétides, mélangés à du pus, du sang, des détritus
de tumeur reconnaissables au microscope ; les *abcès* de
l'utérus, les suppurations étendues de la surface interne de l'organe, les abcès pelviens ouverts dans le vagin se distingueront de la leucorrhée par l'abondance
du pus et la soudaineté de son apparition ; l'écoulement dû à la décomposition du produit de la conception, des membranes fœtales ou du placenta retenu dans
l'utérus sont pâles, sanieux, mélangés de sang, de pus,
de débris membraneux, etc. (Voy. Courty, p. 589 et
suiv.).

La *dysménorrhée pseudo-membraneuse* doit être distinguée d'une variété de dysménorrhée congestive, caractérisée par l'expulsion de caillots fibrineux de forme membraneuse, ou encore de l'avortement dans les premières phases de la grossesse [1]. L'examen microscopique du produit expulsé permet, jusqu'à un certain point, de rectifier un diagnostic erroné.

La membrane *dysménorrhéique* a une texture tout à fait analogue à celle de la muqueuse utérine d'une femme morte pendant la menstruation ; c'est donc une véritable caduque se détachant en masse ou par lambeaux des tissus sous-jacents ; or la caduque ne diffère de la muqueuse utérine que par un développement moindre de ses vaisseaux capillaires et par son épithélium, qui est prismatique (voy. p. 317). La présence de l'œuf ou les traces de son insertion sur la poche expulsée peuvent faire distinguer une caduque récente d'une membrane dysménorrhéique. Au contraire, les caillots fibrineux membraniformes expulsés de l'utérus se composent : « 1° d'une trame de fibrine nettement fibrillaire ou passant, par places, à l'état amorphe finement granuleux ; 2° cette trame retient dans son épaisseur des globules rouges et blancs ; 3° elle retient aussi des cellules épithéliales prismatiques de l'utérus plus ou moins régulières, mais presque toujours en quantité plus considérables qu'on ne serait porté à le supposer... On pourrait, par suite de l'accumulation de ces divers éléments et de leur enchevêtrement, être porté à croire qu'on a sous les yeux quelque tissu particulier, au lieu d'un caillot qui a englobé des éléments qu'on ne trouve pas ordinairement dans les caillots des autres parties du

[1] Voy. Mauriac, Note dans West, *o. c.*, p. 97.

corps, mais l'action de l'acide acétique et l'absence complète de vaisseaux capillaires ou autres dans ce produit
le fera toujours distinguer facilement... (Robin.[1]) »

Le produit de l'*avortement*, si important à rechercher
dans les expertises médico-légales, sera parfois assez
difficile à reconnaitre. Le sang de l'avortement, mêlé

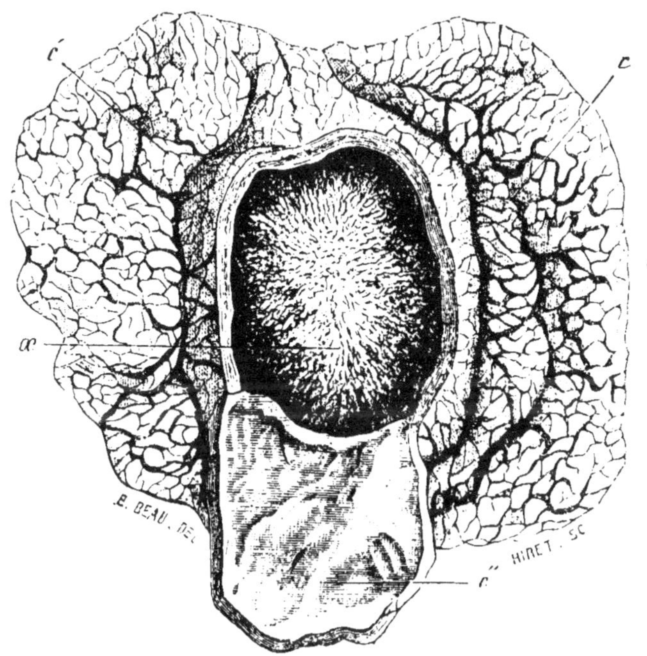

Fig. 94. — Œuf de 20 à 25 jours. La caduque est incisée circulairement et le lambeau est renversé en haut.

de caillots, diffère peu du sang menstruel. Il renferme
beaucoup de mucus vaginal, ce qui parfois lui donnerait
une réaction acide (Donné); parfois aussi il est mélangé

---

[1] Comptes rendus de la Société de biologie, août 1857.

au liquide amniotique[1] ; mais ces caractères sont tout à fait insuffisants pour poser un diagnostic. L'œuf entier ou divisé et l'embryon devront être recherchés, avec soin, au milieu des caillots éliminés. Ceux-ci devront eux-mêmes être étudiés avec soin. Dans les six premières semaines de la gestation, l'*œuf* présente assez souvent l'aspect d'une vésicule transparente, villeuse, c'est-à-dire qu'il a été énucléé de la caduque réfléchie et des points où ses villosités placentaires sont en contact direct avec la muqueuse utérine[2] : plus tard, l'œuf est expulsé, en entier enveloppé par la caduque réfléchie, ou bien, s'il est énucléé de cette enveloppe, « on reconnaît le chorion qui présente sur une partie de son étendue des villosités libres et sur l'autre un renflement circulaire d'un gris blanchâtre parcouru par les divisions des vaisseaux ombilicaux qui tranchent par leur résistance avec le tissu friable qui les enveloppe. L'œuf est-il expulsé divisé, le placenta entier ou dilacéré entraîne avec lui des lambeaux de la caduque réfléchie. » Dans les premières semaines, la cavité de l'œuf ne renferme souvent que du liquide (œuf clair) et quelques débris floconneux ou un vestige de cordon ; d'autres fois le fœtus, plus ou moins développé, intact ou *macéré*, réduit de volume, plissé, décoloré, se reconnaîtra au milieu du liquide.

Il peut arriver que le sang épanché dans l'utérus pé-

---

[1] Le liquide amniotique contient quelques leucocytes, de petits flocons de mucosine, des noyaux de cellules épidermiques hypertrophiées provenant du fœtus. Parfois, il donne par le repos un dépôt grisâtre composé de cellules épithéliales provenant de la peau et même du rein et de la vessie. (Robin.)

[2] Voy. Jacquemier, article Avortement du *Dictionnaire encyclopédique*, t. VII, p. 55.

nètre non-seulement entre le chorion et la caduque réfléchie, mais encore dans la cavité de l'amnios. Subissant
les modifications qui surviennent toutes les fois que le
sang séjourne dans une cavité close (p. 61), il présentera bientôt l'aspect d'une masse charnue, amorphe, dans
laquelle il sera très-difficile de reconnaître le produit
de la conception (*môles charnus*). L'embryon a disparu
et n'existe plus que sous forme de débris mélangés aux
filaments des villosités ombilicales dégénérés, à du tissu
spongieux hypertrophié, à des dépôts fibrineux conden-
sés et disposés en couches membraneuses ou en noyaux
plus ou moins volumineux. D'autres fois, à la place de
l'œuf, seront expulsés des *môles hydatiformes*, dont les
vésicules en grappe ont leur siége dans les villosités du
placenta.

Enfin il est des cas où l'avortement se termine par
l'exfoliation de la caduque utérine qui, dès lors, présente l'aspect et les caractères anatomiques des productions de la *dysménorrhée membraneuse*. Nous ne
pouvons insister sur l'examen des membranes de l'œuf.
Le plus souvent, en effet, l'examen à l'œil nu devra être
complété par des dissections et des coupes pratiquées
sur les membranes préalablement durcies. Nous renverrons donc à ce que nous avons dit de la structure de la
muqueuse utérine (p. 514). Il sera toujours aisé d'ailleurs de distinguer ces produits de ceux qui proviennent de l'exfoliation épithéliale du vagin (p. 527) ou de
certains caillots sanguins (p. 530).

ÉTUDE MICROSCOPIQUE DU LAIT

Les *conduits galactophores* sont tapissés par un épithélium formé de *cellules cylindriques ;* à mesure que l'on suit ces conduits de la superficie (mamelon) vers la profondeur (épaisseur de la glande), on voit ces cellules devenir polygonales, puis au niveau des culs-de-sac sécréteurs (*acini*) se transformer en un épithélium pavimenteux qui recouvre une membrane amorphe.

Les histologistes ne sont pas d'accord sur le mode de fonctionnement des culs-de-sac sécréteurs. Pour la plupart d'entre eux, lors de la sécrétion du lait, l'épithélium de ces culs-de-sac subit une hypertrophie remarquable et une destruction rapide, une *fonte* qui donne naissance au liquide lacté. Il se passerait là un phénomène identique à celui que nous avons décrit au niveau des culs-de-sac des glandes sébacées. « Il y a là une sorte de bourgeonnement de cellules superposées, dans lesquelles se préparent successivement les matériaux du lait ; la caséine, le beurre, etc., sont successivement élaborés. Ensuite la paroi de la cellule lactée se dissoudrait dans un liquide alcalin, et le lait en résulterait. » (Cl. Bernard.) — Pour Ch. Robin, au contraire, les culs-de-sac de la mamelle, tapissés d'épithélium pendant la grossesse et tant que la sécrétion est nulle ou peu énergique, perdraient cet épithélium dès que la sécrétion est active : ce serait donc dans la paroi propre des culs-de-sac qu'auraient lieu les phénomènes spéciaux de la sécrétion.

Toujours est-il que, dans les derniers mois de la gestation, les glandes mammaires sécrètent un liquide jaunâtre, opaque, se séparant, par le repos, en deux

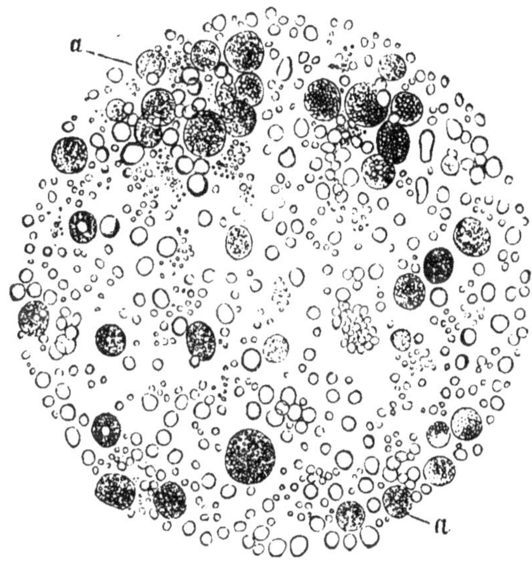

Fig. 95. — Lait d'une femme qui vient d'accoucher. Les petits globules sont des globules de lait ; les gros globules, pleins de granulations, sont des corpuscules de colostrum. (Liégeois.)

couches, l'une (*crème*) jaunâtre, très-riche en molécules graisseuses; l'autre opaline, à reflets bleuâtres (*sérum*). Ce liquide, qui porte le nom de *colostrum* (fig. 95), persiste, sans modifications bien nettes, jusqu'à la fin de la fièvre de lait. Le seul changement que l'on y ob-

serve est la proportion moindre de la crème. Examiné
au microscope, le colostrum montre des globules de
lait, des leucocytes, des flocons de mucosine et des corpuscules particuliers nommés *globules de colostrum*.
Les globules de lait sont irréguliers, les uns très-
volumineux, analogues à de larges gouttes de graisse,
d'autres petits sous forme de corpuscules granuleux,
quelques-uns (*corps granuleux de Donné*) arrondis,
muriformes, remplis de granulations graisseuses. On
conçoit aisément que telle doit être la composition du
colostrum, si l'on a égard à la genèse du produit que
sécrètent les glandes mammaires. La graisse, en effet,
d'après la première théorie que nous avons citée,
naît à l'intérieur des cellules épithéliales qui tapissent
les parois des acinis glandulaires, et celles-ci, étant
constituées par des amas de protoplasma sans enveloppe, peuvent se rencontrer dans le produit de sécrétion. Elles constituent alors les *globules de colostrum ;* les cellules qui se desquament plus tardivement
sont infiltrées de très-petits granules graisseux pressés les uns contre les autres ; elles sont brunâtres
(*corps granuleux*); enfin un grand nombre se sont réduites en fragments plus ou moins petits : granulations
mêlées à des gouttelettes graisseuses et globules analogues à ceux du lait.

Ch. Robin, au contraire, se rend compte de l'origine des globules du *colostrum*, en les considérant
comme des globules blancs, des leucocytes dégénérés
et transformés. Toutes les fois que les leucocytes ont
séjourné longtemps immobiles, ils passent à l'état
granuleux en devenant jusqu'à trois à quatre fois
plus gros qu'à l'état normal ; de plus, ils englobent
des globules butyreux plus ou moins volumineux, ab-

solument comme les leucocytes du larynx et de la
trachée se remplissent, par simple pénétration, de granules de noir de fumée ou autres poussières. Telle est
la manière de concevoir la formation des globules de
colostrum, qui correspond à la seconde théorie que
nous avons indiquée sur la sécrétion du lait.

Donné avait pensé que l'abondance des globules
graisseux et des corpuscules granuleux dans le colostrum présageait un lait riche en éléments nutritifs.
Cette hypothèse a été démentie par de nouvelles recherches : il reste démontré, par contre, que l'apparition anormale du colostrum, dans les cas d'engorge-
ment ou d'inflammation de la mamelle (Donné), rend
le lait tout à fait impropre à la nutrition.

Examiné au microscope, le *lait* proprement dit présente une multitude de corpuscules brillants, sphéri-

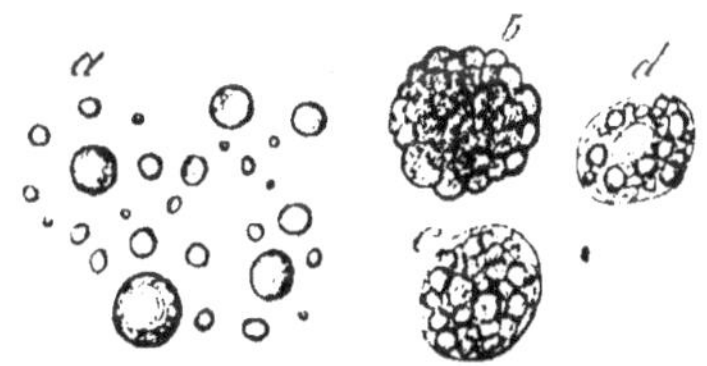

Fig. 96. — Lait : *a*, globules graisseux du lait. *b*, *c*, *d*, globules
de colostrum vus à un fort grossissement.

ques, à bords très-nets, réfractant fortement la lumière et variant depuis 1/500 de millimètre jusqu'à
1/140 environ.

D'après Donné, le lait est une émulsion composée :
« 1° d'une matière grasse très-divisée et suspendue à
l'état de globules ; ces globules donnent naissance
à la crème en se réunissant à la surface du lait, et
par suite au beurre ;

2e D'un sérum tenant en dissolution une matière animale spéciale, azotée, coagulable (caséum), du sucre de lait, des sels et un peu de matière grasse; une petite portion de caséum est à l'état de globulins d'une extrême finesse. La richesse du lait se mesure au nombre de ces globules gras. Robin a fait remarquer que le lait ne renfermait en suspension qu'un très-petit nombre d'éléments anatomiques. On n'y rencontre, en effet, ni les cellules épithéliales glandulaires, ni celles des canaux galactophores. A peine trouve-t-on un ou deux leucocytes sur trois ou quatre gouttes de lait. Les *globules de lait* varient de volume depuis 1 μ jusqu'à 20 μ. Les plus gros sont moins nombreux dans le lait bien constitué que dans le colostrum; on en trouve toujours des groupes formés par des globules adhérents les uns aux autres (surtout dans le colostrum); les plus petits de ces globules sont animés d'un mouvement brownien. Ils n'ont pas d'enveloppe propre. « Ce qu'on a pris pour une enveloppe qu'on séparerait du contenu en pressant sur les plaques de verre de la préparation, n'est autre chose que la tache d'apparence plissée laissée par tout corps gras que l'on presse sur une plaque de verre. » (Ch. Robin.) Mais, s'il n'y a pas d'enveloppe organisée proprement dite, la plupart des auteurs admettent que ces globules de graisse sont entourés d'une mince couche de caséine (*membrane haptogène*), qui tient ces globules isolés et les empêche de se fusionner les uns avec les autres. Cette manière de voir serait confirmée par ce fait que le lait agité avec de l'éther reste opaque (l'éther ne dissout pas le globule graisseux protégé par sa couche de substance albuminoïde périphérique), tandis qu'il devient clair (la graisse est dissoute par l'éther) dans les mêmes circonstances, si l'on a préalablement ajouté quelques gouttes de solution de potasse (la potasse ayant dissout l'enveloppe albuminoïde). A cette manière de voir Ch. Robin répond qu'il est facile, en comprimant une goutte de lait entre deux plaques, de déterminer la formation de cylindres constitués par l'agglomération des globules butyreux, et d'autre part que la caséine contenue à l'état liquide et diffus dans le lait a la propriété de maintenir à l'état d'émulsion, aussi bien le beurre dissous dans l'éther que le beurre à son état naturel; la solution de potasse agirait simplement en détruisant ce pouvoir émulsif.

Le *lait* peut être altéré par la présence du colostrum, par l'addition de globules de pus reconnaissables à l'examen microscopique (la potasse les dissout et laisse intacts les globules de lait), par son mélange avec des globules sanguins, etc. Le lait des nourrices réglées paraît renfermer un assez grand nombre de corpuscules granuleux; enfin, le lait des syphilitiques ne présente aucune altération caractéristique[1].

Diverses colorations anormales ont été observées dans le lait. Le plus souvent, la couleur est *bleue*, sous forme de taches d'un bleu foncé ou violacé, à contours diffus, se réunissant bientôt les unes aux autres. Cette coloration bleue serait due (Fuchs) à un vibrion particulier (*vibrio cyanogenus*), tandis que Robin croit, au contraire, qu'elle se produit sous l'influence du développement d'algues du genre *Leptomitus*. Le lait est parfois noir; d'après Fuchs, cette teinte serait due à la présence du *vibrio xantogenus*. Ce que l'on peut affirmer, c'est que le lait qui a séjourné quelque temps au

---

[1] Voy. article Lait, par Coulier (*Dictionnaire encyclopédique*), et Chantreuil, Thèse d'agrégation, Paris, 1872, p. 54 et suiv.

contact de l'air, le lait altéré dans diverses maladies, les masses de caséum rendues par les enfants nouveau-nés, renferment des myriades d'infusoires vibrions ou des spores d'algues difficiles à déterminer. Disons enfin que certains médicaments ou poisons, tels que l'antimoine, l'arsenic, le bismuth, le fer, le mercure, le plomb, l'iode passent assez rapidement dans le lait et peuvent être reconnus à l'aide de l'analyse chimique.

ÉTUDE MICROSCOPIQUE

DES PRODUITS DES SURFACES SÉREUSES

ET SYNOVIALES

I. — ANATOMIE

DES SURFACES SÉREUSES ET SYNOVIALES

De même que la surface cutanée et les surfaces muqueuses, les surfaces qui circonscrivent les cavités internes (plèvres, péritoine, articulations, etc.), sont revêtues d'une ou plusieurs couches cellulaires, formant un véritable épithélium ; c'est à ces revêtements que l'on a donné le nom d'*endothélium;* nous conserverons ce nom, mais sans y attacher l'importance que His avait voulu lui donner, car les *endothéliums* ne forment une classe à part ni au point de vue embryologique, ni au point de vue histologique, ni même au point de vue de l'anatomie descriptive. En effet, il est des cavités qu'ils tapissent et qui cependant communiquent avec l'extérieur; d'autre part, on trouve dans les alvéoles pulmonaires un épithélium qui, au point de vue histologique, présente le type le plus parfait des endothéliums à une seule couche, tandis que le revêtement endothélial des synoviales est stratifié et composé de couches diverses absolument comme les épithéliums ordinaires.

Il est donc impossible de tracer une ligne exacte de séparation entre les épithéliums et les endothéliums; il est de plus très-difficile de diviser ceux-ci. Nous les partagerons en deux classes : ceux qui sont composés d'une seule couche de cellules et ceux qui sont composés de plusieurs couches. Mais nous verrons qu'il y a des transitions entre ces deux formes.

A. *Endothéliums à une seule couche de cellules :* tel est le revêtement de la face interne des vaisseaux (sanguins ou lymphatiques) et des séreuses. Nous n'avons à nous occuper ici que des séreuses.

Les cellules qui recouvrent les surfaces séreuses sont des cellules très-aplaties, formant de petites plaques à bords irréguliers, de dimensions très-variables : ces plaques sont plus épaisses vers leur partie moyenne, et là elles renferment une masse de protoplasma au centre duquel se trouve un noyau arrondi. L'étude de ces surfaces au moyen de l'imprégnation par le nitrate d'argent a permis de bien constater la disposition de ces lamelles, dont les lignes de séparation sont à peu près invisibles avant l'action de ce réactif : c'est ainsi que Ranvier a pu constater que la plaque épithéliale circonscrite par le dépôt d'argent est une sorte d'exsudation, une cuticule produite par la petite masse de protoplasma à noyau : cette masse constitue l'élément cellulaire actif, et se trouve située au-dessous de la plaque. Lorsqu'on se contente, pour étudier ces éléments, d'examiner le produit obtenu par le raclage d'une surface séreuse, les cellules endothéliales détachées se roulent sur elles-mêmes, et l'on ne voit plus de plaques, mais des éléments fusiformes plus ou moins allongés; c'est cet aspect qu'il est surtout intéressant de bien connaître, car c'est sous cette forme que les cellules endothéliales se retrouvent, nageant au milieu des sérosités des cavités closes (fig. 97). Parfois l'enroulement est si complet que les cellules offrent l'aspect d'une petite fibre épaissie seulement au niveau du point où se trouve le noyau. Si la surface séreuse est le siége d'une inflammation, la forme des cellules qui s'en détachent est encore plus différente de la forme lamellaire : on voit alors de gros éléments granuleux, à noyaux multiples ou en voie de segmentation; parfois ces cellules sont infiltrées de graisse, etc.

Tels sont les endothéliums des séreuses pleurale, péricardique, péritonéale, vaginale, etc : les éléments cellulaires ne diffèrent pas sur ces diverses surfaces, surtout lorsqu'on les examine non en place, mais détachés et flottant dans un liquide. Aussi n'avons-nous pas à nous arrêter sur l'étude de chaque séreuse en particulier. Nous indiquerons seulement que la séreuse arachnoïdienne forme une transition entre la disposition des séreuses proprement dites et celles des synoviales : en effet, le feuillet externe de l'arachnoïde n'est pas simple ; en d'autres termes, la face interne de la dure-mère n'est pas tapissée par une seule couche de cellules : il y a là deux couches, d'après Luschka, et même plusieurs stratifications d'après Henle.

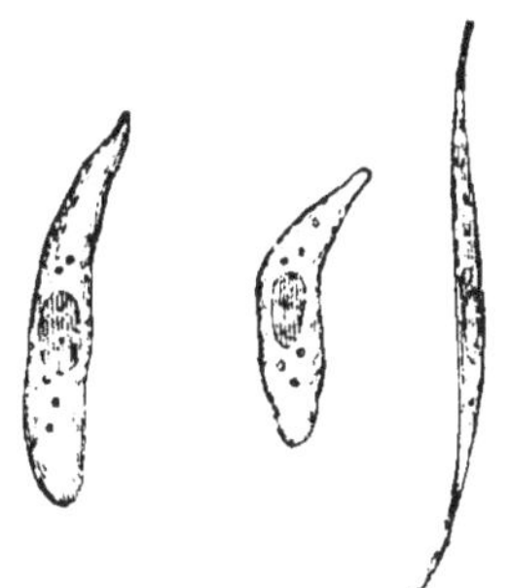

Fig. 97. — Cellules épithéliales détachées des vaisseaux ; la plus longue provient d'une artère, les deux courtes d'une veine de l'homme. (Kölliker.)

Toutes les cavités séreuses renferment à l'état normal une certaine quantité de liquide, de *sérosité* (Colin ; ce liquide est, il est vrai, très-peu abondant, si peu abondant qu'on a pu en nier la présence (Richet); mais il paraît constant, même pour la cavité arachnoïdienne (Malgaigne), quoique ici le liquide dont on rattache d'ordinaire l'étude à celle de l'arachnoïde, le liquide céphalo-rachidien, soit sous-arachnoïdien, c'est-à-dire entre la pie-mère et le feuillet interne de la séreuse. Ces liquides sont donc peu intéressants au point de vue physiologique; les seuls éléments figurés qu'on y rencontre sont des cellules endothéliales et quelques globules blancs : à l'état normal, la fibrine y est fort rare. Nous n'insisterons donc sur l'examen microscopique des sérosités qu'au point de vue pathologique.

B. *Endothéliums à plusieurs couches de cellules.* Tels sont les revêtements des cavités articulaires : on sait aujourd'hui que ce revêtement endothélial ne tapisse pas toute la surface interne des articulations : il n'existe pas au niveau des cartilages articulaires des extrémités osseuses; on ne le trouve pas sur tous les fibro-cartilages intra-articulaires : il tapisse essentiellement la face interne des capsules ligamenteuses et les ligaments inter-articulaires (comme les ligaments croisés du genou). Dans ces points, l'endothélium synovial peut atteindre 22 μ ; dans les couches inférieures on trouve des cellules arrondies ; près de la surface, des cellules aplaties, assez larges, renfermant un ou deux noyaux. Cet épithélium est doublé par une lame de tissu conjonctif, assez vasculaire, et riche en cellules adipeuses, surtout en certaines régions. On voit donc que la structure des synoviales se rapproche beaucoup de celle des muqueuses, puisqu'elles possèdent une sorte de chorion. Aussi la membrane synoviale forme-t-elle des espèces de végétations, des villosités, que l'on nomme *franges synoviales*, et qui paraissent n'avoir d'autre usage que d'augmenter l'étendue de la surface épithéliale qui sécrète la *synovie*.

La *synovie* diffère beaucoup des *sérosités :* elle se rapprocherait plutôt par son aspect général des *mucus :* on y trouve, en effet, les mêmes éléments figurés, c'est-à-dire des leucocytes, des cellules épithéliales (fig. 98) et des débris de cellules épithéliales; mais on n'y trouve pas de *mucosine:* cette substance est remplacée par la *synovine*, que l'on a longtemps confondue avec l'albumine, mais qui en diffère par des caractères que nous étudierons à propos des troubles pathologiques, où on constate sa production en excès. indiquons seulement que, d'après les recherches de Frerichs sur les animaux, la synovine, ainsi que les débris épithéliaux et les leucocytes, sont plus abondants dans le liquide des articulations quand le membre a été le siége

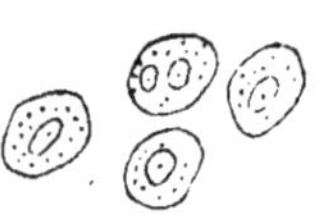

Fig. 98.— Quatre cellules épithéliales de la synoviale du genou. (Kölliker.)

de mouvements actifs et répétés, que lorsqu'il est resté dans le repos : après le repos, la synovie est abondante, mais très-claire, tandis qu'après une longue marche elle est plus rare, mais plus épaisse.

II. — PATHOLOGIE

A. — Sérosités. — Le liquide, qui remplit la cavité des *plèvres* dans les cas de *pleurésies*, peut être extrait par la thoracocentèse et être analysé au point de vue chimique aussi bien qu'à l'aide du microscope. L'analyse chimique a été faite à plusieurs reprises; dans ces derniers temps, l'auteur d'un traité de chimie biologique, M. Méhu [1], a publié un grand nombre d'observations intéressantes. L'examen microscopique donne des résultats moins précis.

Dans les pleurésies franchement inflammatoires, à évolution rapide, à épanchement très-riche en matière fibrinogène, le liquide extrait par la ponction se prend très-rapidement en un caillot homogène, transparent. Examiné au microscope, ce caillot se montre formé par un amas de fibrine coagulée, sous forme de filaments fibrillaires très-fins. Les mailles de ce coagulum fibrineux englobent des cellules épithéliales pavimenteuses, transparentes, parfois infiltrées de fines granulations protéiques, creusées de nombreuses vacuoles, des leucocytes granuleux, hypertrophiés, multi-nucléaires, quelques rares granulations graisseuses, enfin, dans quelques cas, un petit nombre de globules sanguins (fig. 10).

Le liquide des pleurésies latentes se coagule beaucoup

---

[1] *Archives générales de médecine*, 1872.

plus lentement; quelquefois même on n'obtient jamais un vrai caillot, mais bien une masse gélatiniforme, transparente, renfermant moins de fibrine que dans le cas précédent, mais contenant les mêmes éléments anatomiques. Le plus souvent toutefois les globules de pus sont moins hypertrophiés, moins granuleux, plus abondants; les cellules épithéliales sont parfois gonflées, presque sphériques, infiltrées de molécules graisseuses. Ce liquide peut renfermer des flocons pseudo-membraneux, gélatiniformes, constitués par de rares filaments de fibrine, retenant des globules de pus, des granulations graisseuses, souvent des globules de sang. Ceux-ci ont presque toujours perdu leur forme discoïde, ils sont plus ou moins gonflés, presque sphériques, pâles, quelquefois muriformes ou crénelés en forme de roues de moulin.

Le liquide des pleurésies purulentes est très-riche en leucocytes qui présentent toutes les variétés d'aspect, de dimensions et de structure; les uns ne contiennent pas de noyau, d'autres en ont deux ou trois, presque tous sont infiltrés de graisse. Les fausses membranes que l'on extrait en pratiquant l'opération de l'empyème présentent parfois un commencement d'organisation; elles sont riches en matières grasses, quelquefois on y trouve des cristaux de margarine ou d'acides gras.

L'examen microscopique du liquide extrait par la ponction du thorax peut être très-important dans le cas où une erreur de diagnostic aurait fait pratiquer la ponction alors qu'on avait affaire à un kyste hydatique [1] du foie ou du poumon. Dans ce dernier cas, la présence

---

[1] Voy. Trousseau, *Clinique médicale,* 2ᵉ édit., t. I, p. 607.

de crochets d'échinococques dans le liquide extrait rectifierait le diagnostic.

Disons enfin qu'il est excessivement rare de trouver dans la sérosité pleurale les infusoires, vibrions ou spores de champignons divers, que l'on rencontre si fréquemment dans les liquides de l'économie. Les vibrions ne se rencontrent que dans le liquide purulent qui s'écoule des fistules thoraciques à la suite de l'opération de l'empyème.

Les vibrioniens (vibrions, bactéries, bactéridies) se rencontrent, au contraire, assez fréquemment dans la *sérosité péricardique* que l'on observe sur le cadavre. Nous ignorons si ce liquide, obtenu par la ponction du péricarde, a jamais été étudié au microscope.

Quant à la *sérosité péritonéale*, elle renferme beaucoup plus d'éléments anatomiques que le liquide de la plèvre. Aussi, dans les cas de péritonite, le liquide, d'ordinaire jaune serin, transparent, est-il parfois louche, opaque, sans qu'il y ait pour cela abondance de leucocytes. En examinant ce liquide au microscope, on y trouve un grand nombre de cellules épithéliales pâles, minces, à noyau très-distinct et très-volumineux; les unes gonflées par le liquide ambiant présentant un ou plusieurs noyaux ovalaires; les autres irrégulières, froissées, pliées sur elles-mêmes; toutes en voie de dégénération granulo-graisseuse, presque toutes creusées de vacuoles, ce qui arrive aux épithéliums plongés dans un liquide dont ils ne peuvent s'échapper. Outre ces cellules épithéliales, le liquide de la péritonite renferme toujours un nombre de leucocytes assez considérable, parfois des globules sanguins assez abondants pour lui donner une coloration brunâtre, souvent un grand nombre de gouttelettes graisseuses (Lorain). Ce liquide se prend rapidement, par dédoublement de la matière fibrinogène, en un caillot cohérent, gélatiniforme, constitué par des filaments de fibrine blanche, très-tenace.

La *sérosité de l'hydrocèle* est caractérisée par la grande abondance de la cholestérine et des matières grasses qu'elle contient. On y rencontre aussi des lamelles épithéliales, des granulations pigmentaires, des leucocytes, des matières grasses, et souvent les éléments qui proviennent de la décomposition du sang (poussières brunâtres ou noirâtres formées d'hématosine, cristaux d'hématoïdine, globules ratatinés et déformés). Ces éléments sont quelquefois en nombre assez considérable pour donner au liquide l'aspect du bouillon épais ou même une coloration brun chocolat.

Le liquide de l'hydrocèle peut contenir des matières grasses finement émulsionnées, en quantité assez abondante pour donner au liquide un aspect lactescent (hydrocèle spermatique).

B. — KYSTES. Dans les *kystes synoviaux*, ou dans le liquide extrait par la ponction dans les cas d'hydarthrose, on trouve, outre la fibrine, des cellules épithéliales pâles, irrégulières, finement granulées, quelquefois creusées de vacuoles, un grand nombre de leucocytes granuleux, des gouttelettes graisseuses de volume plus ou moins considérable, enfin, dans certains cas, des végétations fibro-cartilagineuses détachées du pourtour des cartilages articulaires et devenues libres (Robin). Dans les kystes anciens, ces éléments sont retenus par une gelée translucide, opaline, visqueuse, très-tenace;

ressemblant au mucus, mais différant de la mucosine.

En effet, au lieu de devenir striée, fibrillaire, sous l'influence de l'acide acétique, elle se gonfle, devient molle, transparente, légèrement jaunâtre. L'acide azotique la ramollit, mais ne la coagule pas. Ce n'est donc ni du mucus, ni de l'albumine (Robin).

Les *kystes des bourses séreuses* (*hygroma*) renferment un liquide séreux, citrin, contenant quelques rares cellules pavimenteuses et parfois des grains riziformes à contours irréguliers, sans structure histologique bien nette, provenant d'une accumulation de fibrine (Velpeau) ou d'un bourgeonnement de la paroi du kyste (Virchow).

Le liquide qui remplit les *kystes de l'ovaire* peut être séreux ou visqueux [1]. Un liquide séreux, parfois plus ou moins teinté par le sang, très-pauvre en matière fibrinogène, renfermant un assez grand nombre de débris épithéliaux pavimenteux, s'extrait par la ponction des kystes simples (hydropisie enkystée de l'ovaire) résultant de l'hydropisie d'une ou de plusieurs vésicules de Graaf. Parfois ces kystes sont multiloculaires. Leur contenu séreux ou séro-purulent peut être grisâtre, opalin; d'autres fois, il est coloré par de nombreux globules sanguins. Examiné au microscope, il présente de grandes cellules arrondies, pâles, à un ou plusieurs noyaux, parfois granulo-graisseuses, des granulations moléculaires, des leucocytes, enfin un grand nombre de concrétions sphériques ou ovoïdes, à contour net, foncé, réfractant peu la lumière ; ces concrétions, généralement granuleuses, s'écrasent facilement sur le

---

[1] Voy. pour l'analyse chimique : Méhu, *Arch. gén. de médecine*, novembre 1869.

doigt. Elles ont été désignées par Robin sous le nom de *sympexions* (voy. p. 302), et se rencontrent dans le liquide de presque tous les kystes ovariques.

Le liquide *visqueux* que l'on extrait de certains kystes (kystes végétants, kystes composés de Cruveilhier) est parfois incolore, d'autres fois coloré en rouge ou en brun plus ou moins foncé. Ce liquide doit sa coloration à la présence de globules rouges qui, par le repos, tombent au fond du vase. Le liquide de tous ces kystes est très-riche en matières grasses existant sous forme de granulations isolées, ou sous forme de cristaux de cholestérine. Il contient, en outre, des cellules épithéliales régulières ou déformées en voie de dégénération granulo-graisseuse et des globules de pus granuleux, hypertrophiés, creusés de vacuoles.

Dans les *kystes prolifères anciens*, aux éléments que nous venons d'indiquer s'ajoutent des granules sphéroïdaux, irréguliers d'hématosine réunie en amas, donnant à la masse une coloration brune.

Enfin, certains *kystes composés* renferment un liquide colloïde, grisâtre, très-tenace, difficile à évacuer par la ponction, présentant au microscope du mucus, des cellules épithéliales polygonales, prismatiques ou pavimenteuses, remplies de gouttelettes de graisse, creusées d'excavations ; quelques noyaux libres d'épithélium et un grand nombre de leucocytes (Robin).

EXPLICATION DES FIGURES

[1] Les figures suivies de la lettre K sont empruntées aux *Éléments d'histologie*, par Kölliker. Paris, 1871, 2ᵉ édition. Traduction de Marc Sée.

[2] Figure reproduite d'après le *Manuel d'histologie* de Cornil et Ranvier. Paris, 1869.

[1] Figure reproduite d'après L. Beale, *the Microscope in his application to practical medicine*. London, 1858.

[2] Figures reproduites d'après Bazin, *Leçons théoriques et cliniques sur les affections cutanées parasitaires*. Paris, 1862.

[3] Figure reproduite d'après Moquin-Tandon, *Éléments d'histoire naturelle médicale*. Paris, 1861.

[4] Figures reproduites d'après Davaine, *Traité des entozoaires*. Paris. 1860.

[1] Hérard et Cornil, *de la Phthisie pulmonaire*. Paris, 1867.
[2] Liégeois, *Traité de physiologie*. Paris, 1869.
[3] G. Pouchet, *Précis d'histologie humaine*. Paris, 1864.

¹ Courty, *Traité pratique des maladies de l'utérus*. Paris, 1872.
² *Atlas de l'art des accouchements, par Lenoir, Sée et Tarnier. — Voy.
Nielly, Manuel d'obstétrique*. Paris, 1872.

TABLE ANALYTIQUE DES MATIÈRES

TABLE ALPHABÉTIQUE

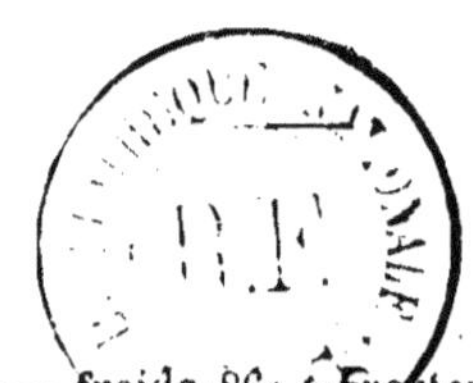

G. MASSON, ÉDITEUR

LIBRAIRIE DE L'ACADÉMIE DE MÉDECINE DE PARIS

Paris, place de l'École-de-Médecine

ICONOGRAPHIES MÉDICALES

Anatomie descriptive du corps humain, *locomotion, circulation, splanchnologie,* par MM. Bonamy et Broca. *Organes des sens et système nerveux,* par M. Hirschfeld. 389 planches avec explications en regard, noir. . 190 fr.
—— Colorié. . . . . 570 fr.
—— Relié en 4 volumes.. . . . . 400 fr.

Anatomie topographique, comprenant les principales applications à la pathologie et à la médecine opératoire, par MM. Paulet et Sarrazin. (Texte par M. Paulet.) 164 planches, tirées en couleur, avec explication. . . . . 176 fr.
—— L'atlas relié en 2 vol., le texte relié en 2 vol. 190 fr

Anatomie pathologique, par MM. Lancereaux et Lackerbauer. (Texte par M. Lancereaux.) 60 planches tirées en couleur avec explication en regard. . . . . 80 fr.
—— Relié en 2 volumes. . . . . 90 fr.

Atlas de l'art des accouchements, par MM. Lenoir, Sée et Tarnier. 105 planches avec explication en regard, noir.. . . . . 60 fr.
—— Colorié. . . . . 110 fr.

Maladies vénériennes, par M. Cullerier. Atlas grand in-8 jésus avec explications en regard. 74 planches en couleur, retouchées au pinceau.. . . . . 80 fr.

Ophthalmoscopie et optométrie par M. Maurice Perrin. 24 planches en couleur, échelle typographique en 17 tableaux. 1 volume de texte. . . . . 55 fr.

PUBLICATIONS PÉRIODIQUES

Gazette hebdomadaire de médecine et de chirurgie Dix-neuvième année. Paraît chaque semaine par numéros in-4 sur 2 colonnes. Comité de rédaction, A. DECHAMBRE, BLACHEZ, HENOCQUE. Prix de l'abonnement pour Paris. . . . 24 fr.
—— Avec le Bulletin hebdomadaire de l'Académie de médecine. . . . . 32 fr.

Archives de physiologie normale et pathologique, par MM. BROWN-SÉQUARD, CHARCOT et VULPIAN. Cinquième année. Chaque année, publiée en 6 cahiers, de deux en deux mois, forme 1 volume grand in-8 avec planches noires et coloriées. Prix de l'abonnement pour Paris. . . . . 20 fr.

Revue des sciences médicales en France et à l'étranger. Recueil trimestriel, analytique, critique et bibliographique, publiée sous la direction de M. G. HAYEM, professeur agrégé à la Faculté de médecine, paraissant tous les trois mois par cahiers d'environ 400 pages, formant chaque année 2 vol. grand in-8 compactes. Abonnement : Paris. . . . . . 30 fr.
—— Départements. . . . . 53 fr.

Annales de dermatologie et de syphiliographie, publiées par M. le docteur DOYON, avec la collaboration des principaux dermatologistes et syphiliographes. Quatrième année. Chaque année publiée en 6 cahiers, de deux en deux mois, forme 1 volume grand in-8 avec planches. Prix de l'abonnement pour Paris. . . . . 10 fr.

Journal de pharmacie et de chimie. Cinquante-huitième année de la publication, septième année de la quatrième série. Ce recueil contient le Bulletin des travaux de la Société de pharmacie de Paris. Prix de l'abonnement pour Paris. . . . . 15 fr.

Mémoires et bulletins de diverses sociétés savantes.
Bulletin de l'Académie de médecine. In-8 . .   15 fr.   »
Mémoires de l'Académie de médecine. In-4°. .   20 fr.   »
Bulletin de la Société de chirurgie. In-8 . . .   7 fr.   »
Mémoires de la Société de chirurgie. In-4°. .   20 fr.   »
Bulletin de la Société d'anthropologie. In-8. .   7 fr. 50
Mémoires de la Société d'anthropologie. In-8.   12 fr.   »
Bulletin de la Société chimique de Paris. In-8.   20 fr.   »

Dictionnaire encyclopédique des sciences médicales,
publié sous la direction du docteur A. DECHAMBRE, avec la
collaboration de professeurs, chirurgiens et médecins des
hôpitaux civils et militaires et de praticiens.
Paraît en 5 séries par fascicule de 400 pages avec figures
dans le texte. 2 fascicules forment 1 volume.
Première série, 13 volumes (26 fascicules) publiés.
Deuxième série, 6 volumes (12 fascicules) publiés.
Troisième série, en préparation.
Prix de chaque fascicule. . . . . 6 fr.
La deuxième série a été commencée avec la lettre L. — La
troisième série avec la lettre Q.

Traité de pathologie interne, par le professeur GRISOLLE.
9ᵉ édition, considérablement augmentée. 2 vol. grand in-8.
Prix. . . . . 18 fr.

raité élémentaire de pathologie externe, par MM. FOLLIN
et DUPLAY. 5 vol. grand in-8, avec figures dans le texte.
En vente : les tomes I, II, III, IV, avec plus de 500 figures
dans le texte. 51 fr.

**Leçons cliniques sur les principes et la pratique de la
médecine,** par John Hughes BENNETT, professeur de pathologie générale et de clinique médicale à l'Université d'Édim-
bourg, ancien professeur de pathologie interne, membre de
la Société royale d'Angleterre, etc. — Édition française, revue et considérablement augmentée par l'auteur, traduite sur
la 5ᵉ édition anglaise, et annotée par M. P. LEBRUN, mem-

bre du Royal College of surgeons of England. 2 vol. grand in-8, comprenant près de 300 observations cliniques, et illustrés de 597 figures intercalées dans le texte. Prix des 2 volumes. 25 fr.

Traité de physiologie, appliquée à la médecine et à la chirurgie. En vente : *Introduction, physiologie générale, génération, mouvements,* par M. Liégeois. 1 volume de 600 pages avec 155 figures. . . . . 9 fr. 50
L'ouvrage sera continué.

Éléments d'histologie humaine, par le professeur Kölliker. 2e édition, entièrement remaniée et accompagnée d'un grand nombre de figures nouvelles. Traduction par le docteur Marc Sée, d'après la 5e édition allemande. 1 vol. grand in-8 avec figures. . . . . 18 fr.

Traité de pharmacie théorique et pratique de E. Soubeiran. 9e édition publiée par M. Regnault, professeur à la Faculté de médecine de Paris. 2 forts vol. in-8 avec figures.. . . . . 19 fr.

Traité expérimental et clinique de la régénération des os et de la production artificielle des tissus osseux, par M. le docteur Ollier, chirurgien en chef de l'Hotel-Dieu de Lyon. 2 vol. grand in-8 avec 45 figures dans le texte et 9 planches gravées sur cuivre. . . . . 30 fr.

Leçons sur la physiologie et l'anatomie comparée de l'homme et des animaux, par M. Milne Edwards, membre de l'Institut. L'ouvrage comprendra environ 12 volumes grand in-8 du prix de. . . . . 9 fr.
En vente les tomes I à X.

Optique physiologique, par M. Helmholtz, traduit par le docteur Em. Javal et M. Th. Klein. 1 vol. grand in-8, avec 215 figures dans le texte, et un atlas de 11 planches. Paris, 1867.. . . . . 30 fr.

Traité pratique des maladies de l'œil, par M. Mackenzie, traduit sur la 4e édition et augmenté d'annotations, par MM. les docteurs Warlomont et Testelin. 3 vol. grand in-8 compacte, avec figures dans le texte.. . . . . 45 fr.

Traité des maladies de la poitrine, par WALSHE, traduit sur la 3e édition et annoté par M. FONSSAGRIVES. 1 vol. grand in-8 avec figures dans le texte. . . . . 10 fr.

Traité des maladies de la peau, comprenant les exanthèmes aigus, par le professeur HÉBRA, traduit par le docteur DOYON. 1 vol. grand in-8 compacte. . . . . 16 fr.

Traité des maladies des voies urinaires, maladies de l'urèthre, par M. le docteur VOILLEMIER. 1 vol. grand in-8 compacte avec 87 figures dans le texte. . . . . 12 fr. 50

Traité sur les opérations obstétricales et le traitement des hémorrhagies, par le docteur ROBERT BARNES. Traduite sur la seconde édition anglaise, par M. le docteur A.-E. CORDES. Avec une préface, par M. le professeur PAJOT. 1 vol. grand in-8. . . . . 14 fr.

Traité clinique et pratique des opérations chirurgicales, . ou Traité de thérapeutique chirurgicale, par le docteur CHASSAIGNAC. 2 vol. grand in-8 avec fig. dans le texte. 28 fr.

Du drainage chirurgical, ou Traité pratique de la suppuration, par le docteur CHASSAIGNAC. 2 vol. gr. in-8. 18 fr.

Traité de pathologie et de thérapeutique générales, par M. le professeur JAUMES, ouvrage publié par son fils, avec une notice bibliographique par M. le docteur FONSSAGRIVES. 1 vol. grand in-8 de 1,100 pages. . . . . 16 fr.

Précis de manuel opératoire : ligature des artères, par M. le docteur FARABEUF, prosecteur à la Faculté de médecine. 1 vol. in-18 illustré de 43 figures représentant les diverses phases des opérations, gravées sur bois d'après les dessins de l'auteur. 4 fr.

Manuel d'obstétrique, ou aide-mémoire de l'élève et du praticien, par M. NIELLY, professeur agrégé à l'École de médecine navale de Brest. 1 vol. in-18 diamant, cartonnage souple à l'anglaise, illustré de 57 figures dessinées d'après nature par M. E. BEAU. . . . . 4 fr.

Manuel du microscope dans ses applications au diagnostic et à la clinique, par MM. les docteurs Mathias Duval et Léon Lereboullet. 1 vol. in-18 diamant, cartonné à l'anglaise, avec 98 figures dans le texte. . . . . 5 fr.

Clinique chirurgicale du docteur Goyrand (d'Aix). Mémoires et observations de chirurgie, recueillis et annotés par le docteur P. Silbert. 1 vol. in-8 avec figures dans le texte. 9 fr.

Manuel des humeurs, précédé de notions sur les principes immédiats, renfermant l'étude clinique, physiologique et pathologique de tous les liquides de l'organisme, par Fernand Papillon. 1 vol. in-18 avec figures. . . . . 4 fr. 50

Traité de climatologie générale du globe. Études médicales sur tous les climats, par M. le docteur Armand, ex-médecin en chef de l'hôpital militaire de Saïgon en Cochinchine. 1 vol. grand in-8. . . . . 14 fr.

De la lithotritie périnéale, ou nouvelle manière d'opérer les calculeux, par M. le professeur Dolbeau. 1 vol. in-8 avec figures dans le texte. . . . . 4 fr.

Leçons sur la cataracte, professées à l'hôpital Saint-Louis par le docteur Foucher, recueillies par MM. Bousseau et Vaslin. 1 vol. in-8 avec figures dans le texte. . . . . 5 fr.

Leçons sur les nerfs vaso-moteurs et les paralysies des membres inférieurs, par M. le docteur Brown-Séquard, traduit de l'anglais par M. le docteur Beni-Barde, médecin de l'établissement hydrothérapique d'Auteuil. 1 vol. in-8. Prix. . . . . 4 fr.

De la névropathie cérébro-cardiaque, par M. le docteur Krishaber. 1 vol. in-8. . . . . 4 fr.

De l'influence de l'éclairage sur l'acuïté visuelle, par M. le docteur N.-Th. Klein. 1 vol. in-8 avec 13 pl. . 4 fr.

Collection des anciens syphiliographes, publiée par M. le docteur A. FOURNIER, médecin de Lourcine, professeur agrégé à la Faculté de médecine

Le Nouveau Carême de pénitence et purgatoire d'expiation à l'usage des malades affectés du mal français, ou mal véné-rien, par JACQUES DE BÉTHENCOURT; traduction et commentaires par M. FOURNIER.

Chaque volume imprimé avec luxe en caractères elzéviriens dans le format in-18. . . . . 3 fr.

Sur papier de Hollande. . . . . 5 fr.

Cette collection, qui avait été commencée par la publication de *Fracastor* (1 vol. in-18, Delahaye), sera continuée.

De l'épiderme et des épithéliums, par M. le docteur FARA-BEUF. 1 vol. grand in-8 avec figures dans le texte et une planche. . . . . 5 fr.

Mémoire sur le mouvement organique dans ses rap-ports avec la nutrition, par M. le docteur JULES ROBERT MAYER. Traduit de l'allemand et suivi d'une note sur *l'Unité des forces et la définition de l'électricité*, par M. le docteur LOUIS PÉRARD. 1 vol. petit in-8. . . . . 3 fr.

Physique médicale. De la chaleur produite par les êtres vivants, par M. GAVARRET (P. F. P). 1 vol. grand in-18, avec figures dans le texte. . . . . 6 fr.

Principes de la doctrine et de la méthode en médecine. Introduction à l'étude de la pathologie et de la thérapeutique, par M. le docteur DELIOUX DE SAVIGNAC. 1 vol. in-8. 10 fr.

Instruction sur la recherche des poisons et la détermi-nation des taches de sang dans les expertises chimico-légales, à l'usage des pharmaciens, des médecins et des avocats, par le docteur JULES OTTO. 2e édition, traduite sur la 3e édition, par M. STROHL. 1 vol. grand in-8. . . . . 3 fr. 50

Origine de l'homme et des sociétés. Premier livre de l'histoire universelle, par M. CLÉMENCE ROYER. 1 vol. in-8. . . . . 7 fr. 50

De l'origine des espèces, par sélection naturelle, ou des lois de transformation des êtres organisés, par Ch. DARWIN, traduit en français par madame CLÉMENCE-AUG. ROYER. 3e édition, revue et corrigée avec une préface et des notes du traducteur. 1 vol. in-8.. . . . . 7 fr. 50

Des fonctions et des maladies nerveuses, dans leurs rapports avec l'éducation sociale et privée, morale et physique, par le docteur CERISE, membre de l'Académie de médecine de Paris. 2e édition. 1 vol. in-8. . . . 7 fr. 50

Mélanges médico-psychologiques, par le docteur CERISE, membre de l'Académie de médecine de Paris, avec une notice biographique sur le docteur CERISE, par le docteur FOISSAC. 1 vol. in-8.. . . . . 7 fr. 50

De la mélancolie, par le docteur DUVIVIER. 1 vol. grand in-18. . . . . 5 fr.

Gymnastique de chambre, médicale et hygiénique, ou Représentation et description des mouvements gymnastiques n'exigeant aucun appareil ni aide, et pouvant s'exécuter en tous temps et en tous lieux, par le docteur SCHREBER. 5e édition, traduite sur la 13e édition allemande. 1 vol. in-8, avec 45 figures. . . . . 3 fr. 50

Des principales eaux minérales de l'Europe, par le docteur A. ROTUREAU. 3 vol. in-18. . . . . 25 fr.

On peut avoir séparément :

Allemagne et Hongrie. 1 vol. in-8. . . . . 7 fr. 50

France, ouvrage suivi de la législation sur les eaux minérales. 1 vol. in-8.. . . . . 10 fr.

France (supplément). Angleterre, Belgique, Espagne, Portugal, Italie et Suisse. 1 vol. in-8. . . . 7 fr. 50

PARIS. — IMP. SIMON RAÇON ET COMP., RUE D'ERFURTH, 1.